Do-In
Heilen durch Selbstmassage

Entdecken Sie das Geheimnis
der Energie, der Gesundheit
und des Glücks

Ho-Han Chang
Jocelyne Aubry

Do-In
Heilen durch Selbstmassage

Entdecken Sie das Geheimnis der Energie, der Gesundheit und des Glücks

Wir halten Sie gern über die neuesten Erkenntnisse auf dem Gebiet der Gesundheit, der angewandten Psychologie, der Naturheilkunde und der Persönlichkeitsentfaltung auf dem laufenden. Sind Sie daran interessiert, senden Sie bitte eine Karte mit Ihrem Namen, Ihrer Adresse und dem Vermerk »Neuerscheinungen« an folgende Adresse:

Reuille Verlag
Champ-Colin 12
1260 Nyon 1
Tel. 022 994 51 10
Fax 022 994 51 55

Vielen Dank.

Titel der französischen Originalausgabe:
Guérir par l'automassage Do-In

Deutsche Übersetzung:
Gabriele Leonhardt

ISBN 2-88181-067-5
Code: LSDOA

Inhaltsverzeichnis

TEIL II
PRAKTISCHER TEIL

TEIL IV
ERSTE HILFE MIT DO-IN

EINLEITUNG

WIE ICH DO-IN ENTDECKTE

Ich war gerade fünfzehn, als ich Do-In entdeckte, diese besondere Form der Selbstmassage, die uns aus der alten chinesischen Heilkunst überliefert wurde.

Ich war von Anfang an fasziniert. Fasziniert wie von einem Spiel. Und mit der Begeisterung und Ernsthaftigkeit, wie sie für Heranwachsende typisch ist, wandte ich das neu Gelernte an.

Mein Enthusiasmus ließ nach einiger Zeit nach, und ich begnügte mich damit, mich der ungewöhnlichen Kenntnisse zu bedienen, wenn ich lästige Übel vertreiben wollte. So, als würde ich ein Aspirin nehmen. Kopfschmerzen, Regelschmerzen, Zahnschmerzen, Verdauungsprobleme nach dem übermäßigen Genuß von Kuchen oder Schokoladencreme, eine verstopfte Nase – der Anlässe gab es genug, um die richtigen Punkte zu ertasten und zu stimulieren.

Erst sehr viel später sollte ich die tiefere Bedeutung von Do-In wirklich begreifen. Von da an konnte ich diese erstaunliche Kunst der Selbstheilung mit vollem Bewußtsein anwenden ...

DIE PROBLEME BEGINNEN

Ich fühlte mich gestreßt, war zerrissen zwischen meinen beruflichen und privaten Verpflichtungen, und um mein Auskommen zu haben, arbeitete ich oft bis tief in die Nacht. Das blieb natürlich nicht ohne Folgen für Körper und Seele. Der erste Zwischenfall: unerklärliche Asthmaanfälle, die mich außer Gefecht setzten. Es folgten Schnupfen und Bronchitis in endloser Zahl. Ein immer wiederkehrender

Hexenschuß quälte mich zudem. Ich wußte, das waren Alarmsignale, aber ich wollte sie nicht erkennen.

Bis mich schließlich eine Lungenentzündung eine Woche lang ans Bett fesselte und ich monatelang unter Kurzatmigkeit litt. Ich bekam Angst.

Wie soll ich die Panik beschreiben, die mich ergriff, als ich mit einundzwanzig Jahren feststellte, daß ich bei der geringsten Anstrengung außer Atem geriet und keine Treppe mehr hochsteigen konnte, ohne eine Pause einzulegen?

Es kam noch schlimmer. Die Abstände zwischen meinen Asthmaanfällen wurden immer kürzer; sie trieben mich vor dem Morgengrauen aus dem Bett, überfielen mich sogar tagsüber.

Ich suchte verschiedene Spezialisten auf, und am Ende zahlloser Untersuchungen lautete die traurige Diagnose, daß ich auf zahlreiche Pollen sowie auf Hausstaub allergisch war. Einer meiner Ärzte riet mir sogar freundlich lächelnd: »Sie sollten auf eine Insel ziehen, in ein Haus am Meer, aber eine Felsenküste sollte es sein, vielleicht geht es Ihnen dann besser ...« Wie reizend!

Wie manisch fing ich an, meine Wohnung zu putzen, denn ich war ja gegen Hausstaub allergisch. Vom ersten Frühlingstag bis zum ersten Frost versagte ich mir sämtliche Spaziergänge in der Natur. Ich schluckte unzählige Medikamente. Ständig hatte ich meinen Asthmaspray griffbereit. Trotz alledem fühlte ich mich nicht besser.

KRANKHEIT ALS CHANCE BEGREIFEN?

Eines Tages beschloß ich, meine Probleme auf andere Weise zu lösen. Und mit dem festen Entschluß, die richtige Lösung zu finden, konnte ich endlich mein Leben, ja mich selbst kritisch betrachten.

Das ging weder schnell noch fiel es mir leicht. Ich begann zunächst damit, Literatur über Asthma und Allergien zu wälzen.

Zu meiner größten Überraschung stellte ich fest, daß in der Naturheilmedizin Hexenschuß, Asthma, Grippe und noch häufiger Schnupfen in ihrer chronischen Form oft nur eine einzige Ursache hatten! Sie waren Ausdruck eines inneren Ungleichgewichts.

Ich verstand bald, daß ich zwar mit meinem Spray und den Medikamenten meine Asthmaanfälle unterdrücken konnte, daß mein Körper aber sehr wohl einen anderen Weg fand, gegen sein Unwohlsein zu rebellieren: mit einem Hexenschuß oder Kopfschmerzen zum Beispiel.

Genügte es also, den wahren Grund meiner gesundheitlichen Probleme zu finden, um sie loszuwerden?

Die Naturheilmedizin unterscheidet nicht zwischen Körper und Seele. Beide bilden ein untrennbares Ganzes. Mein Körper wollte mir vielleicht über seine verschiedenen Erkrankungen etwas mitteilen. Etwas, das ich bewußt nicht sehen wollte. Er konnte sich sehr intensiv und unangenehm melden, wenn er mir sagen wollte: »Stopp! Halt! Überlege, was du aus deinem Leben machst! Besinne dich, sonst wird es ein böses Ende nehmen!«

Ich verstand nun, daß meine Krankheit auch eine Chance sein konnte. Ja, Sie haben richtig gelesen: eine Chance. Die Chance, mein Leben zu ändern, bevor es zu spät war.

Nicht ohne Vorbehalte fing ich zunächst an, Tagebuch zu führen, um über mein Inneres besser Aufschluß zu bekommen.

Wann wurde ich krank? Trugen sich besondere Ereignisse zu, bevor ich einen Asthmaanfall bekam oder ein Hexenschuß mich überfiel?

Ich schrieb auf, was vor jedem Ausbruch meiner Leiden geschah, was ich tun wollte und was ich eben gerade nicht zu tun in der Lage war, weil ich nach Luft rang oder ein wilder Schmerz im Lendenbereich mich davon abhielt.

EIN TEUER ERKAUFTER URLAUB

Nach und nach wurde mir klar, daß die Anfälle nicht zufällig auftraten und daß mein Asthma nichts mit den Pollen oder dem Hausstaub zu tun hatte.

Wie sonst ließe es sich erklären, daß ich problemlos ein Wochenende im Haus meiner Freunde verbringen konnte, das mir gefiel, dem aber eine gründliche Reinigung sicherlich nicht geschadet hätte, wohingegen ich in meinen eigenen blitzblanken vier Wänden halb zu ersticken drohte?

Eines Tages verstand ich schließlich, daß mein Körper auf seine Weise »nein« sagte, wenn ich bewußt nicht dazu in der Lage war. Hatte ich das Gefühl, etwas tun zu müssen, weil es meine Pflicht war oder weil ich ein Versprechen gegeben hatte, mein Inneres aber dagegen revoltierte, lieferte mir mein Körper die beste Entschuldigung, um mich davonzustehlen: Ich bekam einen Asthmaanfall. Es war also ein Leichtes zu sagen: »Natürlich würde ich das gerne machen, und es tut mir auch leid. Aber Sie sehen ja, daß ich krank bin ...«

Ich umging somit nicht nur eine mir unangenehme Pflicht, sondern wurde zudem bemitleidet und voller Rücksicht behandelt. Ein Hexenschuß brachte mich zum Erliegen, wenn ich zuviel gearbeitet und zu wenig geschlafen hatte, also alle meine Energien aufgebraucht waren. Ich war in diesen Fällen stets gezwungen, »Urlaub« zu machen. Mein Asthma und Hexenschuß brachten mir also auch viele Vorteile ein, aber zu welchem Preis!

NICHT AUFGEBEN!

Ich lernte sehr schnell, die ersten Anzeichen einer Krise zu erkennen. Sobald ich sie wahrnahm, ging ich in mich selbst, um die Ursachen eines möglichen Anfalls zu erforschen.

Und zu meiner großen Überraschung fand ich sie. Eindeutig.

Ich lernte, »nein« zu sagen. Im besten Fall ein klares und deutliches »Nein« – auch wenn es mir schwerfiel, kein schüchternes »Nein«.

Ich lernte, besser auf meinen Körper zu hören.

Es war mir nun endlich klar, daß ich nicht bis spät in die Nacht arbeiten konnte, sondern schlafen mußte, wenn ich müde war, und Unerledigtes auf den nächsten Tag verschieben mußte. Nur so konnte ich neue Kraft schöpfen.

Nach und nach gingen die Alarmzeichen zurück. Mein Atem wurde gleichmäßiger. Ich fühlte ich von Tag zu Tag besser.

Zu dieser Zeit nahm ich meine Do-In-Übungen wieder auf. Ich vertiefte mich in Fachbücher, verschaffte mir fundiertere Kenntnisse und erstellte mein eigenes persönliches Übungsprogramm, ein Programm, das morgens nicht mehr als zehn Minuten in Anspruch nahm. Schnupfen, Hexenschuß und Grippe waren bald ein Alptraum aus vergangenen Zeiten. Ich war voller Energie.

Da ich weit davon entfernt bin, vollkommen zu sein, gibt es immer wieder Tage, an denen ich meine Do-In-Übungen weglasse. Ich wache spät auf und denke mir: »Lieber noch ein paar Minuten im Bett«. Meist muß ich das bitter bereuen. An solchen Morgen fehlt mir der richtige Schwung, und es fällt mir schwer, mich zu konzentrieren. Kurz, ich fühle mich nicht in Form.

Am nächsten Morgen versäume ich meine Übungen natürlich nicht.

DO-IN IST MEHR ALS NUR SELBSTMASSAGE

Anfangs half mir Do-In, wieder gesund zu werden. Und als ich anschließend meine Übungen konsequent weiterführte, konnte ich ihre vorbeugende Wirkung feststellen. Nachdem ich nun ernsthafte Erfahrungen mit dem Kranksein gemacht hatte, war ich überzeugt davon, daß Vorsorge besser als Heilen ist. Dies um so mehr, wenn Vorsorge zu angenehm und wenig zeitaufwendig sein kann!

Würden Sie nicht auch gerne ohne Grippe und Schnupfen über den Winter kommen?

Träumen Sie nicht davon, vor Energie überzuschäumen?

Möchten Sie sich nicht auch schnell und einfach von Ihren kleinen Leiden befreien?

Und wären Sie nicht auch gerne in der Lage, drohende Erkrankungen des Magens oder der Bronchien zum Beispiel frühzeitig zu erkennen und gegen diese anzukämpfen, bevor es zum tatsächlichen Ausbruch der Krankheit kommt?

Oder wünschen Sie sich ein stabileres Gleichgewicht für Körper und Seele?

Do-In erfüllt alle diese Erwartungen – und geht sogar weit darüber hinaus, wie Sie beim Lesen dieses Buchs feststellen werden.

Do-In kann Ihnen zu einer neuen Lebensart und Sicht der Dinge verhelfen, die Sie vollständig verändern können und Sie auf dem Weg zu Ihren großen Lebenszielen unterstützen.

WIE IHNEN DIESES BUCH AM BESTEN HILFT

Habe ich Sie neugierig gemacht? Dann bleibt mir nur noch, Ihnen eine angenehme Lektüre zu wünschen.

Aber bevor Sie sich endgültig in das vorliegende Buch vertiefen, möchte ich Ihnen ein paar kurze Erklärungen mit auf den Weg geben, die es Ihnen ermöglichen, optimalen Nutzen aus der Lektüre zu ziehen.

■ Im ersten Teil werden Sie mit den Grundlagen des Do-In vertraut gemacht. Im besonderen werde ich die erstaunliche Welt östlicher Traditionen beschreiben, auf die uns Do-In zurückführt. Sie werden verstehen, warum Do-In mehr ist als nur Selbstmassage.

Do-In ist Teil einer langen therapeutischen Tradition, die im Gegensatz zu unserer Schulmedizin der Vorbeugung mehr Gewicht verleiht als der späteren Heilung von Krankheiten. Sie werden übrigens feststellen, daß im alten China Ärzte auf ganz besondere Weise bezahlt wurden, die für uns kaum vorstellbar ist (siehe Seite 31).

Ich möchte an dieser Stelle darauf hinweisen, daß der ganzheitliche Ansatz fernöstlicher Heilkunst in unserer modernen Welt auf wachsende Resonanz stößt. Unter unseren Ärzten finden sich immer mehr, die der Überzeugung sind, daß man die Kosten des Gesundheitswesens um 50 bis 80 % (!) senken könnte, wenn man der Vorsorge und einer richtigen Lebensweise einen höheren Rang einräumen würde.

Um Sie noch mehr von der Kraft des Do-In zu überzeugen, werde ich Ihnen zudem einige wissenschaftliche Belege für die positive Wirkung von Do-In liefern (siehe Seite 26).

Im ersten Teil erfahren Sie auch:

→ Was man unter dem »Qi« versteht, dieser geheimnisvollen Energie, auf der die Behandlungsmethoden fernöstlicher Ärzte beruhen und die auch dem Do-In zugrunde liegt (siehe Seite 27).

→ Wie Do-In Ihre Gesundheit erhält (siehe Seite 30).

→ Welche sieben Heilwirkungen Sie bei einer regelmäßigen Anwendung des Do-In erwarten können (siehe Seite 31).

■ Der zweite Teil ist der praktische Übungsteil. Ich werde Ihnen zunächst erläutern, wie Sie eine tägliche kurze Sitzung vornehmen. Diese kurze Sitzung wird Ihnen mit Sicherheit gefallen, auch wenn Sie ein sogenannter »hektischer Typ« sind.

Sie werden sehr schnell feststellen, daß Sie für Do-In keine besonderen Voraussetzungen erfüllen müssen. Und wenn Sie wirklich Gefallen an den Übungen finden, werden Sie sehr bald bemerken, daß Do-In immer und überall praktizierbar ist.

Im nächsten Kapitel folgt eine lange Sitzung. Auch wenn Sie täglich nur paar Minuten Zeit für Ihr Do-In haben, sollten Sie diesen Abschnitt trotzdem aufmerkam lesen und die Übungen versuchen. Einige werden Ihnen sicherlich besonders gut bekommen. Bauen Sie diese Übungen in Ihre kurze Sitzung ein, oder führen Sie sie zusätzlich durch, wenn Ihnen danach zumute ist.

Im zweiten Teil erfahren Sie auch, wie wichtig die Atmung und ein spezielles Energiezentrum für die Ausübung des Do-In sind (siehe Kapitel 6).

Gleichzeitig werde ich Ihnen eine Technik vorstellen, mit der Sie Ihre Körperwahrnehmung auf hervorragende Weise steigern können. Mit dieser Technik erleben Sie Ihre täglichen Do-In-Übungen intensiver und spüren herannahende Krankheiten vor deren eigentlichem Ausbruch (siehe Kapitel 7).

■ Im dritten Teil sind häufig auftretende Leiden alphabetisch aufgeführt. Zu deren Vorbeugung oder Heilung werde ich Ihnen:

– die entsprechenden Akupressur-Punkte nennen,

– praktische gesundheitliche Ratschläge geben (Do-In sollte die übliche Gesundheitspraxis nicht ersetzen, sondern ergänzen).

■ Im vierten Teil finden Sie eine Zusammenstellung von Notfallmaßnahmen, die Ihnen im Ernstfall eine schnelle Reaktion ermöglichen.

TEIL I

DO-IN UND
DIE CHINESISCHE HEILKUNST

KAPITEL 1

WAS IST DO-IN?

EINE JAHRTAUSENDALTE HEILKUNST, DIE SIE JUNG ERHÄLT

Obwohl Do-In sich in verschiedener Hinsicht von der Akupressur unterscheidet, beruhen beide Methoden auf demselben Grundgedanken. In beiden Fällen handelt es sich um Energiearbeit, die identische Kenntnisse über den Körper erfordert. Do-In arbeitet mit denselben Energieströmen, von denen die Akupunkteure aus längst vergangenen Zeit bereits berichteten.

Do-In ist jedoch weniger präzis als Akupunktur. Die Hautpartie, die mit den Fingerspitzen oder gar nur mit den Enden der Fingernägel berührt wird, ist wesentlich größer als der kleine Punkt, der mit der Akupunkturnadel stimuliert wird.

Aber Do-In hat andere Vorteile:

→ Zum einen sind für Do-In keine so umfassenden Fachkenntnisse nötig wie für eine Akupunkturbehandlung.

→ Zum anderen ist es wesentlich einfacher, mit den eigenen Fingerspitzen zu arbeiten, als feine Nadeln an exakt definierten Punkten des Körpers einzusetzen.

Aus diesen beiden Gründen eignet sich Do-In hervorragend zur Selbstbehandlung. Zugegeben, eine Do-In-Übung mag weniger wirkungsvoll sein als eine Akupunktur-Sitzung, aber da Sie Do-In selbst praktizieren können, wo und wann immer Sie wollen, ist der Nutzen für Sie genauso oder fast so groß.

Im übrigen ist uns überliefert, daß chinesische Bauern, die keine Gelegenheit hatten, einen Akupunkteur aufzusuchen, in der Akupressur eine für sie durchaus zufriedenstellende Heilmethode fanden.

Seitdem hat sich diese Form der Selbstmassage mit Sicherheit jedoch häufig gewandelt. Do-In in seiner uns heute bekannten Form ist eine japanische Abwandlung, die sich von der chinesischen Selbstmassage in einigen Punkten unterscheidet.

Im alten China wurde die Selbstmassage als Tao-Yinn bezeichnet. Neben den Bauern, die sie als Verfahren zum Erhalt ihrer Gesundheit sehr schätzen, war sie auch bei den Mönchen sehr beliebt, die darin einen Weg zur Reinigung des Körpers und Spiritualität fanden.

CHINA, INDIEN ODER JAPAN?

Im *Yellow Emperor's Classic of Internal Medicine*, dem Standardwerk der Geschichte der chinesischen Heilkunst, wird uns berichtet, daß Do-In den Mönchen bereits sieben Jahrhunderte vor der Einführung des Yoga in China bekannt war. Die Experten fernöstlicher Geschichte glauben deshalb nicht, daß die chinesischen Lehren auf dem Einfluß Indiens beruhen, sondern eher umgekehrt.

Wie immer es sich verhalten haben mag, die geographische Nähe Chinas und Indiens hat über die Jahrhunderte zu einer wechselseitigen Einflußnahme beider Kulturen geführt. Es ist deshalb nicht erstaunlich, daß sich in den jeweiligen Lehren viele Ähnlichkeiten finden.

Dieselben kulturellen Überschneidungen gelten auch für China und Japan. Denn mit der chinesischen Eroberung Japans im 16. Jahrhundert hielt in Japan die chinesische Kultur und Lebensweise Einzug. Zu dieser Zeit tauchte auch Do-In in Japan auf. »Do« ist nichts anderes als eine Verbrämung des chinesischen »Tao«. Die Japaner haben im Lauf der Zeit das Tao-Yinn für sich abgewandelt, die Grundideen haben jedoch eindeutig überlebt.

Das gesamte überlieferte Wissen verdanken wir größtenteils einem Chinesen namens Wang-Tsu-Yuan. Dieser hat 1881 ein sehr vollständiges, bebildertes Werk verfaßt, das *Nei-chung-t'su-shuo*, die Übungen des Do-In.

DIE MODERNE FORM DES DO-IN UND DER WISSENSCHAFTLICHE NACHWEIS IHRER WIRKUNG

Seit ungefähr zwanzig Jahren erfreut sich Do-In in Europa und Amerika ständig wachsender Beliebtheit. Nicht nur, daß immer mehr

Menschen dieses Heilverfahren anwenden, auch die Wissenschaft zeigt zunehmend Interesse.

Eine wissenschaftliche Begründung der Heilwirkung von Do-In ermöglichen uns zwei anerkannte Forschungsgebiete:

→ zum einen die Methode des Qi Gong, eine auf den Energieströmen basierende Theorie, die ebenfalls der chinesischen Tradition entstammt;

→ zum anderen die Akupunktur.

Obwohl die Wissenschaftler noch weit von einem umfassenden Verständnis der chinesischen Heilkunst entfernt sind, werden in ihren Studien und Untersuchungen die außerordentlichen Ergebnisse des Do-In immer häufiger positiv bewertet.

DAS »QI«

Nach chinesischer Überlieferung versteht man unter dem »Qi« (»tschi« gesprochen) die Lebensenergie, den Atem, der alles Lebendige belebt. »Qi« steht für den Unterschied zwischen dem Leben und dem Tod. Das »Qi« ist somit der Schlüssel zur chinesischen Heilkunst.

Alle wissenschaftlichen Disziplinen erkennen mittlerweile die Existenz einer spezifischen elektromagnetischen Energie und Schwingungsenergie an, die in jedem Lebewesen vorhanden sind. Die tatsächliche Existenz des »Qi« läßt sich also beweisen.

Diese beiden Energien, die mittlerweile meßbar sind, sind jedoch nur zwei Komponenten des »Qi«. Der Versuch, das »Qi« ausschließlich über diese Parameter zu definieren, gibt die Wahrheit nur teilweise und somit verfälscht wider. Das »Qi« beinhaltet auch eine spirituelle Komponente, die wissenschaftlich nicht faßbar ist.

Die Wirksamkeit von Qi Gong bei der Behandlung verschiedener Krankheiten wie Bluthochdruck, Kurzsichtigkeit, Arteriosklerose, Atembeschwerden und Krebs wurde bereits in vielen fundierten wissenschaftlichen Untersuchungen nachgewiesen.

> Ein kalifornisches Unternehmen hat ein Infraschall-Gerät *(Infrasonic QGM)* entwickelt, das die (für das menschliche Ohr nicht wahrnehmbaren) Infraschallwellen des »Qi« erzeugen kann. Dieses Gerät eignet sich hervorragend zur Entspannung der Muskeln, Verbesserung des lokalen Blutkreislaufs, Linderung von Schmerzen usw.

DIE VERSCHIEDENEN MERIDIANE UND AKUPUNKTUR-PUNKTE

Dr. Darras aus Paris hat in seinen jüngsten Studien die physischen Strukturen der Meridiane nachgewiesen. Laut dieser Studien verlaufen die Meridiane in einem eigenen System, das unabhängig vom Blutkreislauf und dem Lymphsystem ist und in dem eine zellose Flüssigkeit mit umfangreichen Mengen an DNS und RNS fließt.

Darüber hinaus wurde mittlerweile die Existenz verschiedener Akupunktur-Punkte sowie deren Bedeutung für das körperliche Wohlbefinden wissenschaftlich anerkannt.

Der französische Arzt Dr. Nogier konnte sogar nachweisen, daß Akupunktur-Punkte auf farbige Gegenstände reagieren. Die Reaktion der Punkte auf die Farben gibt möglicherweise Aufschluß über den Gesundheitszustand der Organe.

VON DER SPITZENTECHNOLOGIE ZU DEN FINGERSPITZEN

Zweifellos sind die Bemühungen der Wissenschaft um das Verständnis für die chinesische Heilkunst sehr lobenswert – dies um so mehr, als die wissenschaftlichen Erkenntnisse das überlieferte empirische Wissen oft nur bestätigen.

Und dieses Wissen können Sie sich selbst spielend aneignen. Durch eine regelmäßige und intensive Beschäftigung mit Do-In werden Sie bald seinen Wert erkennen.

Um sich mit der uralten Technik des Do-In vertraut zu machen, verfügen Sie bereits über das perfekte Instrument – Ihre Hände.

Und über Do-In lernen Sie Ihr »Qi« in seinen verschiedensten Ausprägungen kennen.

KAPITEL 2

WIE REGELT DO-IN DAS ENERGETISCHE GLEICHGEWICHT IHRES KÖRPERS?

ANDERE WELT, ANDERE WAHRNEHMUNG

»Du bist bekümmert wie ein altes Weib!«, beklagt sich meine Schwester.

Sie hat recht. Wenn man jung ist, ist man unbeschwert, stark, ohne Ängste. Aber ich habe Angst. Mein Körper wird seit einiger Zeit immer schwächer, und mit ihm wird auch mein Geist, mein Wille schwach. Ja, glaube mir. Um meine Gesundheit war es doch nie gut bestellt.

Gestern noch hatte ich Fieber. Ich bin zum Arzt gegangen. Er legte einige Minuten seine Finger auf mein Handgelenk. Dann fragte er mich, was in meinem Leben vorgefallen sei. Ich gab zur Antwort:

»Mein Verlobter hat mich verlassen.«

Erleichtert fuhr er fort:

»Dann ist es also nichts Ernstes, junge Dame. Es ist nur die Trauer. Die Trauer ist nichts Ernstes.«

Er verschrieb mir ein paar Kräuter für einen ruhigen Schlaf.

Ying Chen [1]

Zwischen der modernen Schulmedizin und der jahrtausendalten chinesischen Heilkunst besteht ein fundamentaler Unterschied.

Die allopathische Medizin betrachtet den Körper als eine vom Geist getrennte autonome Einheit. Der Körper ist die Summe seiner Teile: Fleisch, Knochen, Blut usw.

Gewiß ist er eine wunderbare Maschine, aber eben eine Maschine. Und wenn diese nicht mehr funktioniert, verschreibt der Arzt ein Medikament, das in den meisten Fällen die Krankheitssymptome erfolgreich bekämpft. Auch ein chirurgischer Eingriff kann helfen:

[1] Auszug aus *Les lettres chinoises*, Leméac Editeur Inc., Montreal, 1993.

krankes Gewebe kann entfernt werden, ein Organ kann ersetzt werden, ein fremdes Teil kann eingesetzt werden.

Die wissenschaftliche Medizin erforscht die Ursachen einer Krankheit, aber ihre Hypothesen und Befunde beziehen sich nur auf die Biologie des Menschen. Krankheitsursachen sind u. a. genetischer, viraler, immunologischer Art. Nur selten wird ein möglicher Zusammenhang zwischen Körper und Geist in Betracht gezogen.

So kommt es nicht selten vor, daß unsere Ärzte die tatsächlichen Ursachen einer Störfunktion nicht erkennen.

Die traditionelle chinesische Medizin hat eine völlig andere Betrachtungsweise des Körpers. Dieser Unterschied kommt daher, daß der Körper als Teil des Universums verstanden wird. Wie Gestirne, Pflanzen und alle anderen Lebewesen vibriert er mit der Energie, die ihn umgibt. Er gehorcht denselben Gesetzen, die das restliche Universum regieren.

Der physische Körper erhält ähnlich einer Antenne die Energie des Himmels und der Erde und verteilt sie um sich herum. Er gibt sie auf seine Weise weiter.

So bilden Körper und Geist eine ständige Symbiose, in der das eine sich perfekt mit dem anderen ergänzt. Der Körper fließt in alles andere ein. Unter zahllosen Möglichkeiten ist er eine Ausdrucksform des »Großen Ganzen«, des »Tao«. Eine Welle von vielen, die der Wind vorantreibt.

> »Irgend etwas war formlos vorhanden,
> Bevor Himmel und Erde geboren wurden.
> In der Stille und der Leere,
> Unerschütterlich steht es für sich da,
> Immer wiederkehrend ohne Unterlaß.
> Vielleicht ist es die Mutter des Kosmos.
> Ich kenne nicht seinen Namen.
> Nenne es den Weg.
> Da ich kein besseres Wort weiß,
> nenne ich es das Höchste.«
>
> *Lao Tse, Tao-te king*

WIE ERHÄLT DO-IN SIE GESUND?

Im *Yellow Emperor's Classic of Internal Medicine*, dem Standardwerk der medizinischen Tradition Chinas, steht geschrieben, daß das Verabreichen von Medikamenten bei Auftreten einer Krankheit ist, als würde man darauf warten, Durst zu bekommen, um einen Brunnen zu graben, oder als würde man Waffen herstellen, nachdem die Schlacht bereits begonnen hat.

Grundsätzlich geht die chinesische Medizin **präventiv** vor. Zunächst und vor allem will sie die Energie, die im Körper fließt, in ein harmonisches Verhältnis bringen. Damit wird die Funktion der Organe unterstützt. Ihr oberstes Ziel ist, Ihr natürliches Gleichgewicht zu stärken und Sie so gesund zu erhalten. Im alten China wurde der Arzt im übrigen so lange bezahlt, wie sein Patient gesund war. Erkrankte dieser, hatte der Arzt seine Aufgabe verfehlt und die Zahlungen wurden eingestellt.

Do-In bildet nicht die Ausnahme zur Regel. Bei regelmäßiger Anwendung stimuliert es die Abwehrkräfte Ihres Körpers so gut, daß Krankheiten erst gar nicht auftreten. Die Krankheit kann sich nicht ausbreiten.

Wie wirkt nun Do-In im einzelnen auf Ihren Körper?

DIE SIEBEN HEILWIRKUNGEN DES DO-IN AUF DEN KÖRPER

1. AUF DIE HAUT

Wie verschiedene andere Massagetechniken stimuliert und tonisiert Do-In die Haut. Durch Aktivierung des subkutanen Blutkreislaufs werden toxische Substanzen leichter ausgeschieden und Ihr Teint wird strahlender.

2. AUF DEN BLUTKREISLAUF UND DAS LYMPHSYSTEM

Die verschiedenen Bewegungen, Erschütterungen, Reibungen usw. der Do-In-Übungen (*vgl. Kapitel 3*) aktivieren den Kreislauf der organischen Flüssigkeiten, insbesondere von Blut und Lymphe.

Ein gestärkter Blutkreislauf ermöglicht eine bessere Sauerstoffversorgung des Gewebes und einen besseren Abtransport der Giftstoffe. Der Herzschlag wird regelmäßiger, und viele Leiden, die auf einen schlechten Blutkreislauf zurückzuführen sind (Krampfadern, Hämorrhoiden usw.), verschwinden.

Die Lymphe ist eine farblose Flüssigkeit, die ihr eigenes Gefäßsystem besitzt. Sie versorgt und ernährt sämtliche Gewebe im Körper. Die ausgeschiedenen Stoffe, die sie aufnimmt, werden an das Blut abgegeben. Ein intaktes Lymphsystem ist deshalb wichtig, um das Gewebe gesund zu erhalten.

Staut sich in bestimmten Körperregionen die Lymphflüssigkeit, kommt es zu Ödemen, Entzündungen und Schmerzen.

3. AUF DIE MUSKULATUR

Do-In eignet sich hervorragend zur Behandlung von Muskelverspannungen, die infolge mangelnder körperlicher Bewegung oder übermäßigen Stresses auftreten.

Dank der stimulierenden Wirkung auf den Flüssigkeitskreislauf und der »Magie« eines wohltuenden Fingerdrucks werden die Muskelfasern schnell von den toxischen Stoffen bereit, die für die Schlaffheit oder Steiffheit der Muskeln verantwortlich sind.

4. AUF DAS VEGETATIVE NERVENSYSTEM

Das vegetative Nervensystem innerviert die Eingeweide (Herz, Leber, Lunge usw.) und die endokrinen Drüsen. Es besteht aus dem symphatischen und parasymphatischen System, die sich gegenseitig ausgleichen. Mit Do-In können Sie dieses wertvolle Gleichgewicht unterstützen oder gegebenenfalls wieder herstellen.

5. AUF DAS ZEREBROSPINALE NERVENSYSTEM

Zum zerebrospinalen Nervensystem gehören Rückenmark und Hirn, d. h. das Nachhirn, Kleinhirn und eigentliche Hirn.

Dieses System leitet Befehle zu den verschiedenen Muskeln, koordiniert die vitalen Funktionen und steuert die sensorischen Informationen.

Do-In ermöglicht Ihnen insbesondere durch festes Drücken bestimmter Entspannungspunkte, dieses sensorisch oft überreizte System zu beruhigen.

6. AUF DIE EINGEWEIDE

Die Eingeweide sind die in den großen Körperhöhlen (Schädel-, Brust- und Bauchhöhle) gelegenen Organe. Mit der Do-In-Technik können Sie ihre Funktion stimulieren, aber sie auch entspannen.

7. AUF DIE ENDOKRINEN DRÜSEN

Einige endokrinen Drüsen sind mit den Akupressur-Punkten direkt verbunden. Bei Bedarf können diese Drüsen aktiviert oder entspannt werden. Ihre Funktion wird auf diese Weise mit dem Körper in ein harmonisches Gleichgewicht gebracht.

Gerade über diese Drüsen wirken Streß und Emotionen auf unseren Körper ein, schwächen und erschöpfen ihn. Do-In ist somit ein ideales Gegenmittel für die Übel unserer Zeit.

DO-IN UND DIE HARMONIE DER BEIDEN GROSSEN KRÄFTE: YIN UND YANG

Alles im Universum ist instabil und somit auf der ständigen Suche nach einem Gleichgewicht. Der menschliche Körper ist keine Ausnahme.

Nach chinesischer Tradition besteht dieses Universum, das wir bewohnen und das in uns wohnt – aus zwei fundamentalen entgegengesetzten, aber sich ergänzenden Kräften: **Yin** und **Yang**.

»Yang verkörpert das Leichte, Reine. Es ist die Energie, die über uns fließt und den Himmel bildet«[2]. Mit Yang werden die positiven Kräfte des Universums assoziiert, die Sonne, die Wärme, die Trockenheit, die Aktion, das Männliche.

»Yin bedeutet das Schwere, Üppige. Es ist der Teil, der Form angenommen hat und zur Erde wurde«[3]. Yin, die negative Energie, steht für den Mond, die Dunkelheit, die Kälte, die Feuchtigkeit, die Passivität, das Weibliche.

Wie die Nacht nicht ohne den Tag sein kann, schwarz nicht ohne weiß, sind diese sich ergänzenden, in ständiger Bewegung befindlichen Kräfte in jeder Form des Lebens manifest.

Beide Energien fließen ständig in Ihrem Körper. Wenn sie harmonisch fließen, sind Sie gesund.

Besteht dagegen ein Ungleichgewicht zwischen beiden Polen, werden Sie krank. Je nachdem, ob Yin stärker ist als Yang, oder

---

[2] Aus einem chinesischen Werk des 16. Jahrhunderts, dem *I Sio Jou Menn*, S. 38.

[3] *Id.*

umgekehrt, äußert sich dies in einer Unter- oder Überfunktion eines Ihrer Organe.

In der chinesischen Heiltradition erklärt sich jede Krankheit aus einem energetischen Ungleichgewicht des Körpers. Sind Yin oder Yang zu stark oder zu schwach, wird sich dieses Ungleichgewicht auf ein Organ Ihres Körpers auswirken, wenn Sie es nicht korrigieren.

Wenn Sie regelmäßig Ihre Do-In-Übungen durchführen, werden Sie das subtile Gleichgewicht zwischen den beiden Gegenpolen Yin und Yang wahrnehmen und aufrecht erhalten können.

Yin	**Yang**
Erde	Himmel
Mond	Sonne
Tod	Geburt
Nacht	Tag
Dunkelheit	Licht
Weiblich	Männlich
Schlaf	Wachheit
Eliminierung	Absorption
Parasympathisches Nervensystem	Sympathisches Nervensystem
Ruhe	Aktion
Ausatmen	Einatmen

TEIL II

PRAKTISCHER TEIL

KAPITEL 3

DO-IN: WIE, WANN UND WO

»Andere zu kennen, bedeutet Weisheit. Sich selbst zu kennen, bedeutet Einsicht. Andere zu bezwingen, erfordert Kraft. Sich selbst zu bezwingen, erfordert Stärke.«

Lao-Tse

Do-In ist eine Kunst. Wie für jede Kunst gelten auch hier bestimmte Regeln, die ich Ihnen in diesem Kapitel nahebringen möchte. Schon während Ihrer ersten Do-In-Sitzungen werden Sie feststellen, daß die Einhaltung dieser Regeln die wohltuende Wirkung von Do-In erheblich steigert.

1. WO SIE IHRE DO-IN-ÜBUNGEN DURCHFÜHREN

• Wenn Sie einen Meditationsraum besitzen, ist das natürlich der ideale Ort für Ihre Do-In-Sitzungen.

• Steht Ihnen ein solcher Raum nicht zur Verfügung, suchen Sie sich am besten ein gut gelüftetes Zimmer, in dem Sie sich wohl und ungestört fühlen.

• In der schönen Jahreszeit bietet sich die freie Natur geradezu an – ein Park, ein Wald oder jeder andere Ort unter freiem Himmel. Während Ihrer Do-In-Übungen öffnen Sie sich für die Kräfte des Himmels und der Erde, die Sie im engen Kontakt mit der Natur noch intensiver wahrnehmen.

• Ganz gleich, wo Sie sind, wenden Sie sich stets der Sonne zu!

• Wenn Sie sich in einem sehr beengten, fensterlosem, stickigem oder lautem Raum befinden, einem Krankenzimmer zum Beispiel, sollten Sie Ihre Do-In-Sitzungen trotzdem abhalten. Gehen Sie tief in

Ihren inneren Tempel, wenn die Umgebungsbedingungen ungünstig sind, und schöpfen Sie aus sich selbst Kraft und Heiterkeit. Was innen ist kann auch außen sein.

2. WANN SIE IHRE DO-IN ÜBUNGEN DURCHFÜHREN

• Die beste Tageszeit für die Durchführung der Übungen ist der frühe Morgen, noch vor dem Frühstück. Zu diesem Zeitpunkt sind Sie innerlich noch ruhig.

Seit jeher stehen die Mönche in den Klöstern vor dem Morgengrauen auf, um zu meditieren oder zu beten. Im Idealfall sollte es auch bei den Anhängern des Do-In so sein.

Do-In zu dieser frühen Stunde bietet einige Vorteile:

→ Zunächst laufen Sie weit weniger Gefahr, durch Geräusche gestört zu werden.

→ Wenn Sie Ihre Do-In-Übungen mit der ersten Morgendämmerung beginnen, harmonisieren Sie besser mit den kosmischen Kräften des Universums. Die aufgehende Sonne verbreitet eine aktive Energie, die Kraft gibt. Nicht umsonst heißt es, daß die Welt den Frühaufstehern gehört!

→ Und nicht zuletzt helfen Ihnen Ihre morgendlichen Do-In-Übungen, die unangenehmen Folgen der Nacht abzuschütteln: Übellaunigkeit, schlaffe Glieder, müder Geist. Mit Do-In beginnen Sie den Tag körperlich gestärkt und wach im Geist.

• Wenn Sie aber aus bestimmten Gründen Ihre Do-In-Übungen nicht bei Tagesanbruch durchführen können, ist es immer noch besser, daß Sie sich im Laufe des Tages als gar nicht die Zeit dafür zu nehmen.

Achten Sie jedoch darauf, daß Sie nüchtern sind. Denn nach jeder Mahlzeit konzentriert sich die Energie des Körpers auf die Verdauung. Eine Do-In-Übung zu diesem Zeitpunkt wirkt störend auf den Verdauungsprozeß.

Wenn Sie unter Schlaflosigkeit leiden, empfehlen sich als Übungszeit auf keinen Fall die Stunden vor dem Schlafengehen. Do-In kann die Energien Ihres Körpers so sehr reaktivieren, daß das Einschlafen noch mehr behindert wird.

Ist Ihnen das Einschlafen kein Problem, kann Do-In am Abend dagegen quälende Gedanken vertreiben oder zurückdrängen.

Am besten stellen Sie selbst fest, wie Ihr Organismus auf abendliche Do-In-Sitzungen reagiert. Jeder Mensch reagiert individuell unterschiedlich in Abhängigkeit seines Wesens und seiner Lebensumstände.

3. WIE SIE IHRE DO-IN-ÜBUNGEN DURCHFÜHREN

Wenn Sie den idealen Zeitpunkt und Ort für Ihre Do-In-Übungen gefunden haben, richten Sie den Blick nun auf sich selbst.

- Falls Sie Schmuck oder eine Uhr tragen, sollten Sie diese für die Zeit der Übungen ablegen, denn Metalle können die Energie des Körpers leicht beeinflussen. Silber zum Beispiel, das der Yin-Polarität zugerechnet wird, setzt an den Punkten, mit denen es in Berührung kommt, Energien frei. Gold dagegen ist ein Yang-Metall und stimuliert die Punkte, die es berührt. Und Quarzuhren senden elektromagnetische Impulse aus, die das Magnetfeld des Körpers stören.
- Tragen Sie während der Übungen legere und bequeme Kleidung, in der Sie sich frei bewegen können. Es sollte z. B. kein enger Gürtel die Atmung behindern.

Wenn möglich sollte Ihre Kleidung aus Naturfasern und nicht aus synthetischem Material bestehen. Letzteres neigt dazu, sich aus der Luft elektrisch aufzuladen. Dadurch wird der Energieaustausch zwischen dem Körper und dem Universum gestört.

Synthetische Kleidung behindert zudem die Atmung des Körpers. Außerdem neigen wir in Kleidungsstücken aus Polyester, Acryl und anderen synthetischen Stoffen zu stärkerer Schweißbildung.

- Halten Sie ein Kissen oder eine Decke griffbereit, damit Sie sich eventuell setzen können.

IHRE INTUITION, EINE WICHTIGE QUELLE

Ihre Intuition ist Ihr bester Ratgeber, wenn Sie sich auf das Do-In-Abenteuer einlassen. In ihr spricht die Weisheit Ihrer »inneren Göttlichkeit«, die den logischen – und auch unlogischen – Gedanken Ihres Verstands überlegen ist.

Diese Weisheit ermöglicht es Ihnen, die Vorgänge zu verstehen, die in Ihnen ablaufen, die richtigen Punkte zu finden und die Bewegungen richtig auszuführen. Kurz: Über Ihre Intuition finden Sie Ihr *persönliches* Do-In.

Um aber mit Ihrer Intuition Kontakt aufzunehmen, müssen Sie zunächst Ihren Verstand zurückdrängen. Denn mit seiner Flut nicht selten chaotischer und wirrer Gedanken überdeckt er oft die Intuition so sehr, daß diese nicht zum Tragen kommt.

Für Ihre Übungen müssen Sie deshalb einen Zustand innerer Ruhe anstreben, denn nur über eine innere Ausgeglichenheit kann Ihnen Do-In wirklich helfen. In *Kapitel 6* dieses Buchs finden Sie einige Übungen, mit denen Sie diesen Zustand innerer Ruhe herstellen können. Wenn Sie sich vor einer Do-In-Sitzung »aufgewühlt« fühlen, sollten Sie ein paar Minuten auf die eine oder andere dieser Übungen verwenden. Gewöhnen Sie sich auch an, auf Ihre Atmung zu achten. Dies ist oft der kürzeste Weg von der Hektik des Alltags zur inneren Stille.

IHRE HÄNDE IM DIENST DER INTUITION UND GESUNDHEIT

Für die Do-In-Übungen sind Ihre Hände das wichtigste Instrument. Bei einer Massage setzen Sie sie auf die eine oder andere Weise ein, um verschiedene Wirkungen zu erzielen. Aber die Hände sind nicht auf ihre technische Funktion beschränkt. Genauer gesagt ist die praktische Arbeit zwar notwendiger Bestandteil, aber doch nur zweitrangig.

Wie wir bereits gesehen haben, ist Do-In nicht eine Massage der Muskeln, sondern in erster Linie eine *energetische* Massage. Die Aufgabe der Hände ist es deshalb weniger, physische Arbeit zu leisten, sondern:

- die sensorischen Informationen des Körpers aufzunehmen,
- zu stimulieren, beruhigen, öffnen, befreien, die Energie des Körpers freizusetzen oder zu konzentrieren.

Während einer Do-In-Übung kommunizieren die Hände mit dem Körper. Auf ihre Weise hören sie zu und sprechen selbst. Ihre Hände sind mehr »Antennen« Ihres Körpers als ein Werkzeug.

Dieses Zusammenspiel zwischen Händen, Körper und Bewußtsein ist der eigentliche Kernpunkt von Do-In.

Wenn Sie Ihre Do-In-Übungen regelmäßig durchführen, werden Sie dieses Vermögen Ihrer Hände, Energie zu geben und zu nehmen, nach und nach spüren. Wie der Philosoph Emmanuel Kant (1724-1804) werden Sie feststellen, daß Ihre Hände eine Art äußeres Gehirn sind.

Wenn Sie Ihre Hände bewußt einsetzen, werden Sie bald eine neue, intensive Form der Kommunikation entdecken. In den Do-In-Übungen liefern Ihnen die Hände eine beeindruckende Fülle an Informationen über den Zustand Ihres Körpers. Wie die Augen einen geschriebenen Text lesen, nehmen die Hände die Informationen auf, die in Ihrem Körper geschrieben sind.

Aber das ist nicht alles. Der Ostheopath Claude Bochurberg beschreibt in seinem Buch *Jeux de mains, jeux de vie*[4] anschaulich, »wie die Hand, die zuhört, dem Körper hilft, ein Übel aufzuspüren und falsche Informationen zu korrigieren, die ein Organ des Körpers in ein Ungleichgewicht versetzen und gesundheitliche Schädigungen hervorrufen können. Zwischen der begleitenden Hand und der physiologischen Reaktion, die sie hervorruft, besteht eine Dynamik«.

Das heißt also, daß durch einfaches Auflegen einer aufmerksamen Hand auf den Körper ein Heilungsprozeß in Gang gesetzt wird. Bevor die Hand etwas unternommen hat, fängt der Körper bereits an, nach dem verlorenen Gleichgewicht zu suchen.

Diese Fähigkeit, Informationen des Körpers aufzunehmen, ist eines der großen Geheimnisse des Do-In.

ERSTELLEN SIE IHRE EIGENE DIAGNOSE

Um es noch einmal mit den Worten von Claude Bochurberg zu sagen, »eine Hand, die zuhört, hilft dem Körper, ein Übel aufzuspüren«, – und mehr noch als daß sie einen Heilungsprozeß in Gang setzt, ermöglicht Ihnen eine »aufmerksame Hand«, die sensiblen Punkte Ihres Körpers zu finden.

Diese Punkte geben wertvolle Hinweise auf den Gesundheitszustand Ihrer Organe. Wenn Sie sie gefunden haben, können Sie in den Abbildungen der Meridiane (Seite 91 bis 126) nachsehen, auf welchen Meridianen die verschiedenen Punkte liegen. Es besteht durchaus die Möglichkeit, daß das Organ, das mit einem der Meridiane in Beziehung steht, Ihrer besonderen Aufmerksamkeit bedarf.

Gehen Sie aber nicht davon aus, daß Ihre Diagnose in allen Fällen richtig ist. Denn »... auch für die 'Ärzte der Energie' (Akupunkteure) scheint die Komplexität und Funktionsweise eines Organs manchmal widersprüchlich und wenig logisch zu sein. Ausgeglichene Organe, d. h. Organe, die gesund sind und richtig arbeiten, zeigen relativ vorhersagbare und kohärente Reaktionen. Schlecht funktionierende

---

[4] Bochurberg, Claude, *Jeux de mains, jeux de vie*, Editions du Seuil, Paris, 1993, S. 37-38.

Organe reagieren oft falsch ...«, erklärt Michael Blate in seinem Buch *Pratique du Ji-Jo avancé.*

DIE VERSCHIEDENEN GRUNDTECHNIKEN DES DO-IN

Ihre Hände sind sehr geschickte Werkzeuge. Sie können die verschiedensten Griffe ausführen, je nachdem, welche Wirkung Sie mit Do-In erzielen wollen:

• Druck mit der Fingerkuppe

Diese Art von Druck wird häufig mit dem Daumen ausgeführt, der nicht gebeugt, sondern gestreckt gehalten wird.

Die Intensität des Drucks variiert je nach behandelter Stelle. Wenn Sie zum Beispiel am Oberschenkel arbeiten, müssen Sie stärker drücken, um den Akupressur-Punkt zu erreichen. An weniger muskulösen Stellen, zum Beispiel am Rücken oder an der Hand, erfolgt der Druck weniger intensiv.

• Druck mit der Fingerspitze oder dem Fingernagel

Diese Art von Druck wird vor allem an den Händen und Füßen angewandt, wenn Sie die Punkte der Mittelhand und des Mittelfußes stimulieren wollen.

• Zentripetaler Druck

Der zentripetale Druck erfolgt von außen nach innen und dient dazu, die Energie in einem Punkt zu beleben, d. h. den Punkt zu TONISIEREN. Der Druck wird schnell und leicht ausgeführt.

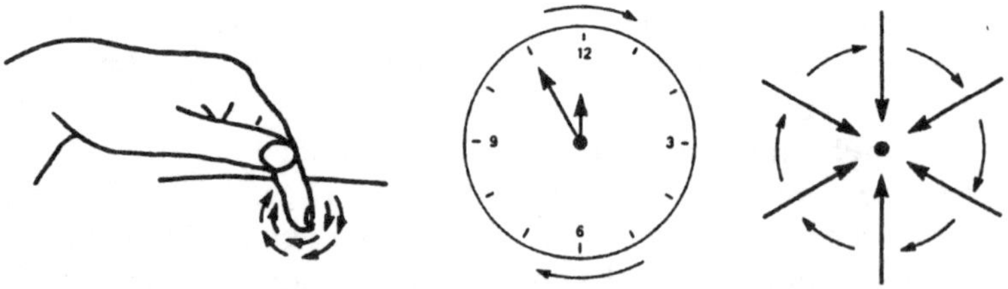

TONISIERUNG EINES PUNKTS

Um einen Punkt zu tonisieren, üben Sie mehrmals hintereinander einen schnellen und energischen Druck aus, wobei Sie zentripetale Kreise (d. h. von außen nach innen) im Uhrzeigersinn beschreiben.

• Zentrifugaler Druck

Im Gegensatz zur vorherigen Vorgehensweise erfolgt dieser Druck lange und intensiv. Er dient dazu, Punkte mit überschüssiger Energie zu SEDIEREN.

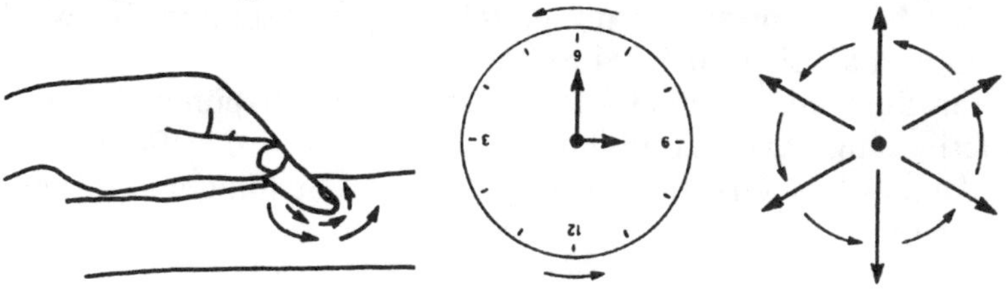

SEDIERUNG EINES PUNKTS

Um einen Punkt zu sedieren, üben Sie mehrmals hintereinander einen langen und tiefen Druck aus, wobei Sie zentrifugale Kreise (d. h. von innen nach außen) gegen den Uhrzeigersinn beschreiben.

• Druck mit zwei Fingern

Mit zwei Fingern – dem Daumen und dem Zeigefinger – arbeiten Sie, um Gewebe zu kneifen und zu ziehen. Diese Technik ist für die Behandlung der Finger, Zehen, Ohren usw. erforderlich.

• Druck mit drei Fingern

Mit drei Fingern arbeiten Sie:

1. bei einer Massage der Leber und des Unterleibs (die Finger liegen dicht aneinander);

2. bei einer Massage der Kopfhaut und des Gesichts (die Finger sind gespreizt).

• Schlag mit dem mittleren Fingerglied

Schließen Sie für diese Bewegung die Hand zu einer leichten Faust, damit der Schlag weich erfolgt und das Gewebe nicht verletzt. Achten Sie darauf, daß das Handgelenk locker ist.

• Schlag mit der Handfläche

Beugen Sie die Finger nach vorne, bis die Hand gewölbt ist. Wenn Sie damit einen Schlag auf ein Körperteil ausführen, wird die Luft im Innern der Handfläche zusammengedrückt, und der Schlag wird gedämpft.

Diese Art von Schlag führen Sie auf große, tiefliegende oder empfindliche Körperregionen aus, zum Beispiel auf die Schultern, den Bauch oder die Schenkel, wenn Sie in diesen Bereichen Schmerzen haben.

DIE STELLUNGEN DES DO-IN

Sie verfügen nun über das nötige Vorwissen, um mit Ihren Do-In-Übungen zu beginnen. Sie können die Übungen stehend oder sitzend, aber auch liegend durchführen, wenn Sie aus einem bestimmten Grund das Bett hüten müssen. Ganz gleich, welche Stellung Sie wählen, wichtig ist, daß Sie sich dabei wohl fühlen.

Wenn Sie während einer Übung Schmerzen verspüren, die auf Ihre Körperhaltung zurückzuführen sind (Kribbeln in den Beinen, steife Gelenke usw.), wechseln Sie ganz einfach die Stellung und setzen Ihre Übung fort.

Seiza oder Do-In im Sitzen

Seiza ist die traditionelle Körperhaltung für die Mehrzahl der Do-In-Übungen. In dieser Haltung werden die Oberschenkelarterien blockiert, wodurch der Blutkreislauf in den Beinen verlangsamt und derjenige im oberen Körperbereich aktiviert wird.

Seiza fördert somit die energetische Konzentration in der oberen Körperhälfte.

Seiza ist auch die ideale Körperhaltung für die geistige Arbeit.

Sie kann sich jedoch für Sie als ungünstig erweisen, wenn Sie Wasser in den Beinen haben, wenn Ihre Organe stark zur Yin-Polarität neigen oder wenn Sie zuviel gegessen haben.

Im übrigen kann es sein, daß Sie ganz einfach das Bedürfnis haben, Ihre Gelenke zu lockern, bevor Sie sich in der Seiza-Position niederlassen. In diesem Fall sollten Sie folgende Übungen machen.

• **Lockerungsübung 1: Die Tänzerin**

* Stellen Sie sich aufrecht hin, die Füße parallel zueinander und in einem Abstand, daß sie mit dem Becken eine Linie bilden.

* Atmen Sie ein, und heben Sie das rechte Knie dabei so weit an, daß der Oberschenkel mit dem Rumpf einen rechten Winkel bildet.

* Atmen Sie aus, und drehen Sie dabei das rechte Bein zur rechten Seite, so daß die Gelenke des Oberschenkels und der Hüfte sich öffnen. Dann stellen Sie den Fuß in seine Ausgangsposition zurück.

* Wiederholen Sie diese Übung 14 Mal abwechselnd mit dem rechten und linken Bein.

• **Lockerungsübung 2: Kreisen des Fußgelenks**

* Setzen Sie sich auf den Boden, und strecken Sie die Beine aus.

* Kreisen Sie mit den Füßen nach innen, dann nach außen. Diese Kreisbewegungen lockern die Fußgelenke.

Jetzt können Sie die Seiza-Haltung einnehmen:

1. Knien Sie sich hin, legen Sie die großen Zehen übereinander, und setzen Sie sich auf die Fersen.

2. Stellen Sie die Knie leicht auseinander. Bei Frauen sollte der Abstand eine Faustbreite, bei Männer zwei Faustbreiten betragen.

3. Strecken Sie den Rücken, als wollten Sie den Himmel mit dem Kopf berühren. Achten Sie dabei aber darauf, daß die Schultermuskulatur entspannt bleibt.

Auch wenn dies die ideale Do-In-Position ist, kann es sein, daß Sie sie zunächst als unangenehm und schmerzhaft empfinden. Wenn dies der Fall ist, schieben Sie am besten ein Kissen oder eine doppelt gefaltete Decke zwischen Füße und Po.

Da es sehr wichtig ist, daß Sie für Do-In vollkommen entspannt sind, sollten Sie die Seiza-Haltung aufgeben, wenn sie Ihnen unangenehm wird. Sie können die Sitzung im Schneidersitz, auf einem Stuhl sitzend oder aufrecht stehend zu Ende führen.

In der Seiza-Haltung fließt die Energie jedoch am besten. Sie sollten deshalb versuchen, sich an diese Haltung zu gewöhnen. Wenn Sie regelmäßig Ihr Do-In praktizieren, werden sich Ihre Fußgelenke und Knie bald lockern. Es fällt Ihnen dann wesentlich leichter, die Seiza-Haltung einzunehmen und durchzuhalten.

Do-In aufrecht

Sie können die Do-In-Übungen aber auch im Stehen durchführen. Der erste Schritt besteht darin, ein körperliches Gleichgewicht zu finden. Im folgenden finden Sie einige Vorübungen, die Ihnen dabei helfen können.

• Ziehen Sie Ihre Schuhe aus, und stellen Sie sich aufrecht hin. Überprüfen Sie nun Ihre Haltung.

– Haben Sie das Gefühl, daß Ihr Kopf, Ihre Wirbelsäule und Ihr Becken gerade sind?

– Oder kann es sein, daß Ihr Becken leicht nach hinten geneigt ist?

– Zeigt Ihr Kinn nach unten oder nach oben?

– Sind Ihre Beine gestreckt? Wohin zeigen Ihre Knie?

– Sind Ihre Schultern nach vorne gebeugt oder nach hinten gedrückt?

Um Ihren gesamten Körper in eine gerade, aufrechte Haltung zu bringen, sollten Sie sich kurz vorstellen, Sie seien eine an Fäden aufgehängte Marionette.

• Versuchen Sie jetzt zu spüren, wie Ihr Gewicht auf die beiden Füße verteilt ist.

– Bemerken Sie einen Unterschied zwischen dem rechten und dem linken Fuß?

– Liegt das Gewicht Ihres Körpers auf der gesamten Fußfläche oder eher auf dem Vorderfuß, der Ferse oder den Fußkanten?

– Ist der eine Fuß mehr belastet als der andere?

Ihr Körpergewicht sollte gleichmäßig auf beide Füße und die gesamte Fußfläche verteilt sein.

• Bitte beachten Sie auch den folgenden Punkt: Eine richtige aufrechte Körperhaltung ist daran erkennbar, daß sie stabil und bequem ist.

– Fühlen Sie sich in Ihrer Haltung wohl?

– Könnten Sie diese Haltung eine Viertelstunde regungslos beibehalten, ohne sie als anstrengend oder ermüdend zu empfinden?

– Fühlen Sie sich in Ihrer Position stabil? Was würde geschehen, wenn Ihnen jemand von vorne oder hinten einen leichten Schubs geben würde?

• Wenn Sie nun Ihre Haltung völlig verinnerlicht haben, bewegen Sie sich leicht. Schütteln Sie die Arme, dann die Beine. Halten Sie anschließend wieder einen Augenblick still.

• Stellen Sie danach die Füße dicht zusammen und anschließend wieder auseinander. Achten Sie dabei darauf, daß die Füße parallel sind. Wiederholen Sie diese Übung so lange, bis Sie den Abstand gefunden haben, mit dem Sie sich sicher fühlen.

• Konzentrieren Sie sich nun auf das Becken. Wiegen Sie es leicht nach vorne nach hinten. Versuchen Sie, die Mitte zu finden (d. h. die Position des Beckens, in der Ihre Wirbelsäule gerade und »elastisch« ist). Sie können die Knie leicht beugen, wenn Sie dadurch angenehmer stehen.

• Achten Sie sich nun auf den unteren Bereich Ihres Rückens in Höhe des Kreuzbeins. Wenn Sie das Becken leicht nach vorne schieben, bekommen Sie das Gefühl, als würde Ihr Becken sich öffnen. Lassen Sie sich dabei Zeit.

• Verlagern Sie anschließend ganz leicht Ihr Gewicht, indem Sie den Oberkörper nach vorne, hinten, rechts und links bewegen.

• Lassen Sie die Arme locker am Körper entlang nach unten fallen. Stellen Sie sich vor, Sie seien ein Baum. Ihre Füße sind die Wurzeln, Ihre Beine und Ihr Becken der Stamm, Ihr Oberkörper und Ihre Arme die Äste.

Stellen Sie sich nun vor, wie eine leichte Brise durch die Zweige Ihres Baums fährt. Ihr Oberkörper, Ihr Kopf und Ihre Arme sind leicht und geschmeidig. Atmen Sie ganz ruhig. Behalten Sie diese Stellung ein paar Minuten bei.

Jetzt können Sie mit Ihrer Do-In-Sitzung beginnen. Wenn möglich sollten Sie sie barfuß und auf dem blanken Boden durchführen. Sie sind dadurch für die Erdenergie zugänglicher (d. h. für die geomagnetische Energie des Erdinneren).

Do-In im Liegen

Wenn Sie krank sind und das Bett hüten müssen, sollten Sie die Do-In-Übungen, bei denen es möglich ist, im Liegen durchführen. Betreiben Sie Ihre Übungen in dieser Zeit jedoch weniger intensiv.

Zusammenfassung

Neben einer richtigen Vorgehensweise (Körperhaltung, Bewegungen usw.) sollten Sie für Ihre Do-In-Übungen auf folgendes achten:

- die Umgebung, in der Sie Ihre Sitzungen abhalten,
- die Tageszeit, die Sie für Ihre Übungen wählen,
- die innere Verfassung, in der Sie sich während der Übungen befinden.

KAPITEL 4

DO-IN TÄGLICH: EINE KURZE SITZUNG

Gehören Sie zu der großen Mehrzahl der Menschen, denen morgens jede Minute kostbar ist? Wenn ja, trifft dieses Kapitel ganz besonders für Sie zu. Sie finden darin nämlich eine Do-In-Sitzung, die nur zehn Minuten in Anspruch nimmt. Zehn Minuten sind eine sehr kurze Zeit, aber dennoch ausreichend, um Sie in den Genuß der wohltuenden Wirkung von Do-In zu bringen.

Bevor Sie nun mit Ihren Übungen beginnen, möchte ich Sie nochmals daran erinnern, daß Sie Ihr Do-In wesentlich intensiver erleben, wenn Sie sich an einen ruhigen, gut gelüfteten Ort zurückziehen und bequeme Kleidung tragen.

Führen Sie die Übungen in der Seiza-Haltung durch oder stellen Sie sich aufrecht hin (Siehe *Kapitel 3: Die Stellungen des Do-In*).

Da Ihr Körper während der Übungen vollkommen entspannt sein sollte, ist es wichtig, daß Sie die Stellung wechseln, sobald Ihnen diese unangenehm wird. Sie können die Übungen ebensogut im Schneidersitz oder auf einem Stuhl sitzend durchführen. Allerdings fließt die Energie in diesen Positionen weniger gut.

Übung 1

* Falten Sie die Hände wie für ein Gebet, und halten Sie sie vor das Gesicht.

* Reiben Sie die Handflächen gegeneinander, bis sie warm und trocken sind.

Übung 2

* Fassen Sie das linke Handgelenk mit der rechten Hand. Kreisen Sie mehrmals hintereinander mit der linken Hand. Das linke Handgelenk reibt dabei gegen die rechte Hand.

Übung 3

* Legen Sie die Fingerspitzen der linken Hand in die gewölbte Handfläche der rechten Hand. Bewegen Sie die linke Hand nicht. Drücken Sie mit der rechten Hand die Finger der linken Hand zum Handrücken hin.

Erzwingen Sie die Beugung nicht. Wenn allerdings Ihre Fingergelenke leicht knacken, ist das kein Grund zur Beunruhigung.

Übung 4

* Kneten Sie die gesamte linke Hand mit der rechten Hand. Vergessen Sie nicht die Verbindungsteile an den Fingerwurzeln. Wenn Sie gestreßt sind oder wenn Sie an Darmproblemen leiden, sollten Sie vor allem die muskulöse Partie unterhalb des Daumens massieren. Dieser Teil ist oft sehr empfindlich.

Übung 5

* Bilden Sie mit den Fingern der rechten Hand eine Art Kneifzange, und fassen Sie damit den linken Daumen an der Wurzel. Kneifen Sie den Daumen, und ziehen Sie ihn dabei nach oben, wobei die Finger der rechten Hand bis zur Daumenspitze hochwandern.

* Wiederholen Sie diese Übung mit dem Zeigefinger, Mittelfinger, Ringfinger und dem kleinen Finger. Wechseln Sie anschließend die Hände, und führen Sie die gesamte Übungsreihe nochmals durch:

– reiben Sie das rechte Handgelenk gegen die linke Hand;
– lockern Sie die Fingergelenke der rechten Hand;
– kneten Sie die gesamte rechte Hand;
– ziehen Sie die Finger der rechten Hand nach oben.

Übung 6

Diese Übung ordnet Ihre Gedanken. In Unordnung könnte dabei allerdings Ihre Frisur geraten!

* Stellen Sie sich eine Mittellinie vor, die an der Nase beginnt, über die Stirn und Schädeldecke verläuft und von dort hinunter zur Schädelbasis, wo sie endet.

* Schließen Sie die Hände zu einer lockeren Faust. Klopfen Sie mit dem Mittelglied der Finger links und rechts dieser Mittellinie leicht über den Schädel.

* Stellen Sie sich nun zu dieser Mitellinie parallel verlaufende Linien vor, die ebenfalls über Ihren Kopf von Gesicht bis zum Nacken verlaufen .

* Beugen Sie die Finger, und klopfen Sie beginnend am Haaransatz an der Stirn mit den Fingergelenken über den Schädel. Die rechte Hand klopft die rechte Seite ab, die linke Hand die linke Seite. Bearbeiten Sie nacheinander diese imaginären Linien, die an der Stirn beginnen und im Nacken enden. Klopfen Sie nicht auf der Mittellinie, sondern nur auf die seitlichen, parallel verlaufenden Linien.

* Öffnen Sie anschließend die Fäuste, und strecken Sie die Finger. Legen Sie die Fingerspitzen links und rechts der Mittellinie auf den Schädel. Führen Sie nun kleine kreisförmige Bewegungen auf der Kopfhaut aus.

* Nehmen Sie anschließend kleine Haarbüschel zwischen die Finger, und ziehen Sie leicht an diesen. Führen Sie diese Übung auf der gesamten Schädeloberfläche durch.

Neben der klärenden Wirkung für den Geist stimulieren diese Übungen zusätzlich die Funktion der Blase und der Nieren und helfen bei Verstopfung, Hämorrhoiden und Prostataproblemen. Bei Frauen wirken sie bei schmerzhafter Regelblutung zudem lindernd.

Übung 7

* Streichen Sie mit den Fingerspitzen sanft von oben nach unten über Ihr Gesicht. Verweilen Sie bei den Augenlidern etwas länger. Streicheln Sie Ihr Gesicht. Denken Sie dabei daran, daß Sie sich selbst lieben (man kann im Grunde niemand anderen lieben, wenn man sich selbst nicht liebt).

Mit dieser Übung stimulieren Sie die Funktion Ihres Magens.

Übung 8

* Spreizen Sie Ringfinger, Mittelfinger und Zeigefinger einer jeden Hand leicht auseinander, und legen Sie die Fingerspitzen dieser drei Finger über den Augenbrauen an. Die rechte Hand geht zur rechten Augenbraue, die linke Hand zur linken Augenbraue.

* Massieren Sie kreisförmig die Haut und die dünne Muskelschicht, die unter Ihren Fingern liegen.

* Wiederholen Sie die Übung. Legen Sie aber diesmal die Fingerspitzen an der Stirn zwischen Haaransatz und Augenbrauen an.

* Führen Sie dieselbe Massage noch einmal etwas weiter oben, kurz vor dem Haaransatz durch.

* Wiederholen Sie den gesamten Übungszyklus zweimal.

Diese Übung hat eine stimulierende Wirkung auf den Blutkreislauf, das Nervensystem und die Verdauung.

Übung 9

* Legen Sie die Fingerspitzen einer jeden Hand links und rechts einer imaginären Linie an, die von der Nasenspitze bis zur Stirn verläuft.

* Drücken Sie die Fingerspitzen leicht an, und wandern Sie dabei zu den Schläfen. Die linke Hand geht zur linken Schläfe, die rechte Hand zur rechten Schläfe. Sie bekommen ein Gefühl, als würde sich Ihre Stirn öffnen oder erweitern.

* Wiederholen Sie die Übung zweimal.

Diese Übung belebt bei nervösen Erschöpfungszuständen, befreit die Kieferhöhlen und stärkt die Sehkraft.

Übung 10

* Legen Sie die Hände links und rechts der Nase an. Die Finger zeigen nach oben.

* Atmen Sie tief ein. Atmen Sie anschließend tief durch die Nase aus, und reiben Sie dabei die Hände kräftig gegeneinander. Es sollte Sie nicht stören, wenn Sie beim Ausatmen laute Geräusche von sich geben!

* Wiederholen Sie die Übung mehrere Male.

Diese Übung reinigt die Nasenhöhlen und fördert die Verdauungsfunktion.

Übung 11

* Schließen Sie die Augen, so fest Sie können.

* Öffnen Sie sie anschließend so weit wie möglich, und atmen Sie dabei aus.

Übung 12

* Reiben Sie wieder die Hände gegeneinander.

* Schließen Sie dreißig Sekunden lang die Augen. Legen Sie Ihre Handflächen über die geschlossenen Augen. Die linke Handfläche bedeckt das linke Auge, die rechte Handfläche das rechte Auge. Versuchen Sie zu spüren, wie die Energie Ihrer Hände auf Ihre Augen überfließt.

Übung 11 und 12 sollten Sie vor allem dann durchführen, wenn Ihre Augen müde und überanstrengt sind, zum Beispiel nach langer Bildschirmarbeit oder wenn Sie lange gelesen haben. Diese Übungen stimulieren den Sehnerv und wirken vorbeugend gegen die Bildung von Falten und Tränensäcken.

Übung 13

* Legen Sie die vier Finger der linken Hand flach auf die linke Wange und die vier Finger der rechten Hand flach auf die rechte Wange.

* Massieren Sie kreisend die Wangen, und drücken Sie sie dabei in Richtung Unterkiefer, Ohren, Backenknochen, Nase und Mundwinkel.

* Wiederholen Sie die Übung siebenmal.

Diese Übung lockert die Kiefermuskulatur, die ohne unser Wissen häufig sehr verspannt ist, und fördert in hervorragender Weise die Gesundheit von Zähnen und Zahnfleisch.

Übung 14

* Spreizen Sie die Finger beider Hände leicht von einander ab, und legen Sie sie oberhalb der Lippe an. Suchen Sie die kleinen Hohlräume über den Zähnen. Üben Sie mit den Fingerspitzen einen leichten Druck auf diese Hohlräume aus.

* Führen Sie dieselbe Übung für die Hohlräume zwischen den Zähnen und dem Zahnfleisch des Unterkiefers durch.

Mit dieser Übung stimulieren Sie die Punkte des Magen-, Dickdarm- und Dünndarm-Meridians. Gleichzeitig aktivieren Sie die Funktion der Speicheldrüsen sowie den Blutkreislauf im Bereich des Zahnfleisches.

Übung 15

* Mit derselben Fingerhaltung massieren Sie den Bereich unterhalb des Kiefers – an der Stelle, wo sich das Doppelkinn bildet.

* Ihre Daumen beginnen dabei an dem Punkt, der am nächsten zum Ohr liegt (der rechte Daumen rechts, und der linke Daumen links). Dann wandern sie zur Mitte hin, gerade unter die Kinnspitze, wo sie sich treffen.

Auch mit dieser Übung stimulieren Sie die Funktion der Speicheldrüsen. Zudem trägt die Übung dazu bei, daß das Zahnfleisch feucht bleibt. Alle genannten Punkten sollten also bei Zahnproblemen behandelt werden.

Übung 16

* Drehen Sie die Finger der linken Hand nach rechts, der Daumen bleibt dabei links. Legen Sie die Hand auf der Hinterseite des Halses an, wobei die vier Finger nach rechts gerichtet sind und der Daumen nach links zeigt, gerade so, als wollten Sie sich »den Hals umdrehen«!

* Tasten Sie den Hals mit der Hand in Richtung linker Schulter ab. Halten Sie an, wenn Sie auf Höhe des Schlüsselbeins sind.

* Wiederholen Sie die Übung auf der rechten Seite, wobei Sie die rechte Hand zur rechten Schulter führen.

Übung 17

* Spreizen Sie die Finger der linken Hand, und legen Sie sie auf den unteren Nackenbereich.

* Tasten Sie mit den Fingern den Nacken von rechts nach links ab.

* Wiederholen Sie diese Übung mehrmals hintereinander, wobei Sie bis zum oberen Nackenbereich hochwandern.

* Wechseln Sie die Seite, und führen Sie dieselbe Übung mit der rechten Hand von links nach rechts durch.

Übung 18

* Legen Sie die linke Hand auf den unteren Nackenbereich wie oben beschrieben. Diesmal liegen die Finger jedoch fest aneinander.

* Legen Sie anschließend die rechte Hand auf die linke Hand.

* Kneten Sie den Nacken von unten nach oben.

* Wiederholen Sie die Übung mehrmals mit wechselnder Position der Hände: rechte Hand unten, linke Hand oben; dann umgekehrt usw.

Der Nacken wird von verschiedenen wichtigen Nerven durchzogen. Häufig treten in diesem Bereich Verspannungen auf. Wird der Nacken entspannt, wird der Kopf (und somit das Gehirn!) wieder besser durchblutet. Diese Übung eignet sich zudem zur Vorbeugung oder Bekämpfung eines Schiefhalses, von Migräne, Atembeschwerden oder Ermüdung. Wenn Sie Ihren Nacken gut massieren, werden Sie sich leichter fühlen.

Übung 19

* Bringen Sie die Hände auf Höhe der Ohren. Die Finger sind geschlossen und zeigen nach oben. Die Handflächen sind gegeneinander gerichtet.

* Klopfen Sie mit den Handflächen leicht auf die Ohren in einer Weise, daß sich die Ohrmuscheln nach vorne biegen.

* Wiederholen Sie die Übung zehnmal.

Übung 20

* Fassen Sie die Ohrmuscheln mit Daumen und Zeigefinger, und ziehen Sie sie leicht nach oben.

* Fassen Sie anschließend die Ohrmuscheln etwas weiter unten, und ziehen Sie sie erneut nach oben.

* Wiederholen Sie die Übung so lange, bis Sie das Ohrläppchen erreicht haben.

Übung 21

* Legen Sie den Zeigefinger in das Ohr, und folgen Sie mit der Fingerspitze den Windungen der Ohrmuschel, wobei Sie einen leichten Druck ausüben. Arbeiten Sie von innen nach außen.

* Wenn Sie eine empfindliche Stelle entdecken, massieren Sie diese ausgiebig. Es sollte Sie nicht stören, wenn Ihre Ohren dabei rot werden. Ganz im Gegenteil – das bekommt Ihnen!

> Es würde zu weit führen, alle Körperregionen und Organe aufzuführen, die durch eine richtige Massage der Ohren stimuliert und in ein harmonisches Gleichgewicht gebracht werden können. Auf den Ohren liegen nicht weniger als 200 Akupressur-Punkte! Sie sind wahrhaft ein Spiegel des gesamten menschlichen Organismus.

Übung 22

* Drücken Sie mit dem Mittelfinger und dem Ringfinger die Ohrmuschel beider Ohren nach vorne, so als wollten Sie sie schließen.

* Klopfen Sie zehnmal hintereinander mit dem gestreckten Zeigefinger auf den Knochen, der unmittelbar hinter den Ohren liegt, und lassen Sie anschließend das Ohr los. Ein heller, beinahe metallener Ton weist auf einen guten Gesundheitszustand hin.

Übung 23

* Legen Sie die geschlossenen Finger der linken Hand auf das linke Ohr.

* Legen Sie anschließend den Zeigefinger der rechten Hand über den Mittelfinger der rechten Hand. Klopfen Sie zehnmal hintereinander auf die linke Hand, ungefähr in der Mitte des Ohrs.

* Wiederholen Sie die Übung auf der rechten Seite.

> Mit dieser Übung stimulieren Sie die Nieren und den Dreifachen Erwärmer.

Übung 24

* Legen Sie die linke Hand auf die Verbindungsstelle zwischen Hals und linker Schulter. Die Finger zeigen zum Rücken. Legen Sie die rechte Hand auf dieselbe Stelle der rechten Seite.

* Kneten und massieren Sie kräftig die Muskeln, die unter Ihren Händen liegen, d. h. den Trapezmuskel und den Musculus sternocleidomastoideus (Kopfdreher). Ziehen Sie mit den Händen nach vorne, als wollten Sie die Muskelmasse mitnehmen.

> Diese Muskeln sind oft hart und schmerzhaft. Der Grund dafür könnte eine Erkrankung des Darms oder der Gallenblase vor. Wenn Sie also diese Muskeln massieren, wirken Sie heilend auf diese Organe ein.

Übung 25

* Schließen Sie die rechte Hand zu Faust. Halten Sie Ihr Handgelenk recht locker, und klopfen Sie sanft auf die Muskeln, die Hals und Schulter verbinden.

* Drehen Sie Ihren linken Arm so, daß die Handfläche nach außen zeigt. Lassen Sie Ihren Arm anschließend locker nach unten fallen.

* Klopfen Sie die Innenseite des linken Arms sanft ab. Beginnen Sie an der Schulter, und wandern Sie hinab bis zur Ellenbogenfalte. Klopfen Sie dort etwas intensiver. Setzen Sie die Übung am Unterarm bis zur linken Handfläche fort, und klopfen Sie dort wieder etwas fester.

* Drehen Sie anschließend den linken Arm nach außen, und klopfen

Sie auf den Handrücken. Wandern Sie bis zur Schulter hoch, und klopfen Sie dabei sanft die Außenseite des Unter- und Oberarms ab.

* Wechseln Sie die Seite, und wiederholen Sie die Übung.

> Das Abklopfen der Innenseite des Arms unterstützt die Atemfunktion und trägt zur Bekämpfung von Angstzuständen bei. Das Abklopfen der Außenseite dagegen hilft streßgeplagten Menschen, sich zu entspannen, und wirkt regulierend auf den Verdauungsapparat.

Übung 26

* Schließen Sie die Hände zur Faust, und klopfen Sie damit leicht auf die Brust. Klopfen Sie den gesamten Brustbereich ab. Klopfen Sie unterhalb des Schlüsselbeins etwas fester. Denken Sie an die berühmte Geste Tarzans, der sich schreiend mit den Fäusten auf die Brust trommelte.

Frauen beschränken sich bei dieser Übung auf den Bereich zwischen den Brüsten und dem Hals.

> Diese Übung reinigt die Bronchien und stimuliert den Blutkreislauf.

Übung 27

* Spreizen Sie die Finger beider Hände, und drehen Sie die Handflächen zu sich. Legen Sie die Fingerspitzen auf die untersten Rippen. Die rechte Hand geht zur rechten Seite, die linke Hand zu linken Seite.

* Klopfen Sie die Rippen mit den Fingerspitzen ab. Beginnen Sie an den unteren Rippen, und arbeiten Sie sich nach oben vor.

* Wiederholen Sie die Übung an der Seite und am Rücken. Gehen Sie dabei stets von oben nach unten vor.

* Um eine größtmögliche Wirkung zu erzielen, sollte diese Übung mit gefüllter Lunge durchgeführt werden. Atmen Sie deshalb tief ein, bearbeiten Sie dann die Rippen, und atmen Sie anschließend aus. Dann atmen Sie wieder ein und setzen die Übung fort. Dies wiederholen Sie so lange, bis Sie den gesamten Brustkorb bearbeitet haben (Frauen sparen dabei die Brüste aus).

Die beiden letztgenannten Übungen stimulieren den Gasaustausch. Sie bewirken mehr oder minder sofort ein Gefühl des Wohlbehagens und der Leichtigkeit.

* Frauen massieren im Rahmen dieser Übung ihre Brüste kreisförmig, zunächst in die eine Richtung, dann in die Gegenrichtung.

Übung 28

* Klopfen Sie beginnend an den unteren Rippen den gesamten Unterleib bis zum Schambein mit der Handinnenfläche sanft ab. Sparen Sie jedoch den Bereich des Sonnengeflechts aus! (Das Sonnengeflecht befindet sich genau unterhalb des Brustbeins).

Diese Übung trägt die Bezeichnung »Den Tiger am Schwanz fassen« und empfiehlt sich besonders bei Unterleibsschmerzen. Wie ein Tiger, den man am Schwanz faßt, reagiert der Bauch sofort – mit gurgelnden Geräuschen!

Die Japaner vermuten das Hara, das Zentrum der Lebenskraft, unterhalb des Nabels (siehe *Kapitel 6*). Die Massage des Unterleibs ist somit für Do-In besonders wichtig.

Übung 29

* Wenn Sie Ihre Übungen gern im Stehen machen, nehmen Sie die Reiterhaltung ein, d. h. die Beine sind leicht auseinandergestellt, die Knie gebeugt.

* Wenn Sie lieber sitzen, knien Sie sich jetzt hin.

* Schließen Sie die Hände wieder zur Faust. Klopfen Sie auf Ihr Hinterteil, und setzen Sie diese Bewegung über die Hinterseite der Oberschenkel bis in die Kniekehlen fort.

* Bringen Sie die Hände an die Außenseite Ihrer Oberschenkel, und wandern Sie klopfend nach oben bis kurz unter die Hüften.

* Gehen Sie mit den Händen wieder zu den Knien zurück, und wandern Sie klopfend auf der Vorderseite der Oberschenkel nach oben.

* Anschließend klopfen Sie die Innenseite der Oberschenkel bis zu den Knien ab.

Übung 30

* Lassen Sie sich im Schneidersitz nieder. Fassen Sie mit beiden Händen die Muskeln des linken Beins gerade oberhalb der Achillessehne. Massieren Sie die Muskeln, und wandern Sie dabei langsam nach oben bis zu den Knien.

* Nachdem Sie das linke Bein auf diese Weise bearbeitet haben, führen Sie dieselbe Übung am rechten Bein durch. Wiederholen Sie den gesamten Übungszyklus mehrere Male.

> Übung 29 und 30 stimulieren den Blutkreislauf in den Beinen und verhindern somit eine Ermüdung der Beine. Zudem wirken sie vorbeugend gegen Krampfadern und Geschwüre. Wenn Sie bereits an Krampfadern und Geschwüren leiden, ist diese Übung nicht geeignet.

Übung 31

* Sie bleiben im Schneidersitz. Umfassen Sie den linken Fuß mit beiden Händen, und reiben Sie fest den Fußrücken, die Fußsohle und die Ferse.

* Kneten Sie anschließend die Fußsohle sowie die Fußkanten, die Ferse und die Zwischenräume der Zehen.

* Fassen Sie nacheinander mit den Fingern fest jeden Zeh an der Zehenwurzel, und ziehen Sie nach oben, bis Sie die Zehenspitze erreicht haben.

* Klopfen Sie die Fußsohle mit der Hand ab, ohne den Fuß dabei zu drücken. Bleiben Sie im Handgelenk locker.

* Wiederholen Sie die Übung mit dem anderen Fuß.

> Die altchinesische Heilkunst geht davon aus, daß für jeden Bereich unseres Körpers ein entsprechender Akupressur-Punkt auf der Fußsohle vorhanden ist. Vom energetischen Blickwinkel betrachtet, ist die Fußsohle gewissermaßen eine Miniaturwiedergabe des Körpers (*siehe nachstehende Abbildung*).
>
> Da sich auf der Fußsohle sämtliche Organe des Körpers wiederfinden, kann man mit einer umfassenden und sorgfältigen Massage der Fußsohlenfläche eine Wirkung auf den gesamten Körper erzielen. Deshalb sollten Sie Ihren Füßen besondere Aufmerksamkeit schenken, auch wenn Sie täglich nur ein paar wenige Minuten Zeit für Ihr Do-In haben.

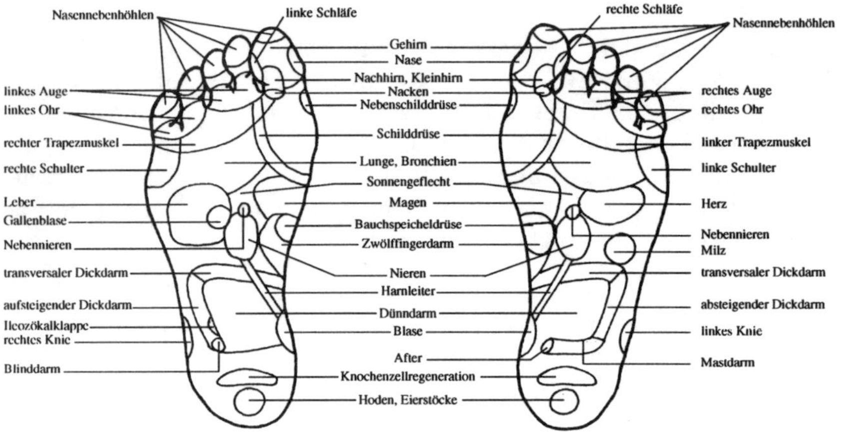

Rechter Fuß Linker Fuß

Übung 32

* Nehmen Sie zum Abschluß die Seiza-Position ein, oder stellen Sie sich aufrecht in der Ausgangsposition hin, d. h. die Füße parallel und leicht auseinandergestellt, das Gewicht gleichmäßig verlagert, der Rücken gerade, der Kopf leicht nach oben gerichtet.

* Schließen Sie die Augen.

* Atmen Sie mehrmals hintereinander ruhig und tief.

* Schütteln Sie die Hände gut aus, und waschen Sie sie anschließend.

KAPITEL 5

EINE VOLLSTÄNDIGE DO-IN-SITZUNG

Den wenigsten Menschen ist es möglich, täglich eine vollständige Do-In-Sitzung abzuhalten. An Tagen, an denen Ihr Terminkalender weniger gedrängt ist, sollten Sie sich deshalb mehr Zeit für Ihre Übungen – und für sich selbst! – nehmen. Für diese entspannteren Tage schlage ich Ihnen die folgende Sitzung vor.

Die gesamte Sitzung dauert ungefähr eine Stunde. Das mag Ihnen zunächst übertrieben erscheinen. Sie werden aber bald feststellen, daß diese Stunde wie im Flug vergeht.

Diese lange Sitzung gibt Ihnen Gelegenheit, jedes einzelne Organ Ihres Körpers intensiv zu stimulieren. Sie kommen somit der therapeutischen Wirkung von Do-In näher.

Eine lange Sitzung läßt Ihnen auch die Zeit, die belebende Energie in ihren unterschiedlichen Ausprägungen intensiver wahrzunehmen. Zehn kurze Minuten sind meist nicht ausreichend, um wirklich zu entspannen und sich in sich selbst zu vertiefen.

In dieser einstündigen Sitzung lernen Sie zudem ein sehr breites Spektrum an Übungen kennen. Sie werden darunter einige entdecken, die Sie anschließend in Ihre kurze tägliche Sitzung einbauen wollen.

Die Entscheidung liegt ganz bei Ihnen. Sie selbst können am besten beurteilen, was Sie brauchen und wie Sie es am besten erreichen.

Sie werden auch feststellen, daß einige Übungen dieser Sitzung Ihnen nicht unbekannt sind.

Tatsächlich sind die Übungen zum Teil der vorangegangenen Sitzung entnommen; zahlreiche andere kommen jedoch neu hinzu. Ich werde die bereits bekannten Übungen in diesem Kapitel wiederholen, um Ihnen ein lästiges Vor- und Zurückblättern zu ersparen.

Wie für die kurze tägliche Sitzung sollten Sie auch für die lange Sitzung einen ruhigen Ort aufsuchen und bequeme Kleidung tragen.

Nehmen Sie die Seiza-Haltung ein, oder stellen Sie sich aufrecht hin. Wenn Ihnen dies nicht möglich ist, können Sie sich auch im Schneidersitz oder auf einem Stuhl niederlassen. Wie jedoch bereits erwähnt, sind die letztgenannten Positionen für den Energiefluß weniger günstig.

Für die vollständige Sitzung sind die Übungen nach dem jeweiligen Bereich des Körpers unterteilt, auf den sie sich beziehen (Kopf, Brust usw.).

Das erleichtert Ihnen die Suche nach den Übungen, die Sie im speziellen benötigen.

STUFE 1: VORÜBUNGEN

Übung 1

* Stellen Sie sich aufrecht hin. Halten Sie die Hände vor das Gesicht, und falten Sie sie wie für ein Gebet.

* Reiben Sie die Handflächen gegeneinander, bis sie warm und trocken sind.

Übung 2

* Schließen Sie die Augen. Nehmen Sie die Hände jetzt leicht auseinander.

* Die Handflächen liegen sich immer noch gegenüber. Bringen Sie sie wieder zusammen, ohne daß sie sich jedoch dabei berühren. Lassen Sie sich Zeit, und konzentrieren Sie sich vollständig auf Ihre Hände. Versuchen Sie die Energie zu spüren, die von Ihren Händen ausgeht, so als würde ein Gummiball sie aus einer gewissen Distanz voneinander abstoßen.

* Lassen Sie anschließend die Arme langsam nach unten fallen.

Übung 3

* Sie bleiben aufrecht stehen und richten den Blick nach vorne. Bringen Sie die Hände auf Höhe der Rippen. Die Handflächen zeigen nach oben.

* Der Mund ist geschlossen, aber entspannt.

* Atmen Sie tief durch die Nase ein, und führen Sie dabei gleichzeitig folgende beiden Bewegungen aus:

– Strecken Sie den linken Arm nach oben; die Handfläche zeigt zum

Himmel, so als wollten Sie einen Gegenstand auf Ihrer Hand möglichst weit nach oben heben.

– Folgen Sie mit dem Blick dem Handrücken.

* Atmen Sie anschließend durch die Nase aus, und leeren Sie die Lunge. Strecken Sie dabei gleichzeitig den rechten Arm an der Hüfte vorbei nach unten. Die Handfläche zeigt zum Boden, so als wollten Sie einen Gegenstand nach unten drücken.

* Nehmen Sie Ihre Ausgangsposition wieder ein, und wiederholen Sie diese Atemübung zweimal.

* Wechseln Sie die Seiten, und wiederholen Sie die Übung dreimal, d. h. beim Einatmen strecken Sie den rechten Arm nach oben und beim Ausatmen den linken Arm nach unten.

Achtung! Ihre untere Körperhälfte – Becken, Beine, Knie und Füße – bleibt während dieser Übung still.

STUFE 2: KOPF, SCHÄDEL, GESICHT, HALS

Übung 4

* Stellen Sie sich eine Linie vor, die Ihren Kopf in zwei gleiche Hälften unterteilt. Diese fiktive Linie beginnt an der Nasenspitze, verläuft über die Stirn und den Schädel und endet im Nacken.

* Schließen Sie die Hände zu einer lockeren Faust. Klopfen Sie beginnend am Haaransatz an der Stirn mit leicht nach innen gebeugten Fingerspitzen über den Kopf. Die rechte Hand klopft rechts und die linke Hand links der Mittellinie bis zum Nacken.

* Klopfen Sie nicht direkt auf der Mittellinie, sondern jeweils seitlich!

* Wiederholen Sie die Übung. Klopfen Sie diesmal jedoch mit den Fingergelenken.

Übung 5

* Öffnen Sie die Hände und spreizen Sie die Finger. Legen Sie die Fingerkuppen am Kopf seitlich der Mittellinie an. Drücken Sie die Finger an, und massieren Sie die Kopfhaut kreisförmig.

Übung 6

* Nehmen Sie einzelne Haarbüschel zwischen die Finger, und ziehen Sie leicht daran. Führen Sie diese Übung für die gesamte Kopfhaut durch.

Übung 7

* Spreizen Sie die Finger beider Hände. Die Finger sind fast gestreckt und die Fingerspitzen zeigen nach oben. Legen Sie die Fingerspitzen seitlich der Mittellinie am Kopf an. Die rechte Hand liegt auf der rechten Kopfhälfte, die linke Hand auf der linken Kopfhälfte.
* Stellen Sie sich nun vor, Ihr Kopf bestünde aus einer Modelliermasse. Sie ziehen ihn mit den Fingerspitzen nach außen. Ihre Hände wandern dabei nach oben, und Ihre Fingerspitzen treffen sich.
* Legen Sie die Fingerkuppen an einer anderen Stelle des Kopfes an, und wiederholen Sie die Bewegung.
* Bearbeiten Sie auf diese Weise die gesamte Schädelfläche.

Übung 8

* Streichen Sie mit den Fingerspitzen sanft von oben nach unten über Ihr Gesicht. Denken Sie daran, daß Sie sich lieben, und berühren Sie Ihr Gesicht zärtlich und sanft.
* Streichen Sie über die Augenlider.
* Spreizen Sie Ring-, Mittel- und Zeigefinger beider Hände leicht, und legen Sie die Fingerspitzen dieser drei Finger über den Augenbrauen an. Die linke Hand geht zur linken Seite, die rechte Hand zur rechten Seite.
* Drücken Sie die Fingerspitzen leicht an, und massieren Sie die Haut der Stirn mit kreisförmigen Bewegungen.
* Wandern Sie mit den Fingerspitzen etwas weiter nach oben zwischen Augenbrauen und Haaransatz, und wiederholen Sie die Übung.
* Gehen Sie nochmals etwas weiter nach oben bis kurz unter den Haaransatz.
* Wiederholen Sie den gesamten Übungszyklus zweimal.

Übung 9

* Nehmen Sie die Ellenbogen nach oben. Die Finger liegen sich dabei automatisch gegenüber und werden in Höhe der Stirn auf der Mittellinie angelegt.
* Üben Sie mit den Fingerspitzen einen Druck aus, und bewegen Sie die Hände voneinander weg, ohne dabei die Stirn zu verlassen. Die linke Hand wandert zur linken Schläfe, die rechte Hand zur rechten Schläfe.
* Erhalten Sie den Druck so lange aufrecht, bis Sie die Schläfen

erreicht haben. Sie haben das Gefühl, als würde sich Ihre Stirn öffnen oder weiter werden.

* Wiederholen Sie die Übung zweimal.

Übung 10

* Fassen Sie den weichen Teil der Augenbrauen mit Daumen und Zeigefinger. Beginnen Sie an der Nasenwurzel, und kneten Sie die Augenbrauen entlang bis zum äußeren Augenwinkel. Wiederholen Sie diese Massage, wenn dieser Teil der Augenbrauen schmerzt.

Übung 11

* Nehmen Sie die Nasenwurzel nahe der inneren Augenwinkel zwischen Daumen und Zeigefinger, und massieren Sie diesen Punkt ausgiebig.

Übung 12

* Nehmen Sie Ihre Nase zwischen die Hände. Die Finger zeigen nach oben. Ihre Nase ist vollständig von den Händen bedeckt.

* Atmen Sie tief ein, und atmen Sie anschließend tief durch die Nase aus. Es sollte Sie nicht stören, wenn dies geräuschvoll geschieht. Reiben Sie während des Ausatmens die Nase kräftig mit den Händen.

* Wiederholen Sie diese Übung mehrmals.

Übung 13

* Legen Sie Zeigefinger oder Mittelfinger beidseits der Nasenwurzel direkt oberhalb des inneren Augenwinkels an. Sie spüren unter jedem Finger eine Einkerbung im Knochenanteil. Massieren Sie diese Einkerbung.

* Wenn Sie den Rand des Knochens unterhalb der Augenbraue nach außen entlangstreichen, spüren Sie eine zweite Einkerbung. Dieser Punkt ist oft schmerzhaft. Drücken Sie ihn mehrmals.

* Legen Sie Zeigefinger oder Mittelfinger beidseits auf den massigen Knochenanteil unterhalb des äußeren Augenwinkels. Drücken Sie diesen Bereich.

* Wandern Sie weiter am Knochenrand entlang. Richten Sie den Blick nach vorne, und drücken Sie die Kerbe direkt unterhalb der Pupille.

* Bleiben Sie auf dem Knochenrand, und massieren Sie einen letzten Punkt, der in etwa unterhalb des äußeren Augenwinkels liegt.

Übung 14

* Schließen Sie die Augen fest. Öffnen Sie sie anschließend so weit wie möglich, und atmen Sie dabei aus.
* Wiederholen Sie die Übung dreimal.

Übung 15

* Schließen Sie die Augen.
* Legen Sie die Fingerspitzen der linken Hand zwischen linken Augapfel und Augenbrauenbogen.
* Legen Sie die Fingerspitzen der rechten Hand zwischen rechten Augapfel und Augenbrauenbogen.
* Drücken Sie nun die Fingerspitzen ungefähr zehnmal kurz hintereinander an. Der Druck sollte nach oben gerichtet sein und dem Rhythmus Ihres Herzschlags folgen.

Übung 16

* Die Augen sind noch immer geschlossen. Legen Sie die Fingerspitzen unterhalb des Augapfels an.
* Drücken Sie die Fingerspitzen wieder ungefähr zehnmal an, stets dem Rhythmus Ihres Herzschlags folgend. Bei dieser Übung geht der Druck jedoch leicht nach unten.

Übung 17

* Halten Sie die Augen weiterhin geschlossen.
* Legen Sie den Zeigefinger beidseits am äußeren Augenwinkel an.
* Drücken Sie ungefähr zehnmal hintereinander den Augapfel in Richtung Nase.

Übung 18

* Schauen Sie so weit wie möglich nach oben, dann nach unten, ohne dabei den Kopf zu bewegen.
* Richten Sie nun Ihren Blick möglichst weit nach links, dann nach rechts.
* Schauen Sie anschließend schräg nach links oben, dann schräg nach rechts unten und umgekehrt, d. h. schräg nach rechts oben und dann schräg nach links unten.

Übung 19

* Kreisen Sie mit den Augen. Kreisen Sie langsam, und versuchen

Sie, gleichmäßige Kreise zu beschreiben. Im allgemeinen tendieren wir dazu, die Bewegung von oben nach unten zu schnell durchzuführen. Kreisen Sie die Augen zunächst im Uhrzeigersinn, dann gegen den Uhrzeigersinn.

Übung 20

* Reiben Sie erneut die Hände gegeneinander. Schließen Sie die Augen, und bedecken Sie sie mit den Handflächen. Die linke Handfläche bedeckt das linke Auge, die rechte Handfläche das rechte Auge. Verbleiben Sie so einige Sekunden lang.

Übung 21

* Kneifen Sie den Mund O-förmig zusammen, und beschreiben Sie mit den Lippen kleine Kreise, zunächst im Uhrzeigersinn, dann gegen den Uhrzeigersinn.

Übung 22

* Blähen Sie die Wangen auf. Der Mund ist geschlossen, die Lippen sind gespitzt. Sie sehen wie ein Hase aus. Atmen Sie nun ein.

* Lassen Sie Wangen zusammenfallen, und ziehen Sie die Lippen zu einem breiten Grinsen auseinander. Die Lippen sind jedoch nicht gespannt. Atmen Sie durch den Mund aus, und lassen Sie die Lippen dabei vibrieren.

Übung 23

* Legen Sie die beiden Zeigefinger in den Mund, den linken auf die linke Seite, den rechten auf die rechte Seite. Die Spitze der Zeigefinger liegt auf dem Zahnfleisch hinter den Weisheitszähnen oder den oberen Backenzähnen. Schließen Sie den Mund.

Übung 24

* Legen Sie die vier Finger der linken Hand flach auf die linke Wange und die vier Finger der rechten Hand flach auf die rechte Wange.

* Schieben Sie mit den Fingern den weichen Anteil der Wangen kreisförmig vom Unterkiefer weg in Richtung Ohren und Backenknochen. Kehren Sie zu den Nasenflügeln und Mundwinkeln zurück.

* Wiederholen Sie dieses Wangenkreisen siebenmal.

Übung 25

* Legen Sie die Fingerspitze des Mittelfingers auf die Nasenspitze.
* Legen Sie dann den Zeigefinger über den Mittelfinger.
* Drehen Sie anschließend die Nasenspitze in alle Richtungen. Es kann sein, daß der Knorpel knacksende Geräusche von sich gibt. Das ist jedoch kein Grund zur Beunruhigung!

Übung 26

* Nehmen Sie die Oberlippe zwischen Daumen und Zeigefinger.
* Ziehen Sie sie nach links, dann nach rechts.

Übung 27

* Legen Sie die Fingerspitzen beider Hände oberhalb der Lippen an. Die Finger sind leicht gespreizt. Ertasten Sie die kleinen Hohlräume zwischen Zähnen und Zahnfleisch. Bleiben Sie mit den Fingerspitzen auf diesen Hohlräumen, und üben Sie einen leichten Druck aus.
* Wiederholen Sie die Übung für die Hohlräume des Unterkiefers.

Übung 28

Mit derselben Fingerhaltung massieren Sie den Bereich unterhalb des Kiefers – an der Stelle, wo sich das Doppelkinn bildet.

* Ihre Daumen beginnen dabei an dem Punkt, der am nächsten zum Ohr liegt (der rechte Daumen rechts und der linke Daumen links). Dann wandern sie zur Mitte hin, gerade unter die Kinnspitze, wo sie sich treffen.

Übung 29

* Legen Sie die Finger der linken Hand auf den Nacken. Der Daumen zeigt dabei nach links und die übrigen Finger nach rechts, gerade so, als wollten Sie sich »den Hals umdrehen«!
* Tasten Sie den Hals mit der Hand in Richtung linker Schulter ab. Halten Sie an, wenn Sie auf Höhe des Schlüsselbeins sind.
* Wiederholen Sie die Übung auf der rechten Seite, wobei Sie die rechte Hand zur rechten Schulter führen.

Übung 30

* Spreizen Sie die Finger der linken Hand, und legen Sie sie auf den unteren Nackenbereich.
* Tasten Sie mit den Fingern den Nacken von rechts nach links ab.

* Wiederholen Sie diese Übung mehrmals hintereinander, wobei Sie bis zum oberen Nackenbereich hochwandern.

* Wechseln Sie die Seite, und führen Sie dieselbe Übung mit der rechten Hand von links nach rechts durch.

Übung 31

* Legen Sie die linke Hand auf den unteren Nackenbereich wie oben beschrieben. Diesmal liegen die Finger jedoch fest aneinander.

* Legen Sie anschließend die rechte Hand auf die linke Hand, und kneten Sie den Nacken von unten nach oben.

* Wiederholen Sie die Übung mehrmals mit wechselnder Position der Hände: rechte Hand unten, linke Hand oben; dann umgekehrt usw.

Übung 32

* Legen Sie die Hände auf die Ohren. Die rechte Hand bedeckt das rechte Ohr, die linke Hand das linke Ohr. Die beiden Daumen liegen dabei automatisch auf der Schädelbasis. Direkt unterhalb des Hinterkopfs befinden sich mehrere Punkte, die die Chinesen als Fenster zum Himmel bezeichnen. Zwei dieser fünf Ausgänge liegen rechts des Muskels, der vom Kopf herunterführt, zwei links davon und ein letzter in der Mitte.

* Drücken Sie mit den Daumenkuppen in jede dieser Vertiefungen.

Übung 33

* Lassen Sie die Arme gerade nach unten hängen.

* Beschreiben Sie mit dem Kopf einen langsamen Kreis. Halten Sie die Schultern dabei ruhig. Lassen Sie den Kopf nach vorne fallen, dann nach rechts, nach hinten, nach links und wieder nach vorne. Beginnen Sie die Übung nochmals in entgegengesetzter Richtung.

* Wiegen Sie den Kopf von rechts nach links. Nehmen Sie dazu Ihre Nasenspitze als stabile Achse zu Hilfe.

Übung 34

* Halten Sie die Hände auf Höhe der Ohren. Die Finger sind geschlossen und zeigen nach oben. Die Handflächen sind gegeneinander gerichtet.

* Klopfen Sie nun mit den Handflächen leicht auf die Ohren in einer Weise, daß die Ohrmuscheln leicht nach vorne gebeugt werden, so als wollten Sie die Rückseite der Ohren mit den Handflächen energisch

reiben. Die rechte Handfläche reibt die Rückseite des rechten Ohrs, die linke Handfläche die Rückseite des linken Ohrs.

* Wiederholen Sie die Übung ungefähr zehnmal.

Übung 35

* Fassen Sie die Ohrmuscheln mit Daumen und Zeigefinger, und ziehen Sie sie leicht nach oben.

* Fassen Sie anschließend die Ohrmuscheln etwas weiter unten, und ziehen Sie erneut nach oben.

* Wiederholen Sie die Übung so lange, bis Sie das Ohrläppchen erreicht haben.

Übung 36

* Legen Sie den Zeigefinger in das Ohr, und folgen Sie mit der Fingerspitze den Windungen der Ohrmuschel, wobei Sie einen leichten Druck ausüben. Arbeiten Sie von innen nach außen.

* Wenn Sie eine empfindliche Stelle entdecken, massieren Sie diese besonders ausgiebig.

Übung 37

* Drücken Sie mit dem Mittelfinger und dem kleinen Finger die Ohrmuschel beider Ohren nach vorne, so als wollten Sie sie schließen.

* Klopfen Sie zehnmal hintereinander mit gestrecktem Zeigefinger auf den Knochen, der sich unmittelbar hinter den Ohren befindet.

* Lassen Sie anschließend das Ohr los.

* Wiederholen Sie die Übung auf der anderen Seite.

* Ein heller, beinahe metallener Ton weist auf einen guten Gesundheitszustand hin.

Übung 38

* Legen Sie die geschlossenen Finger der linken Hand auf das linke Ohr.

* Legen Sie anschließend den Zeigefinger der rechten Hand über den Mittelfinger der rechten Hand.

Klopfen Sie zehnmal hintereinander auf die linke Hand, ungefähr in der Mitte des Ohrs.

* Wiederholen Sie die Übung auf der rechten Seite.

STUFE 3: SCHULTERN UND ARME

Übung 39

* Legen Sie die linke Hand auf die Verbindungsstelle zwischen Hals und linker Schulter. Die Finger zeigen zum Rücken. Legen Sie die rechte Hand auf dieselbe Stelle der rechten Seite.

* Massieren Sie kräftig die Muskeln, die Hals und Schulter verbinden, d. h. den Trapezmuskel und den Musculus sternocleidomastoideus (Kopfdreher).

Übung 40

* Schließen Sie die rechte Hand zur Faust. Klopfen Sie sanft auf die Muskeln, die Hals und Schulter verbinden. Bleiben Sie dabei im Handgelenk locker.

* Bearbeiten Sie nun Ihren linken Arm. Drehen Sie Ihren Arm so, daß die Handfläche nach vorne zeigt. Ihr linker Arm fällt locker nach unten.

* Klopfen Sie die gesamte Innenseite des linken Arms ab. Beginnen Sie an der Schulter, und wandern Sie hinab bis zur Ellenbogenfalte. Klopfen Sie dort etwas intensiver. Setzen Sie die Übung am Unterarm fort, und gehen Sie bis zur Handfläche, wo Sie wieder etwas fester klopfen.

* Drehen Sie nun den linken Arm so, daß die Handfläche zum Körper zeigt. Klopfen Sie zunächst auf den Handrücken. Wandern Sie anschließend unter sanften Klopfbewegungen die Außenseite des Unter- und Oberarms bis zur Schulter hoch.

* Wechseln Sie die Seite.

STUFE 4: BRUSTKORB

Übung 41

* Legen Sie den rechten Daumen auf die Kinnspitze. Ziehen Sie mit dem Daumen eine gerade Linie nach unten. Die Linie führt Sie über den Hals bis zu einem Knochen, dem Brustbein.

* Drücken Sie Ihren Daumen in den Hohlraum, den Sie dort spüren. Der Fingernagel zeigt nach oben. Drücken Sie fest von oben nach unten ins Innere dieses Hohlraums.

Übung 42

* Setzen Sie diese Linie fort. Nehmen Sie jetzt allerdings anstelle des Daumens den Zeigefinger oder Mittelfinger. Drücken Sie auf sämtliche Verbindungsstellen zwischen Rippen und Brustbein.
* Wandern Sie so das Brustbein hinab bis zum Sonnengeflecht.

Übung 43

* Schließen Sie Hände zur Faust, und klopfen Sie sanft den gesamten Brustbereich ab. Klopfen Sie unterhalb des Schlüsselbeins etwas intensiver.
* Frauen sollten natürlich nicht direkt auf die Brüste klopfen.

Übung 44

* Spreizen Sie die Finger beider Hände. Die Handflächen sind Ihnen zugewandt, die Finger leicht gebeugt. Legen Sie die Fingerkuppen auf die untersten Rippen. Die rechte Hand geht zur rechten Seite, die linke Hand zur linken Seite.
* Klopfen Sie die Rippen mit den Fingerspitzen ab. Beginnen Sie an den untersten Rippen, und arbeiten Sie sich nach oben vor.
* Wiederholen Sie die Übung an der Seite und am Rücken. Gehen Sie dabei stets von oben nach unten vor.
* Um eine größtmögliche Wirkung zu erzielen, sollten Sie diese Übung mit gefüllter Lunge durchführen. Atmen Sie deshalb ein, bearbeiten Sie dann die Rippen, atmen Sie anschließend aus. Atmen Sie erneut ein, und setzen Sie die Übung fort. Dies wiederholen Sie so lange, bis Sie den gesamten Brustkorb bearbeitet haben.
* Auch Frauen sollten den gesamten Brustkorb abklopfen, allerdings die Brüste dabei aussparen.
* Frauen sollten zudem die Brüste mit geöffneten Händen kreisförmig massieren, zunächst im Uhrzeigersinn, dann gegen den Uhrzeigersinn.

Übung 45

* Fassen Sie mit der rechten Hand den Muskel, der den linken Arm mit dem Brustkorb verbindet. Der Daumen liegt auf dem Muskel, und die übrigen Finger verschwinden in der Achselhöhle.
* Tasten Sie den Muskel mit dem Daumen ab, und kneten Sie ihn so lange, bis Sie einen empfindlichen Punkt gefunden haben. Massieren Sie diesen Punkt mit dem Daumen im Uhrzeigersinn.

* Nehmen Sie anschließend mit der linken Hand den Muskel, der den rechten Arm mit dem Brustkorb verbindet, und wiederholen Sie die Übung auf der rechten Seite.

STUFE 5: UNTERLEIB

Übung 46

* Strecken Sie die Hände. Klopfen Sie den Unterleibsbereich zwischen den untersten Rippen und dem Schambein sanft ab. Sparen Sie dabei das Sonnengeflecht aus! (Das Sonnengeflecht liegt auf Höhe des Magens, direkt unterhalb des Brustbeins).

Übung 47

* Legen Sie die rechte Hand flach auf den Bauch oberhalb des Nabels. Streichen Sie mit der Hand in Richtung linker Hüfte, dann zur rechten Hüfte, anschließend zurück zur Ausgangsposition über dem Nabel.
* Sie beschreiben dabei einen Kreis über den gesamten Unterleib. Lassen Sie sich Zeit, und konzentrieren Sie sich auf Ihre Hand und Ihren Bauch.
* Führen Sie 22 Kreise im Uhrzeigersinn, anschließend 22 Kreise gegen den Uhrzeigersinn aus.
* Achtung! Führen Sie die Hand nicht zu weit nach oben. Der Bereich des Sonnengeflechts sollte nicht berührt werden.

Übung 48

* Drücken Sie die Finger beidseits des Brustbeins unter die Rippen.
* Atmen Sie dabei aus, und beugen Sie den Oberkörper nach vorne.
* Richten Sie den Körper wieder auf, und atmen Sie ruhig ein.
* Wiederholen Sie die Übung mehrmals, und wandern Sie dabei jedes Mal mit den Fingern ein Stück die Rippen entlang nach hinten. Sie erreichen nach und nach die Seiten auf Höhe der Taille.
* Achtung! Die Übung sollte nicht schmerzvoll sein. Dosieren Sie den Druck entsprechend der Empfindlichkeit der jeweiligen Stelle des Bauchs.

STUFE 6: RÜCKEN

Übung 49

* Schütteln Sie die Hände.
* Reiben Sie sie anschließend gegeneinander, um sie aufzuladen.
* Schließen Sie die Hände zur Faust. Klopfen Sie auf dem Rücken den gesamten Bereich zwischen Nieren und Schulterblatt ab. Beginnen Sie bei den Nieren, und klopfen Sie soweit wie möglich nach oben, anschließend wieder nach unten.
* Wiederholen Sie diese Übung mehrmals hintereinander.

Übung 50

* Erwärmen Sie Ihre Hände, indem Sie sie gegeneinander reiben. Legen Sie sie anschließend auf den unteren Teil des Rückens.
* Reiben Sie diesen Bereich so lange kräftig, bis Sie ein Gefühl der Wärme verspüren.

STUFE 7: GESÄSS UND BEINE

Übung 51

* Schließen Sie die Hände zur Faust. Wenn Sie aufrecht stehen, nehmen Sie die Reiterhaltung ein: die Beine leicht auseinandergestellt, die Knie gebeugt. Wenn Sie die Übungen im Sitzen bevorzugen, knien Sie sich jetzt hin.
* Klopfen Sie auf Ihre Pobacken. Wandern Sie klopfend nach unten bis in die Kniekehlen.
* Nehmen Sie die Fäuste an die Außenseite der Oberschenkel, und klopfen Sie nach oben bis unter die Hüfte.
* Legen Sie die Fäuste wieder über den Knien an, und klopfen Sie die Vorderseite der Oberschenkel nach oben ab.
* Nehmen Sie jetzt die Fäuste an die Innenseite der Oberschenkel, und klopfen Sie nach unten bis zu den Knien.

Achtung! Ich möchte nochmals darauf hinweisen, daß diese Übung nicht geeignet ist, wenn Sie an Krampfadern oder Geschwüren an den Beinen leiden.

STUFE 8: HÄNDE

Übung 52

* Nehmen Sie Ihre Ausgangshaltung ein.

* Halten Sie die linke Hand vor das Gesicht; der Daumen befindet sich seitlich des Gesichts. Die Finger sind gestreckt, und die Hand bildet eine gerade Linie mit dem Arm.

* Zeigen Sie nun mit der Handfläche zum Boden. Die Hand sollte dabei mit dem Arm einen rechten Winkel bilden. Wenn Ihnen dieser Winkel Schwierigkeiten bereitet, drücken Sie mit der rechten Hand leicht auf die linke. Drücken Sie jedoch nicht mit Gewalt.

* Drehen Sie nun die Hand, bis der Handrücken zum Boden zeigt. Achten Sie dabei darauf, daß Hand und Arm wieder einen rechten Winkel bilden.

* Wiederholen Sie die Übung mit der rechten Hand.

Übung 53

* Lockern Sie Finger, Hände und Handgelenk. Beschreiben Sie nun mit den Händen große Kreise, ohne dabei die Arme zu bewegen.

* Führen Sie die Kreise zunächst im Uhrzeigersinn, dann gegen den Uhrzeigersinn aus.

Übung 54

* Nehmen Sie die Hände auf Brusthöhe. Die Finger sind fächerförmig gespreizt.

* Drücken Sie Finger und Handflächen gegeneinander. Heben Sie dabei Ihre Ellenbogen so weit wie möglich an.

Übung 55

* Drücken Sie mit der Handfläche oder den Fingern der rechten Hand jeden Finger der linken Hand (ausgenommen den Daumen) einzeln in Richtung Handrücken.

* Drücken Sie anschließend jeden Finger (ausgenommen den Daumen) einzeln wieder nach vorne. Drücken Sie dabei auf das untere Fingerglied. Kein Grund zur Besorgnis, wenn Ihre Fingergelenke knacksen! Die Energie kann nun wieder frei fließen.

* Wechseln Sie die Hände, und wiederholen Sie die Übung.

Übung 56

* Kleine Variante: Drücken Sie mit dem Daumen der rechten Hand die Finger der linken Hand einzeln in Richtung Handfläche. Drücken Sie dabei nicht auf die Fingerglieder, sondern auf die Fingernägel.
* Wiederholen Sie die Übung mit der rechten Hand.

Übung 57

* Diese Übung ist mit obiger fast identisch, allerdings werden hier die Finger am oberen Fingerglied nach vorne gedrückt. Das untere Fingerglied bleibt als Verlängerung der Hand gerade. Helfen Sie auch hier mit der zweiten Hand nach.

Übung 58

* Massieren Sie mit dem Daumen der rechten Hand die linke Handfläche. Die Finger der rechten Hand liegen dabei auf dem linken Handrücken. Diese Übung gibt Ihnen Energie und Mut.
* Wechseln Sie die Seite.

Übung 59

* Massieren Sie mit den Fingern der rechten Hand den muskulösen Teil der linken Handfläche unterhalb des Daumens. Anschließend kneten Sie die weiche Verlängerung des kleinen Fingers.
* Wiederholen Sie die Übung mit der rechten Handfläche.

Übung 60

* Haken Sie den rechten und den linken Zeigefinger ineinander. Ziehen Sie die Finger gegeneinander, so als wollten Sie sie enthaken.
* Wiederholen Sie die Übung mit dem Mittelfinger, dem Ringfinger und dem kleinen Finger.

Übung 61

* Strecken Sie den linken Zeigefinger, und umfassen Sie ihn mit der rechten Hand. Drehen Sie ihn abwechselnd in beide Richtungen.
* Wiederholen Sie die Übung mit dem Mittelfinger, dem Ringfinger, dem kleinen Finger und dem Daumen.
* Wechseln Sie anschließend die Seite.

Übung 62

* Fassen Sie den linken Zeigefinger mit dem Daumen und Zeigefinger

der rechten Hand. Der Daumen liegt auf dem unteren Glied des linken Zeigerfingers, der rechte Zeigefinger liegt gegenüber. Daumen und Zeigefinger bildet somit eine Art flache Pinzette, die den linken Zeigefinger festhält.

* Drücken Sie kurz mit dem Daumen und Zeigefinger der rechten Hand das untere Glied des linken Zeigefingers, und wandern Sie anschließend weiter zum mittleren Fingerglied. Drücken Sie wieder kurz zu, und gehen Sie weiter zum dritten Fingerglied, das Sie ebenfalls drücken. Zum Abschluß ziehen Sie den Finger an der Fingerspitze nach oben.

* Zeigefinger und Daumen der rechten Hand fassen erneut den linken Zeigefinger auf Höhe des ersten Glieds, diesmal jedoch seitlich.

* Drücken Sie den weichen Teil des Zeigefingers. Gehen Sie dann auch zum zweiten und dritten Glied, und ziehen Sie anschließend den Finger wieder nach oben.

* Wiederholen Sie die Übung ebenfalls mit dem Mittelfinger, dem Ringfinger, dem kleinen Finger und dem Daumen der linken Hand.

* Wechseln Sie anschließend die Seite, und wiederholen Sie den gesamten Übungszyklus.

Übung 63

* Nehmen Sie die weiche Verbindung zwischen Daumen und Zeigefinger der linken Hand zwischen die rechte Hand. Der Daumen der rechten Hand liegt auf dem Handrücken.

* Massieren Sie diese Partie intensiv mit dem Daumen.

* Massieren Sie dieselbe Stelle der rechten Hand mit dem linken Daumen. Gehen Sie langsam und vorsichtig vor, wenn diese Region hart und schmerzhaft ist.

STUFE 9: FÜSSE

Übung 64

* Falls noch nicht geschehen, nehmen Sie jetzt die Seiza-Haltung ein, aber ohne Kissen. Heben Sie die Füße so weit an, daß nur noch die Zehenspitzen den Boden berühren. Atmen Sie aus, und beugen Sie sich nach vorne, bis Sie mit der Stirn den Boden berühren. Strecken Sie die Arme nach vorne, aber verspannen Sie dabei nicht.

* Machen Sie einen runden Rücken, und richten Sie sich langsam,

Wirbel für Wirbel, wieder auf. Strecken Sie anschließend die Arme so weit wie möglich nach oben, und atmen Sie dabei ein. Das Gesicht zeigt ebenfalls nach oben.

* Beugen Sie sich wieder nach vorne, und atmen Sie tief aus.

* Bleiben Sie ein paar Sekunden in dieser Position. Achten Sie darauf, daß Sie entspannt sind.

Übung 65

* Lassen Sie sich im Schneidersitz nieder, und nehmen Sie den linken Fuß zwischen die Hände. Reiben Sie ihn so lange, bis er warm ist.

* Nehmen Sie den großen Zeh, und kreisen Sie ihn zunächst im Uhrzeigersinn, dann gegen den Uhrzeigersinn.

* Wiederholen Sie die Übung mit dem rechten Fuß.

Übung 66

* Drücken Sie den großen linken Zeh mit den Händen in Richtung Fußrücken, anschließend in Richtung Fußsohle. Führen Sie diese Übung ebenfalls mit den übrigen Zehen durch.

* Wiederholen Sie die gesamte Übung mit den Zehen des rechten Fußes.

Übung 67

* Legen Sie die rechte Hand auf den linken Fuß. Fahren Sie mit den Fingern zwischen die Zehen. Ihre Zehen werden dadurch gespreizt.

* Massieren Sie nun mit den Fingerspitzen die Zwischenräume der Zehen.

* Wandern Sie anschließend mit den Fingern etwas weiter nach vorne zur Fußsohle, und massieren Sie auch diesen Bereich.

* Wiederholen Sie die Übung mit dem rechten Fuß und der rechten Hand.

Übung 68

* Nehmen Sie das untere Glied des großen linken Zehs zwischen Daumen und Zeigefinger der rechten Hand. Drücken Sie den Zeh an dieser Stelle. Gehen Sie zum oberen Glied, und drücken Sie erneut zu. Ziehen Sie anschließend den Zeh an der Spitze nach oben.

* Zeigefinger und Daumen der rechten Hand fassen erneut den großen linken Zeh am unteren Glied, jedoch diesmal seitlich.

* Drücken Sie den Zeh seitlich, gehen Sie zum oberen Glied, und drücken Sie erneut zu. Fassen Sie den Zeh anschließend am unteren Ende, und ziehen Sie ihn kurz nach oben.
* Wiederholen Sie die Übung ebenfalls mit den vier übrigen Zehen. Da diese jeweils drei Glieder haben, drücken Sie diese einzeln nacheinander.
* Wiederholen Sie die gesamte Übung mit dem rechten Fuß.

Übung 69

* Nehmen Sie den linken Fuß zwischen die Hände, und massieren Sie die Fußsohle fest mit den beiden Daumen.
* Gehen Sie jetzt zum rechten Fuß, und massieren Sie die rechte Fußsohle in derselben Weise.

Übung 70

* Drücken Sie mit dem Daumen vom Fußrücken kommend in den Zwischenraum zwischen großem Zeh und Nachbarzeh, zunächst am linken Fuß, anschließend am rechten Fuß (diese Stelle ist oft schmerzhaft).

Übung 71

* Umfassen Sie die linke Ferse mit beiden Händen. Die Finger drücken auf die Stelle, an der die Ferse endet und das Fußgewölbe beginnt.
* Wiederholen Sie die Übung mit der rechten Ferse.

Übung 72

* Umfassen Sie die Achillessehne des linken Fußes mit der linken Hand. Der Daumen liegt an der Außenseite, die übrigen Finger an der Innenseite.
* Wandern Sie nach und nach mit der Hand bis zum Knie, und drücken Sie dabei jedesmal zu.
* Wiederholen Sie die Übung mit dem rechten Bein.

Übung 73

* Massieren Sie den Bereich rund um die linke Kniescheibe. Die Kniescheibe soll sich dabei bewegen.
* Wiederholen Sie diese Bewegung mit der rechten Kniescheibe.

Übung 74

* Nehmen Sie zum Abschluß dieser Übungsreihe die Seiza-Haltung ein, oder stellen Sie sich aufrecht hin, d. h. Sie gehen in die Ausgangshaltung zurück.

* Schließen Sie die Augen. Atmen Sie mehrmals hintereinander ruhig und tief durch.

* Schütteln Sie Ihre Hände kräftig aus.

KAPITEL 6

ZWEI WICHTIGE ASPEKTE DES DO-IN: DIE ATMUNG UND DAS HARA

Dreißig Speichen teilen die Nabe;
Das Loch in der Mitte macht es brauchbar.
Forme Lehm zu einem Gefäß;
Der innere Raum macht es brauchbar.
Brich Türen und Fenster in ein Zimmer;
Die Öffnungen machen es brauchbar.
Man zieht Gewinn aus dem, was da ist;
Man zieht Nutzen aus dem, was nicht da ist.

Lao Tse, Tao-te-king

Im ersten Kapitel habe ich vom Qi gesprochen, der Energie, die Sie am Leben erhält. Wie wir gesehen haben, verfolgen alle Do-In-Übungen nur ein Ziel, nämlich den Energiefluß in Ihrem Körper anzuregen und zu harmonisieren.

Im folgenden Kapitel werden ich Ihnen Methoden vorstellen, mit denen Sie Ihr Qi verbessern können. Sie werden Techniken kennenlernen, bei denen die Atmung eine wichtige Rolle spielt. Andere dagegen führen Sie auf ein ganz besonderes Energiezentrum hin: das Hara.

DIE ATMUNG – DIE VERBINDUNG ZUM UNIVERSUM

»Eine falsche Atmung im Zweikampf konnte die Samurai von einst Kopf und Kragen kosten, denn die geringste rhythmische Störung während des Ein- und Ausatmens führte zu einem Moment der Unaufmerksamkeit«, schreibt Tsuguo Kagotani in *Respirez mieux*.

Glücklicherweise ist unsere Lage weniger dramatisch. Aber eine schlechte, unregelmäßige Atmung, unter der übrigens viele Menschen leiden, sind der Gesundheit von Körper und Geist abträglich.

Zwischen dem ersten Einatmen und dem letzten Ausatmen arbeitet unser Atemsystem bis auf ein paar wenige Sekunden ohne Unterbrechung. Atmen ist uns selbstverständlich, deshalb achten wir oft sehr wenig darauf.

Meistens atmen wir zu schnell und zu oberflächlich, und unser Körper wird nicht ausreichend mit Sauerstoff versorgt. Das führt unweigerlich zu einer Beeinträchtigung der Lebensenergie, zu Spannungs- und Angstzuständen und zu Konzentrationsmangel.

Nur wenige Menschen sind in der Lage, einmal innezuhalten und tief und genußvoll durchzuatmen. Zu viele Gedanken schwirren in unserem Kopf umher.

Die nachfolgenden Übungen sollen uns für die Atmung sensibilisieren.

DAS HARA: IHR ENERGIEZENTRUM

In den folgenden Übungen werden Sie auch lernen, Ihr Energiezentrum, das Hara, wie die Japaner es nennen, bewußt wahrzunehmen.

Dieses Zentrum liegt im Bauch, ungefähr 5 cm unterhalb des Nabels. In der chinesischen Heilkunst gilt das Hara als das wichtigste energetische Zentrum, der Ort, an dem sich Ihre eigenen Kräfte mit den Kräften des Universums vereinen.

Es ist der Ursprung des Lebens, die Wiege, in der sich der Embryo dank der mütterlichen Energie entwickelt.

Das Hara ist auch Ihr innerer Schwerpunkt. Wenn Sie Ihr Hara bewußt wahrnehmen, werden Sie sich nach und nach physisch und psychisch stabiler fühlen. Auf lange Sicht werden Sie unerschütterlich wie ein Fels in der Brandung sein.

Übrigens beruhte auch die Ausübung der einstigen Kriegskünste auf der bewußten Wahrnehmung und Kräftigung des Hara.

WIE SIE IHR HARA ÜBER DIE ATMUNG STÄRKEN

Ziel der beiden nachstehenden Übungen ist es, Sie an eine bewußte Atmung heranzuführen und Ihr Hara zu stärken. Das verleiht Ihnen Kraft und versetzt Sie in einen Zustand innerer Ausgeglichenheit. Sie können diese Übungen vor Ihren Do-In-Sitzungen, aber auch zu jeder sonstigen Tageszeit abhalten.

Übung 1

* Diese Übung können Sie im Sitzen, Liegen oder Stehen durchführen.

* Legen Sie die Hände flach auf den Bauch.

* Atmen Sie tief in die Brust ein. Heben Sie den Brustkorb dabei an, und schlucken Sie Ihren Speichel. Drücken Sie anschließend die Luft aus dem Brust- in den Bauchraum, indem Sie den Brustkorb zusammenziehen. Spannen Sie gleichzeitig die Muskeln des Beckenbodens an. Das sind die Muskeln im unteren Beckenbereich.

* Halten Sie die Luft so lange an, wie Ihnen das angenehm ist.

* Atmen Sie dann langsam aus. Die Energie verteilt sich dabei über Ihren gesamten Körper.

* Um die Wirkung der Übung noch zu steigern, stellen Sie sich vor, daß Sie während des Einatmens Energie aus dem gesamten Universum aufnehmen: die Energie des Himmels, der Erde, der Tiere, der Pflanzen usw. Konzentrieren Sie diese Energie in Ihrem Hara.

Übung 2

* Stellen Sie sich aufrecht hin, die Füße parallel zueinander, die Beine bilden eine Linie mit dem Becken. Knie und Schultern sind locker.

* Legen Sie die Arme über den Kopf, die Handflächen zeigen nach oben.

* Nehmen Sie während des Einatmens die Energie von »oben« auf.

* Legen Sie während des Ausatmens die rechte Handfläche auf den linken Handrücken.

* Bringen Sie die Hände in dieser Position nach unten bis auf Höhe des Hara. Achten Sie dabei darauf, daß die Muskeln des Beckenbodens fest angespannt sind.

* Wenn Sie die Hände nach unten nehmen, stellen Sie sich vor, daß

Sie einen mit Luft gefüllten Ball zusammendrücken. Ihre Arme müssen kräftig gegen den Widerstand ankämpfen.

* Wiederholen Sie die gesamte Übung siebenmal.

Anmerkungen:

• Wenn Sie eine dieser beiden Übungen ungefähr ein dutzendmal am Tag machen, morgens und abends, werden Sie sehr bald eine Veränderung an sich feststellen. Sie werden sich selbst bewußter wahrnehmen und sicherer durch das Leben gehen.

• Aus physiologischer Sicht wirken diese Übungen zudem positiv bei Verdauungsproblemen und Hämorrhoiden.

Legen Sie also im wahrsten Sinne des Wortes eine »Atempause« ein, um in der Hektik des Alltags einmal kurz innezuhalten.

KAPITEL 7

VERSTEHEN SIE DIE SPRACHE IHRES KÖRPERS?

Die chinesische Heiltradition deckt sich mit der Schulmedizin, wenn diese behauptet, daß die Krankheit das Symptom einer tieferliegenden Störung bestimmter biologischer Funktionen ist.

Für gesundheitliche Probleme gibt es ebenso viele physische wie psychische Ursachen. Und in vielen Fällen können Sie diese nebst anderen Verfahren mit Ihren Do-In-Übungen bekämpfen.

Damit Sie dazu aber in der Lage sind, müssen Sie die Sprache Ihres Körpers verstehen. Nur so können Sie über Do-In erfolgreich »mit Ihrem inneren Arzt zusammenarbeiten«.

Bevor wir in *Teil III* zur heilenden und vorbeugenden Wirkung von Do-In kommen, möchte ich Ihnen eine Methode vorstellen, die Ihnen hilft, die Signale Ihres Körpers zu deuten.

FOCUSING

Focusing ist eine relativ neue Methode, an sich selbst zu arbeiten. Sie wurde von einem Team von Psychotherapeuten an der Universität von Chicago entwickelt.

Dieser psychosomatische Ansatz basiert auf zwei wichtigen Erkenntnissen:

1. Es gibt eine Art Körperwahrnehmung, die Ihr Leben maßgeblich beeinflußt und Sie dabei unterstützt, Ihre persönlichen Ziele zu erreichen.

Diese Körperwahrnehmung ist die Art und Weise, in der das Leben – die Menschen, Situationen und Ereignisse – auf Ihren Körper wirkt. Diese Erfahrungen macht der Körper über physische Empfindungen und Seelenzustände. Niemals über Worte oder Gedanken. Sie müssen also über diese physiologischen und affektiven Informationen mit sich selbst Kontakt aufnehmen und mit Ihrem Körper kommunizieren.

2. Die Körperwahrnehmung verändert sich, wenn Sie ihr die richtige Aufmerksamkeit schenken. Dies geschieht bereits durch simple Kontaktaufnahme. Und eine veränderte Wahrnehmung verändert auch Sie und Ihr Leben.

PHASE 1: RAUM FÜR RUHE SCHAFFEN

Nehmen Sie sich einen Augenblick Zeit, und schaffen Sie Raum für Ruhe und Entspannung. Konzentrieren Sie sich auf Ihren Körper, und achten Sie darauf, was geschieht, wenn Sie sich folgende Fragen stellen: »Wie verläuft mein Leben im Moment?« – »Was ist mir zur Zeit am wichtigsten?«

Beobachten Sie aufmerksam, wie Ihr Körper auf diese Fragen reagiert. Fühlen Sie sich verwirrt? Beunruhigt Sie etwas?

Hören Sie aber jetzt nicht auf. Sagen Sie einfach: Gut. Es gibt etwas, das mich beunruhigt.

Konzentrieren Sie sich anschließend erneut auf Ihren Körper.

PHASE 2: DIE KÖRPERWAHRNEHMUNG

Entscheiden Sie sich für eines der aufgetauchten Probleme, und »arbeiten« Sie nun daran. Es spielt keine Rolle, ob es sich um ein physisches oder psychisches Problem handelt. In beiden Fällen wird das Problem von Ihrem Körper empfunden, und dank Ihrer Intelligenz können Sie es lösen.

Versuchen Sie, zu dem Problem Distanz zu gewinnen. Lassen Sie sich von ihm nicht vollständig einnehmen. Es ist gut möglich, daß das Problem bestimmte Gedanken oder Fragestellungen auslöst. Mit Sicherheit sind es zu viele, als daß Sie sie alle erforschen könnten.

Verirren Sie sich also nicht in einem gedanklichen Labyrinth. Sagen Sie sich ganz einfach: Hier ist mein Problem.

Versuchen Sie nun, es über Ihren Körper wahrzunehmen. Ihr Körper ist der Wirklichkeit meist viel näher als Ihr Verstand.

Wenn Sie mehrere, zum Teil gegensätzliche Empfindungen verspüren, sollten Sie versuchen, sie als Ganzes wahrzunehmen. Vermeiden Sie es, die mangelnde Übereinstimmung dessen, was Ihnen widerfährt, zu hinterfragen. Drängen Sie die Fragen aber nicht mit aller Kraft zurück. Beachten Sie sie einfach nicht.

PHASE 3: IDENTIFIZIEREN SIE IHRE KÖRPERWAHRNEHMUNG

Gehen Sie nun daran, diesen allgemeinen Eindruck auf seine Wirklichkeit hinzuführen. Suchen Sie in Ihrem Unterbewußtsein nach einem Wort, einem Satz oder einem Bild, mit dem Sie das Erlebte assoziieren. Das Wort (der Satz, das Bild) kann eine Eigenschaft (Mut, Geduld usw.) oder ein Gefühl (Angst, Unsicherheit usw.) beschreiben.

Bleiben Sie mit Ihrer Körperwahrnehmung in Kontakt, bis Sie Ihr »Feeling« eindeutig identifiziert haben. Und wie immer dieses Gefühl sein mag, beurteilen Sie es nicht. Geben Sie sich damit zufrieden, es einfach festgestellt zu haben.

PHASE 4: STELLEN SIE DIE RESONANZ FEST

Konzentrieren Sie sich weiterhin auf Ihre Körperwahrnehmung und das assoziierte Wort, den Satz oder das Bild. Überprüfen Sie, ob zwischen den beiden eine Resonanz entsteht. Falls ja, schickt Ihnen Ihr Körper ein kleines Signal.

Dieses Signal ist Ihre sich verändernde Körperwahrnehmung. Lassen nun ein neues Bild (ein neues Wort, einen neuen Satz) zu, das durch dieses neue Gefühl hervorgerufen wird.

Suchen Sie anschließend nach einer Gesamtempfindung, die alle Faktoren (Eindrücke, Wörter, Bilder) Ihres Problems zusammenfaßt.

PHASE 5: FRAGEN SIE IHREN KÖRPER

Stellen Sie nun folgende Fragen an Ihren Körper: »Welche Seite des Problems ruft dieses Wort, dieses Bild usw. hervor?« – »Was hat das Problem ausgelöst?«

Die Antwort muß direkt von Ihrem Körper kommen. Beachten Sie nicht, was Ihnen möglicherweise Ihr Verstand sagt. Hören Sie nur auf Ihren Körper. Er weiß die Antwort. Lassen Sie sich die nötige Zeit.

PHASE 6: HÖREN SIE SEINE ANTWORT

Vertrauen Sie Ihrem Körper. Akzeptieren Sie seine Antwort, auch wenn sie Ihnen zunächst eher unzutreffend erscheint. Vielleicht will Ihnen Ihr Verstand sogar sagen, daß es die falsche Antwort ist. Am besten hören Sie nicht hin. Es würde die Dinge nur verkomplizieren.

Wenn Sie eine Antwort erhalten haben, verweilen Sie noch einen Augenblick im Ihrem entspannten Zustand. Anschließend nehmen Sie wieder Kontakt mit der Umwelt auf.

Haben Sie keine Antwort erhalten, sollten Sie dennoch Ihr Focusing nicht als gescheitert betrachten. Wenn Sie während der Sitzung das Zusammenspiel von Körper und Geist empfunden haben, haben Sie bereits einen Veränderungsprozeß in Gang gesetzt.

Beim nächsten Versuch wird Ihnen die Konzentration auf Ihre Körperwahrnehmung wesentlich leichter fallen.

LASSEN SIE SICH HELFEN

Obwohl Sie Ihr Focusing gut allein durchführen können, ist die Erfahrung oft viel intensiver, wenn Sie die Sitzung mit einem Partner abhalten.

Aufgabe des Partners ist es, Sie durch die verschiedenen Phasen des Focusing zu führen. Wenn der Partner Erfahrung mit dieser Methode hat, wird es ihm um so leichter fallen, Sie vollkommen auf Sie selbst zurückzuführen.

Vor, während oder nach dem Focusing kann der Partner auch eine Akupressur vornehmen, die Sie auf die Do-In-Sitzung vorbereitet.

BEACHTEN SIE DIE SIGNALE IHRES KÖRPERS

In diesem Kapitel habe ich Ihnen ein autodidaktisches Verfahren vorgestellt, das es Ihnen ermöglicht, die Signale Ihres Körpers zu erkennen. Dieses Verfahren kann jedoch eine medizinische Diagnose nicht ersetzen. Wenn Sie glauben oder gar befürchten, an einer schweren Krankheit zu leiden, sollen Sie unbedingt einen Arzt aufsuchen.

TEIL III

DO-IN FÜR DIE VORBEUGUNG UND BEHANDLUNG GESUNDHEITLICHER PROBLEME

ZWEI WICHTIGE HINWEISE

Bevor ich Ihnen nun die Akupressur-Punkte für die Behandlung verschiedenster Leiden nenne, möchte ich zwei wichtige Anmerkungen vorausschicken:

- Wiederkehrende gesundheitliche Probleme und häufig auftretende Schmerzen verschwinden nur, wenn Sie das energetische Gleichgewicht Ihres Körpers durch tägliche Do-In-Übungen wieder herstellen.
- Gewisse Krankheiten müssen ärztlich behandelt werden. Do-In und das Drücken der entsprechenden Akupressur-Punkte beschleunigen natürlich den Genesungsprozeß, **können aber in keinem Fall die Behandlung durch einen Arzt ersetzen**. Sobald also eine Krankheit sich verschlechtert oder über einen längeren Zeitraum anhält, müssen Sie unbedingt einen Arzt aufsuchen.

DIE AKUPRESSUR-PUNKTE UND IHRE LOKALISIERUNG

Die nachstehend aufgelisteten Akupressur Punkte wurden nach der Zugehörigkeit zu ihrem jeweiligen Meridian (Energieleitbahn) gruppiert. Diese Meridiane durchziehen den gesamten Körper.

Jeder Meridian leistet seinen spezifischen Beitrag zu den biologischen Funktionen des Organismus. Folglich führt ein Ungleichgewicht des einen oder anderen Meridians zu physischen oder psychischen Störungen, die ich Ihnen noch erläutern werde.

Sie werden dabei erfahren, welchen Meridian Sie bei welcher Krankheit insbesondere behandeln müssen.

A. DIE ZWÖLF SPIEGELBILDLICHEN MERIDIANE

1. Der Lungen-Meridian oder »Lu« (Yin-Meridian)

Vom Zustand der Lunge hängt die Gesundheit des gesamten Körpers ab. Die Lunge versorgt den Körper nicht nur mit dem lebensnotwendigen Sauerstoff, sie gewährleistet auch den Abtransport des Kohlendioxids.

Aus psychologischer Sicht fördert eine gesunde Lunge ein waches, aufgeschlossenes Wesen, während eine schlecht funktionierende Lunge melancholisch und depressiv macht.

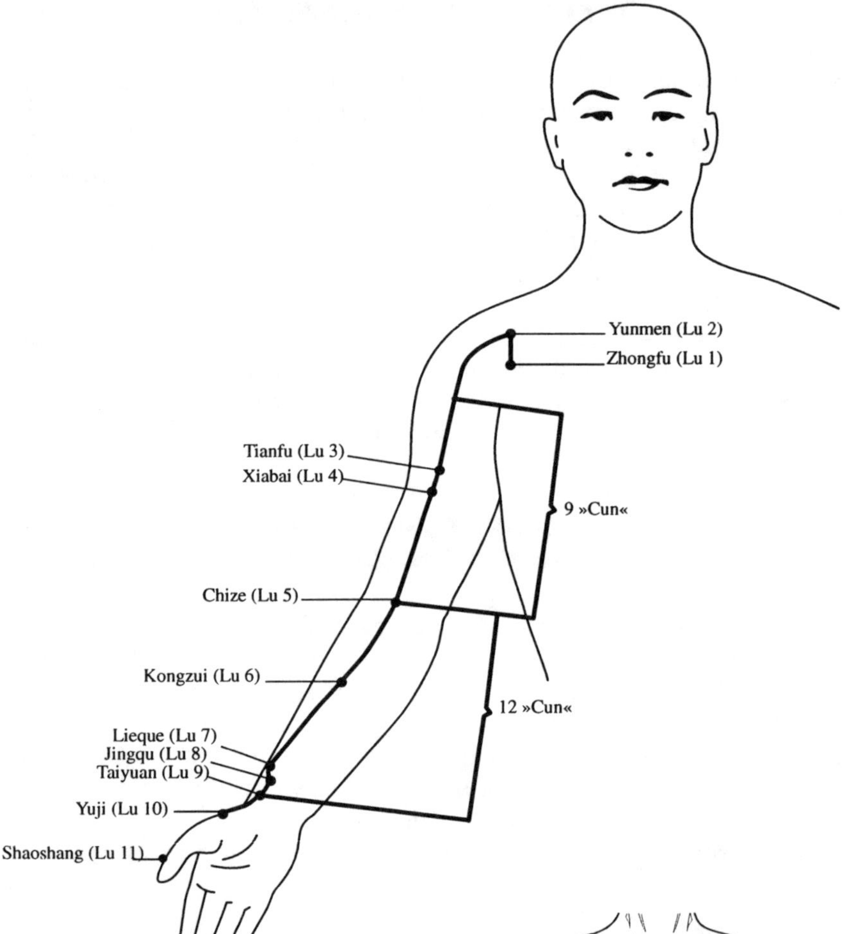

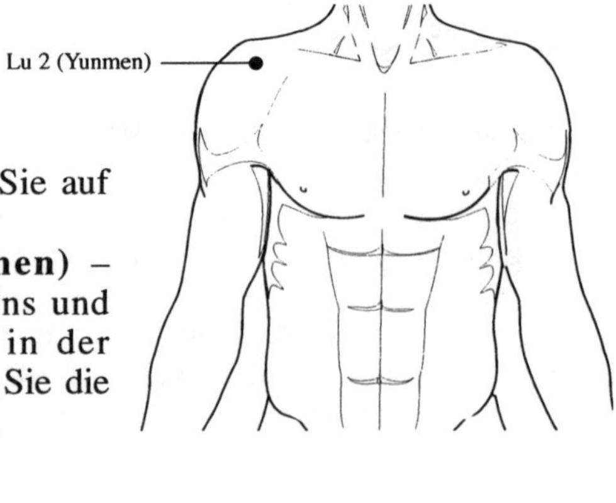

Folgende Punkte werden Sie auf diesem Meridian behandeln :

Lu 2 (Lunge 2, Yunmen) – Unterhalb des Schlüsselbeins und vor dem Schultergelenk, in der Höhle, die sich bildet, wenn Sie die Schulter nach vorne schieben.

Lu 7 (Lunge 7, Lieque) – Zwei Fingerbreit über dem Daumenansatz, am äußeren Rand der Speiche.

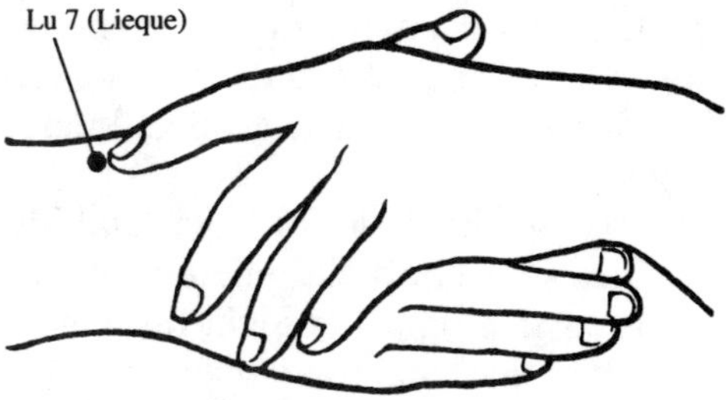

2. Der Dickdarm-Meridian oder »Di« (Yang-Meridian)

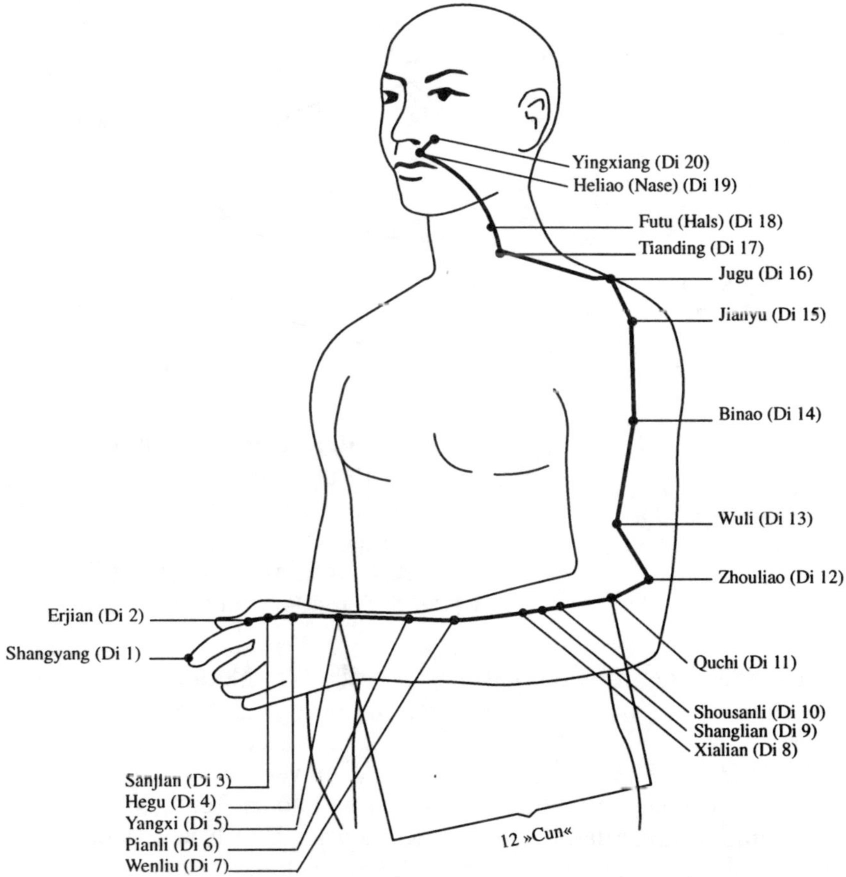

Der Dickdarm ist für die Ausscheidung der Verdauungsreste verantwortlich. Wenn der Dickdarm schlecht arbeitet, verschmutzt er, und über das Blut gelangen großen Mengen Giftstoffe in den gesamten Organismus.

Probleme der Haut, im Zahn- und Mundbereich sind im allgemeinen auf einen schlecht funktionierenden Dickdarm zurückzuführen.

Aus psychologischer Sicht löst eine Fehlfunktion des Dickdarms oft ein Gefühl der Unzufriedenheit aus.

Folgende Punkte werden Sie auf diesem Meridian behandeln:

Di 4 (Dickdarm 4, Hegu) – Im hinteren Winkel, den die Verbindung zwischen Daumen und Zeigefinger bildet.

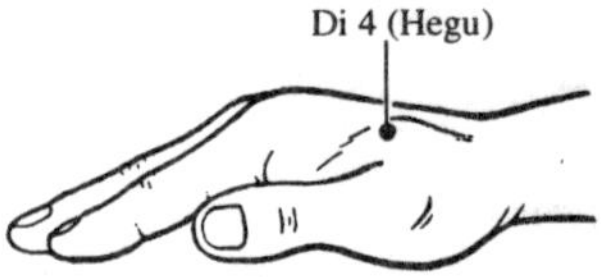

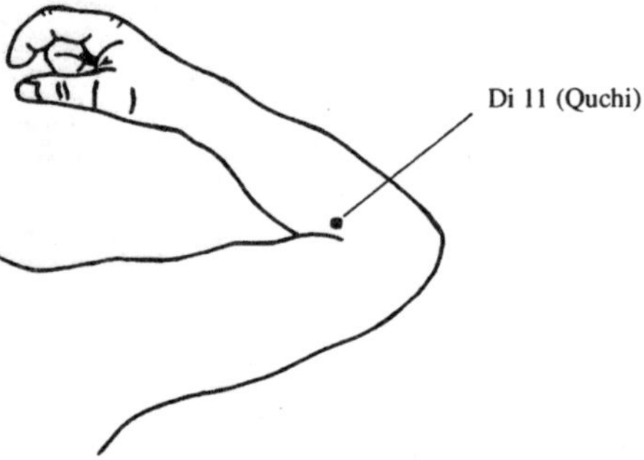

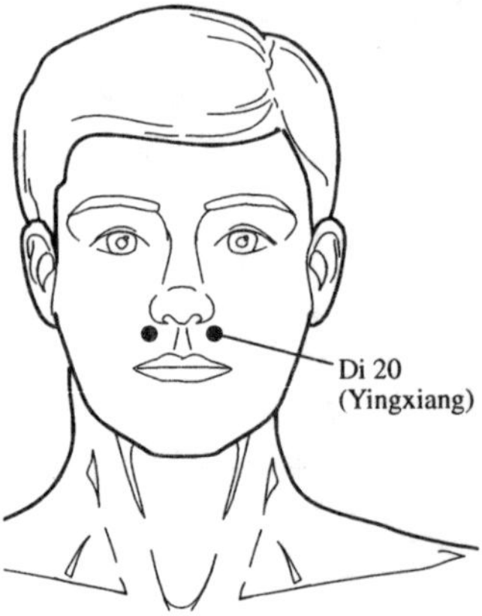

Di 11 (Dickdarm 11, Quchi) – Am äußeren Punkt der Ellenbogenfalte. Beugen Sie den Ellenbogen, um den Punkt besser zu finden.

Di 20 (Dickdarm 20, Yingxiang) – An der äußeren Wurzel der Nasenflügel.

3. Der Milz-Pankreas-Meridian oder »MP« (Yin-Meridian)

Milz und Bauchspeicheldrüse versorgen alle anderen Organe des Körpers mit Blut und Nährstoffen. Zusammen sind sie auch entscheidend für den Zustand der Lymphknoten verantwortlich.

Blasse Lippen, Appetitlosigkeit, ein gelblicher Teint, Verdauungsprobleme, schmerzhafte Glieder, Knoten im Bauch usw. weisen auf eine schlechte Funktion dieser beiden Organe hin.

Aus psychologischer Sicht neigen Menschen mit Störungen der Milz- und Bauchspeicheldrüsenfunktion zu Hochmut, Eitelkeit, Egozentrik und Starrköpfigkeit.

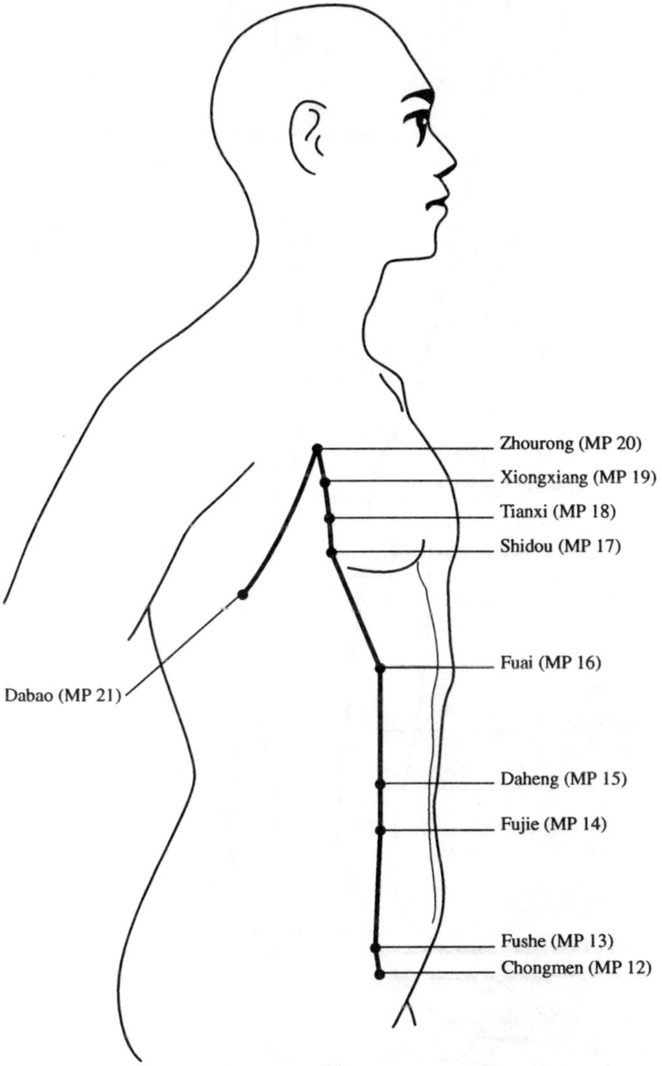

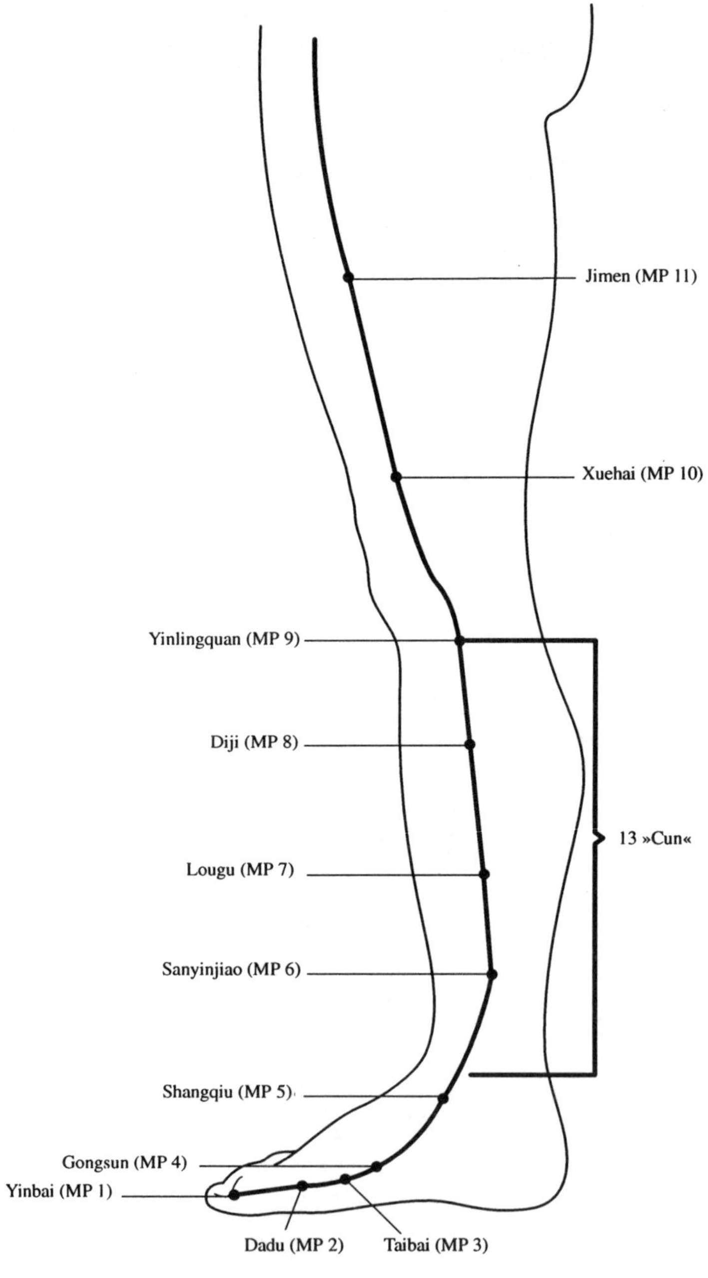
Jimen (MP 11)
Xuehai (MP 10)
Yinlingquan (MP 9)
Diji (MP 8)
13 »Cun«
Lougu (MP 7)
Sanyinjiao (MP 6)
Shangqiu (MP 5)
Gongsun (MP 4)
Yinbai (MP 1)
Dadu (MP 2)
Taibai (MP 3)

Folgende Punkte werden Sie auf diesem Meridian behandeln:

MP 4 (Milz 4, Gongsun) – An der inneren Fußkante, in der Höhle vor und unterhalb des Mittelfußknochens.

MP 5 (Milz 5, Shangqiu) – An der Schnittstelle der senkrecht vor dem Innenknöchel und der darunterliegenden waagrecht verlaufenden Linie.

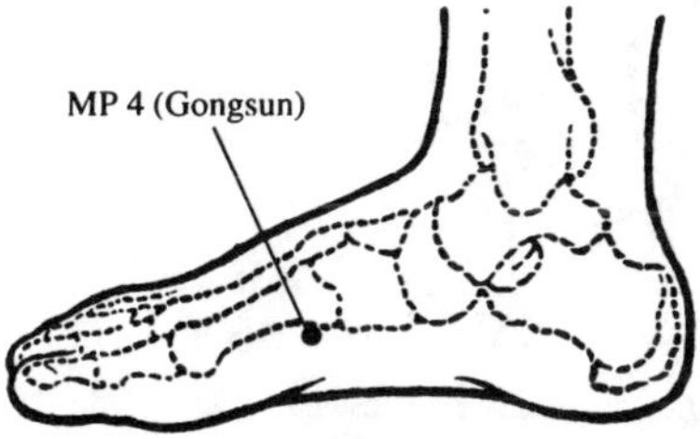

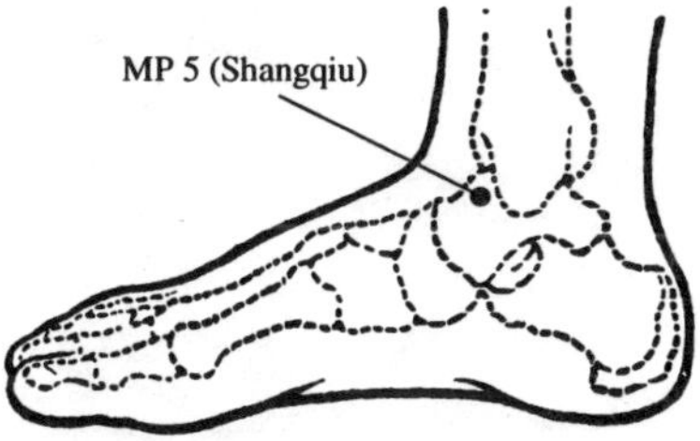

MP 6 (Milz 6, Sanyinjiao) – In einer Mulde, die vier Fingerbreit oberhalb der Spitze des Innenknöchels hinter dem Wadenbein liegt.

MP 12 (Milz 12, Chongmen) – Vier Daumenbreit unterhalb des Nabels, dann vier weitere Daumenbreit seitlich auf dem Rand des Beckenknochens.

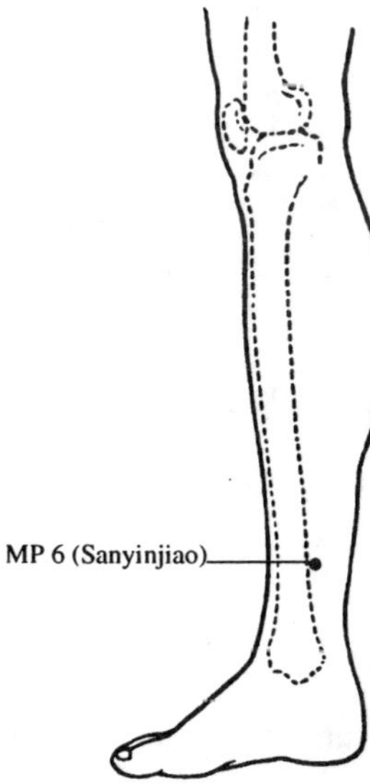

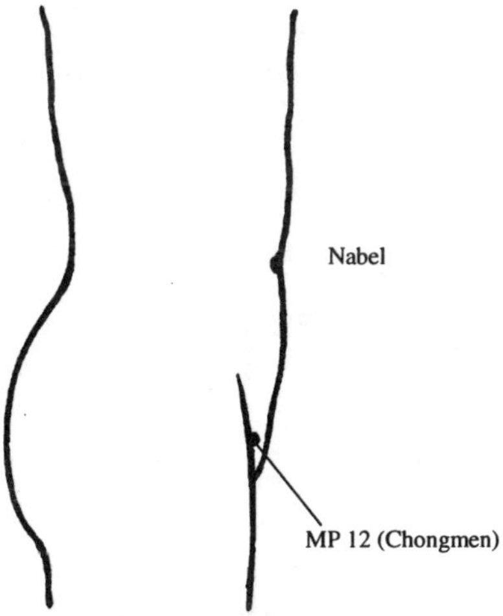

4. Der Magen-Meridian oder »Ma« (Yang-Meridian)

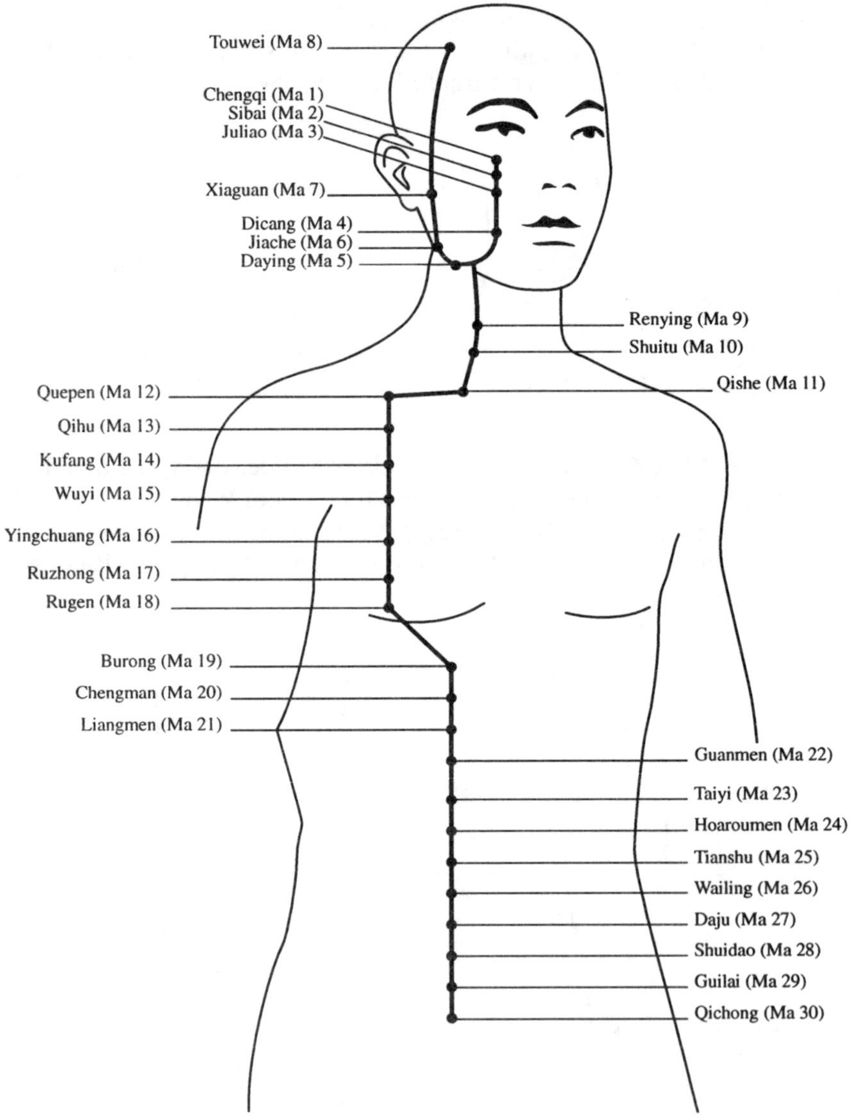

Aufgabe des Magens ist die Umwandlung der Nahrung in eine Form, die vom Körper aufgenommen werden kann.

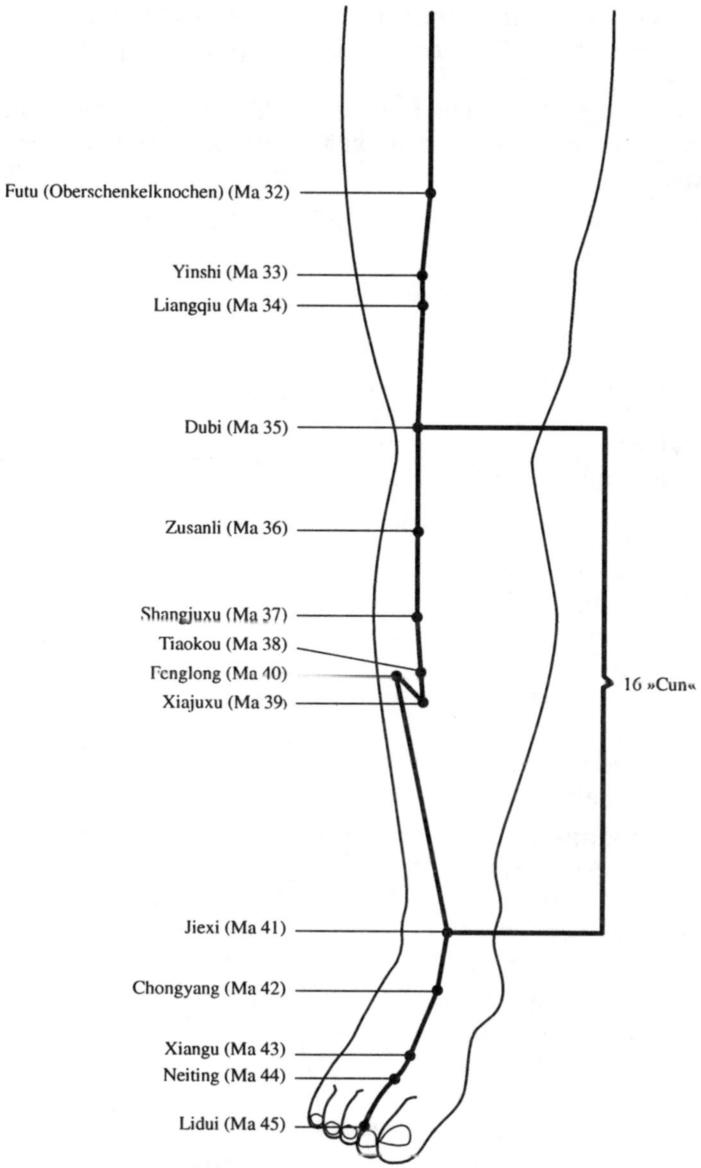

Ein gestörter Magen führt folglich zu Verdauungsproblemen (Verstopfung, Blähungen nach dem Essen, Völlegefühl, Schluckauf usw.) und sonstigen damit zusammenhängenden Problemen (belegte oder trockene Zunge, Zahnfleischbluten, Appetitlosigkeit, steife Schultern, Blutarmut usw.).

Aus psychologischer Sicht führt ein schlecht funktionierender Magen häufig zu geistiger Hyperaktivität, Frustrationen und schneller Erregbarkeit.

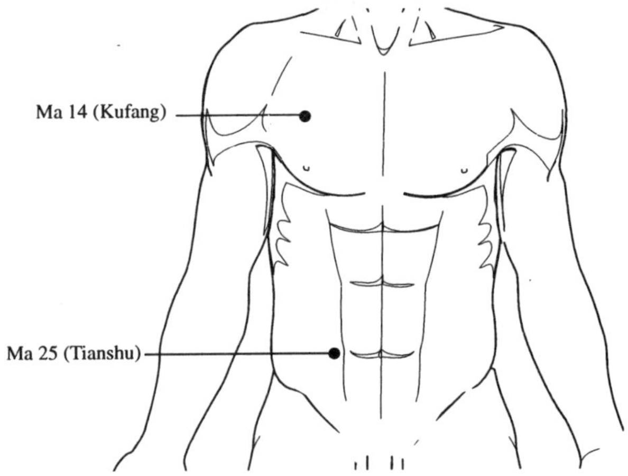

Folgende Punkte werden Sie auf diesem Meridian behandeln:

Ma 14 (Magen 14, Kufang) – Auf einer waagrechten Linie zwischen Brustwarze und Schlüsselbein, in der Einbuchtung zwischen der ersten und zweiten Rippe. Um diesen Punkt zu finden, sollten Frauen aufrecht stehen, denn in liegender Position verlagern sich die Brustwarzen zu Seite.

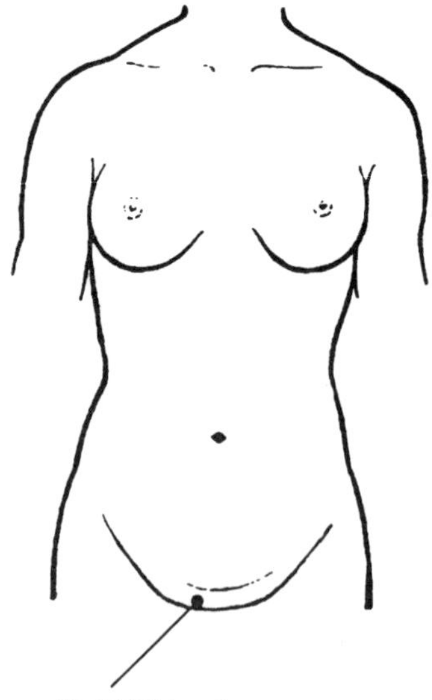

Ma 25 (Magen 25, Tianshu) – Auf einer waagrechten Linie drei Fingerbreit neben dem Nabel.

Ma 30 (Magen 30, Qichong) – Von der Mitte am oberen Rand des Schambeins messen Sie zwei Daumenbreit zur Seite. Der Punkt liegt über dem äußeren Winkel dieses Knochens.

Ma 36 (Magen 36, Zusanli) – In einer Mulde zwischen Schien- und Wadenbein. Messen Sie vier Fingerbreit von der Kniescheibe nach unten und einen Fingerbreit zur Außenseite des Beins.

Ma 37 (Magen 37, Shangjuxu) – Acht Fingerbreit unterhalb der Kniescheibe und ein Fingerbreit zur Schienbeinaußenkante.

Ma 44 (Magen 44, Neiting) – Einen halben Fingerbreit über der Verbindungsstelle zwischen dem zweiten und dritten Zeh.

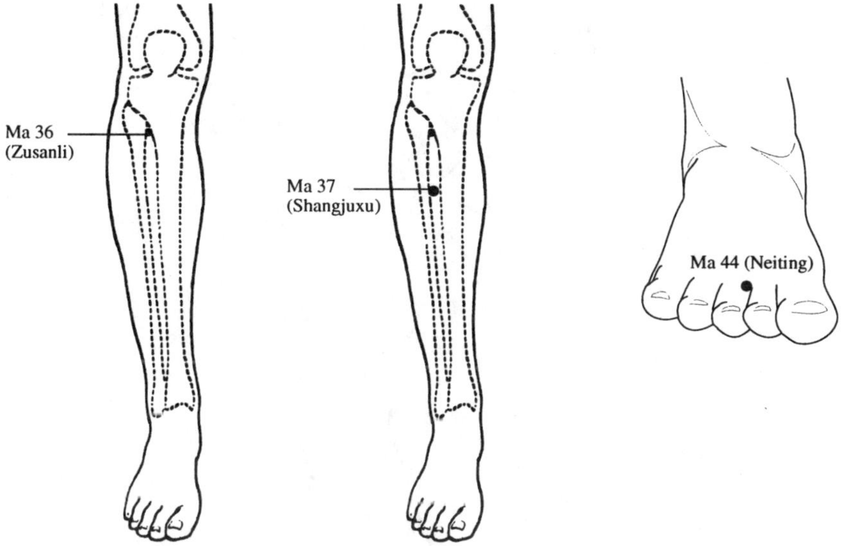

5. Der Herz-Meridian oder »H« (Yin-Meridian)

Wie jeder weiß, sorgt das Herz für die Bewegung des Blutes in dessen Kreislaufsystem. Ein Herzstillstand kann unmittelbar zum Tod führen.

Folgende Anzeichen weisen auf einen unausgewogenen Herz-Meridian hin: Stottern, eine geschwollene Nase und geschwollene Hände, rötlicher Teint, Schmerzen an Ellenbogen und Fußgelenken, Hitzewallungen, starker Nachtschweiß, Bluthochdruck, Schwindelanfälle, Verhärtung von Brust und Sonnengeflecht, Müdigkeit usw.

Aus psychologischer Sicht äußert sich ein Ungleichgewicht dieses Organs in Sprachstörungen, Niedergeschlagenheit, nervösen Spannungen, Streß, Neurosen, geistiger Erschöpfung. Sie nimmt die

Begeisterungsfähigkeit, macht verzagt und ängstlich.

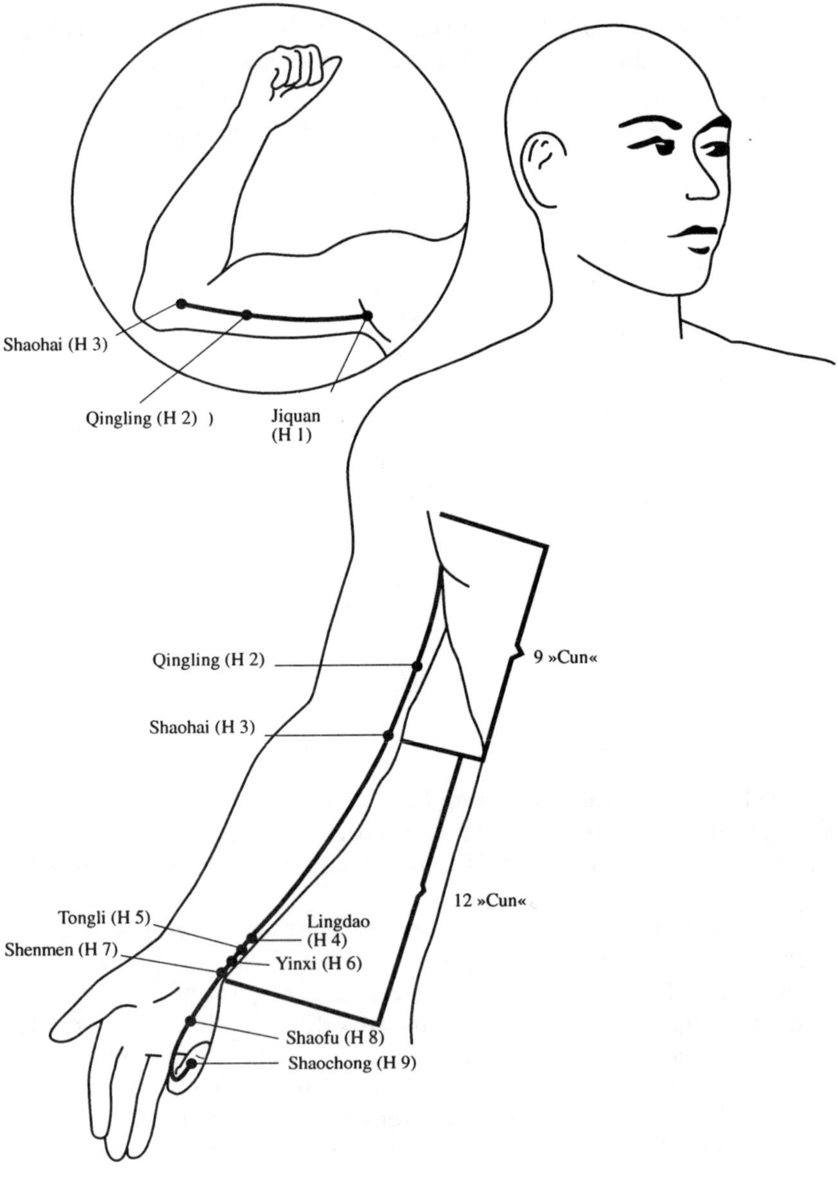

Folgende Punkte werden Sie auf diesem Meridian behandeln:

H 7 (Herz 7, Shenmen) – An der Innenfalte des Handgelenks auf der verlängerten Linie des kleinen Fingers.

H 9 (Herz 9, Shaochong) – Am unteren Fingernagelrand des kleinen Fingers, zwei Millimeter von der inneren Ecke entfernt.

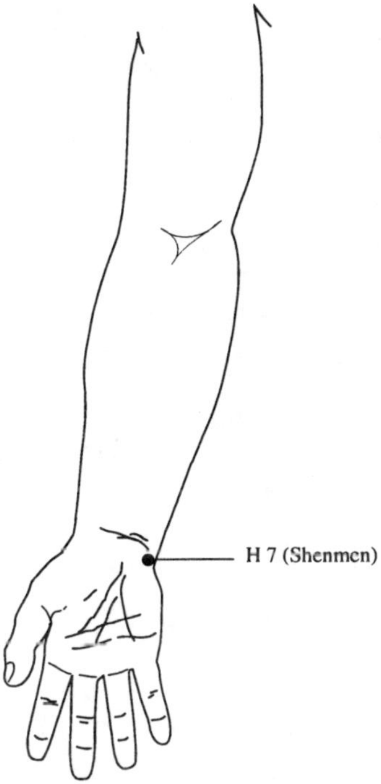

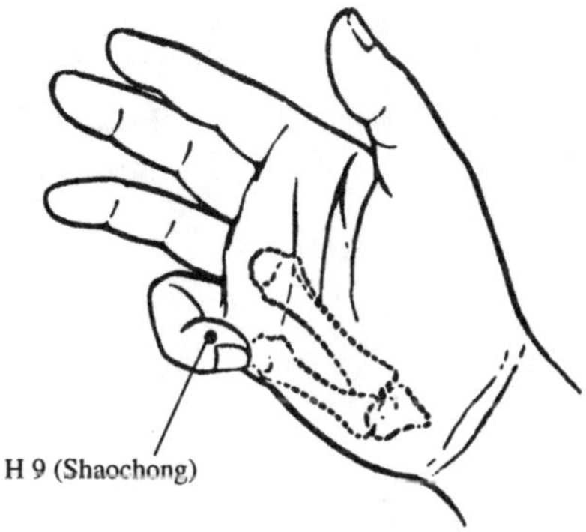

6. Der Dünndarm-Meridian oder »Dü« (Yang-Meridian)

Der Dünndarm ist der Teil des Verdauungstrakts, der zwischen dem Magen und dem Dickdarm liegt. Er setzt die Aufschlüsselung der Nahrungsstoffe fort, die im Magen begonnen hat.

Ein schlecht arbeitender Dünndarm ruft dieselben Symptome hervor, die bei einem kranken Herzen auftreten. Wenn Sie den Kopf nicht oder kaum um 180° von rechts nach links drehen können, ist das ebenfalls ein Anzeichen, daß Ihr Dünndarm nicht in Ordnung ist.

Aus psychologischer Sicht neigen Menschen mit Störungen des Dünndarms zu Eifersucht.

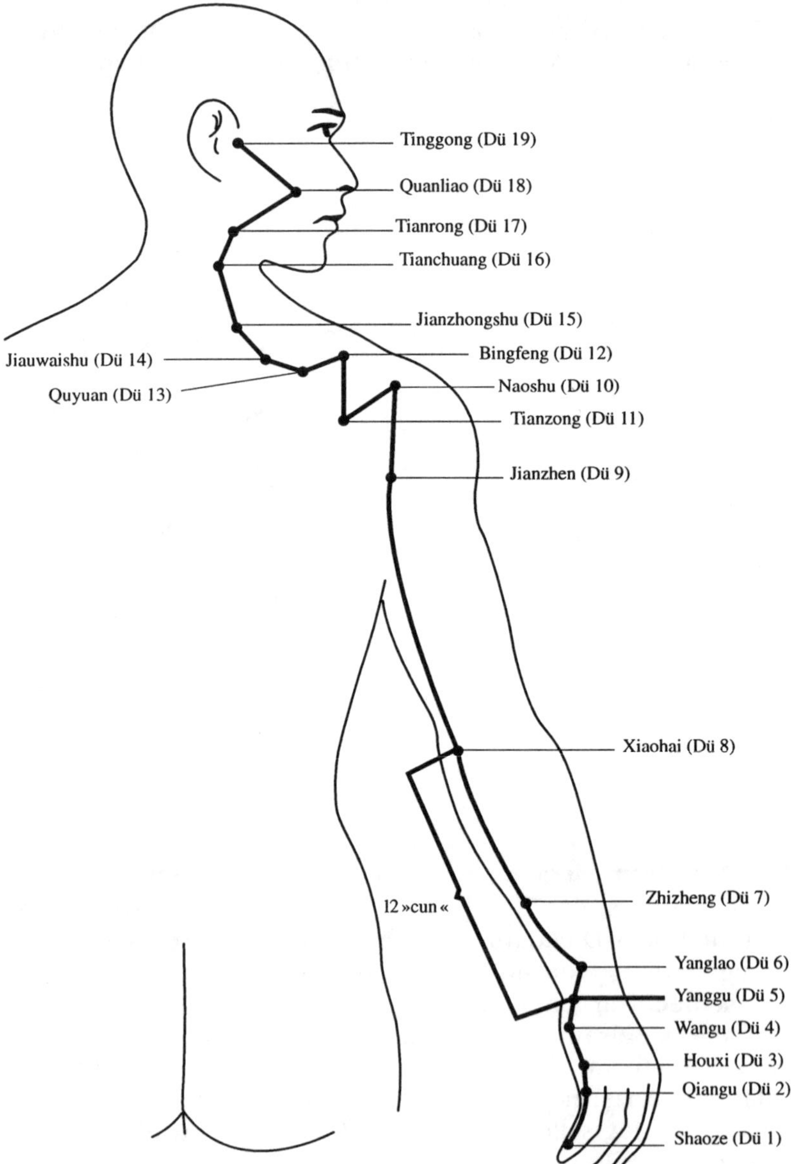
Tinggong (Dü 19)
Quanliao (Dü 18)
Tianrong (Dü 17)
Tianchuang (Dü 16)
Jianzhongshu (Dü 15)
Jiauwaishu (Dü 14)
Bingfeng (Dü 12)
Quyuan (Dü 13)
Naoshu (Dü 10)
Tianzong (Dü 11)
Jianzhen (Dü 9)
Xiaohai (Dü 8)
12 »cun«
Zhizheng (Dü 7)
Yanglao (Dü 6)
Yanggu (Dü 5)
Wangu (Dü 4)
Houxi (Dü 3)
Qiangu (Dü 2)
Shaoze (Dü 1)

Folgende Punkte werden Sie auf diesem Meridian behandeln:

Dü 3 (Dünndarm 3, Houxi) – Am kleinen Finger in einer Mulde direkt unterhalb des Gelenks, das den kleinen Finger mit der Hand verbindet.

Dü 9 (Dünndarm 9, Jianzhen) – Im Winkel zwischen Oberarmknochen und Schulterblatt in der Nähe der Achselhöhle.

Dü 13 (Dünndarm 13, Quyuan) – Oberhalb des oben beschriebenen Punktes in einer Mulde des Trapezmuskels, unterhalb des Punkts G 21.

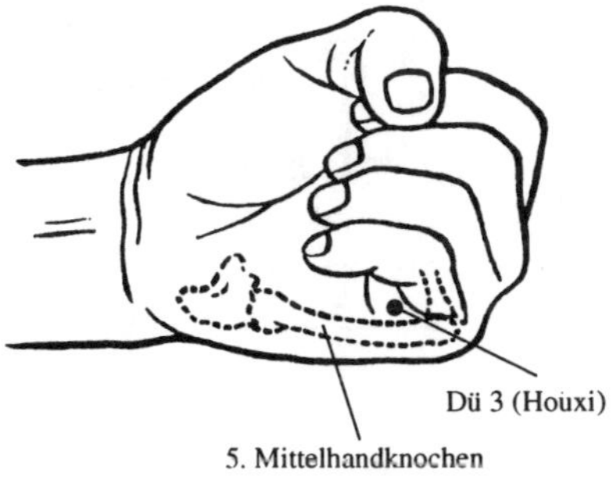

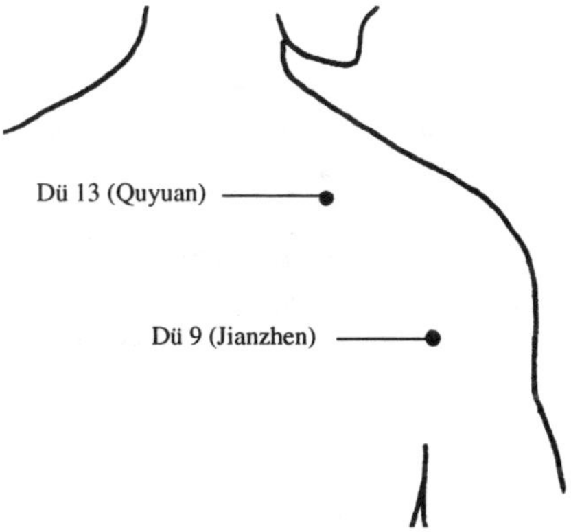

7. Der Blasen-Meridian oder »B« (Yang-Meridian)

Die Blase nimmt den Urin aus den Nieren auf und befördert ihn anschließend nach außen. Ihr Zustand korreliert mit dem der Nieren und der Geschlechtsorgane.

Schmerzen im Halsbereich, in der Nierengegend und an den Fußgelenken, Schlaflosigkeit, Sehstörungen sowie Kopfschmerzen sind oft auf eine Erkrankung der Blase zurückzuführen.

Aus psychologischer Sicht können Schüchternheit, Ängstlichkeit oder Angstzustände sowie Hypersensibilität Anzeichen für eine Blasenstörung scin.

Folgende Punkte werden Sie auf diesem Meridian behandeln:

B 1 (Blase 1, Jingming) – Am Nasenbein direkt neben dem inneren Augenwinkel.

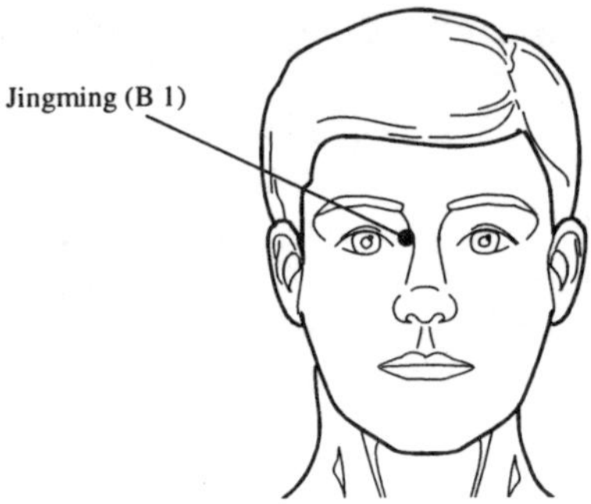
Jingming (B 1)

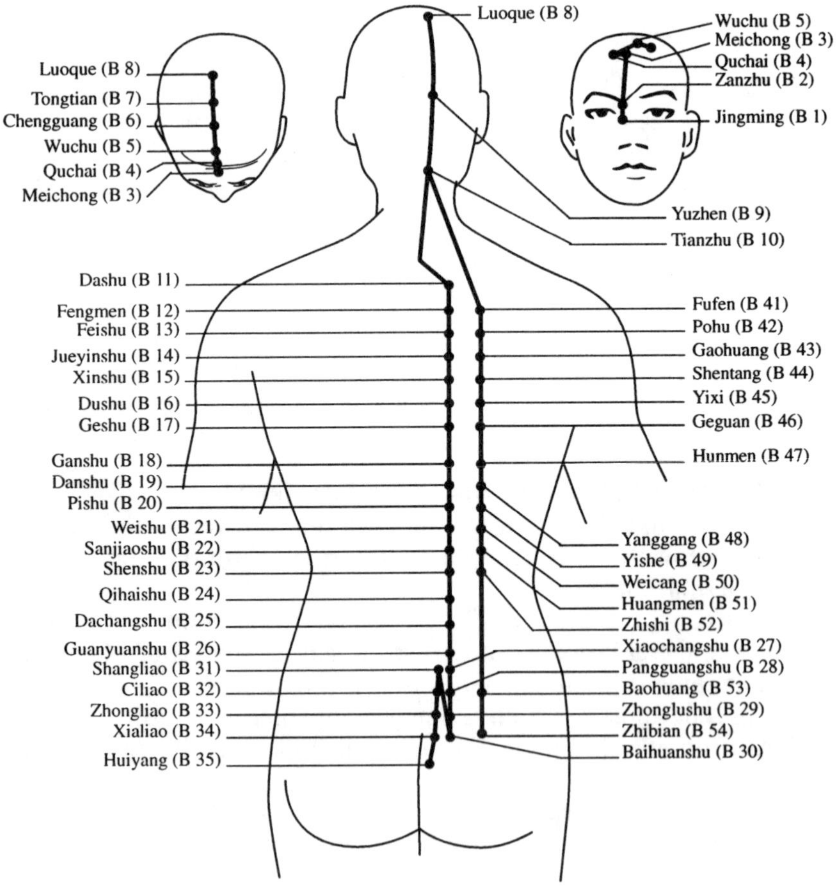
Luoque (B 8)
Tongtian (B 7)
Chengguang (B 6)
Wuchu (B 5)
Quchai (B 4)
Meichong (B 3)
Luoque (B 8)
Wuchu (B 5)
Meichong (B 3)
Quchai (B 4)
Zanzhu (B 2)
Jingming (B 1)
Yuzhen (B 9)
Tianzhu (B 10)
Dashu (B 11)
Fengmen (B 12)
Feishu (B 13)
Jueyinshu (B 14)
Xinshu (B 15)
Dushu (B 16)
Geshu (B 17)
Ganshu (B 18)
Danshu (B 19)
Pishu (B 20)
Weishu (B 21)
Sanjiaoshu (B 22)
Shenshu (B 23)
Qihaishu (B 24)
Dachangshu (B 25)
Guanyuanshu (B 26)
Shangliao (B 31)
Ciliao (B 32)
Zhongliao (B 33)
Xialiao (B 34)
Huiyang (B 35)
Fufen (B 41)
Pohu (B 42)
Gaohuang (B 43)
Shentang (B 44)
Yixi (B 45)
Geguan (B 46)
Hunmen (B 47)
Yanggang (B 48)
Yishe (B 49)
Weicang (B 50)
Huangmen (B 51)
Zhishi (B 52)
Xiaochangshu (B 27)
Pangguangshu (B 28)
Baohuang (B 53)
Zhonglushu (B 29)
Zhibian (B 54)
Baihuanshu (B 30)

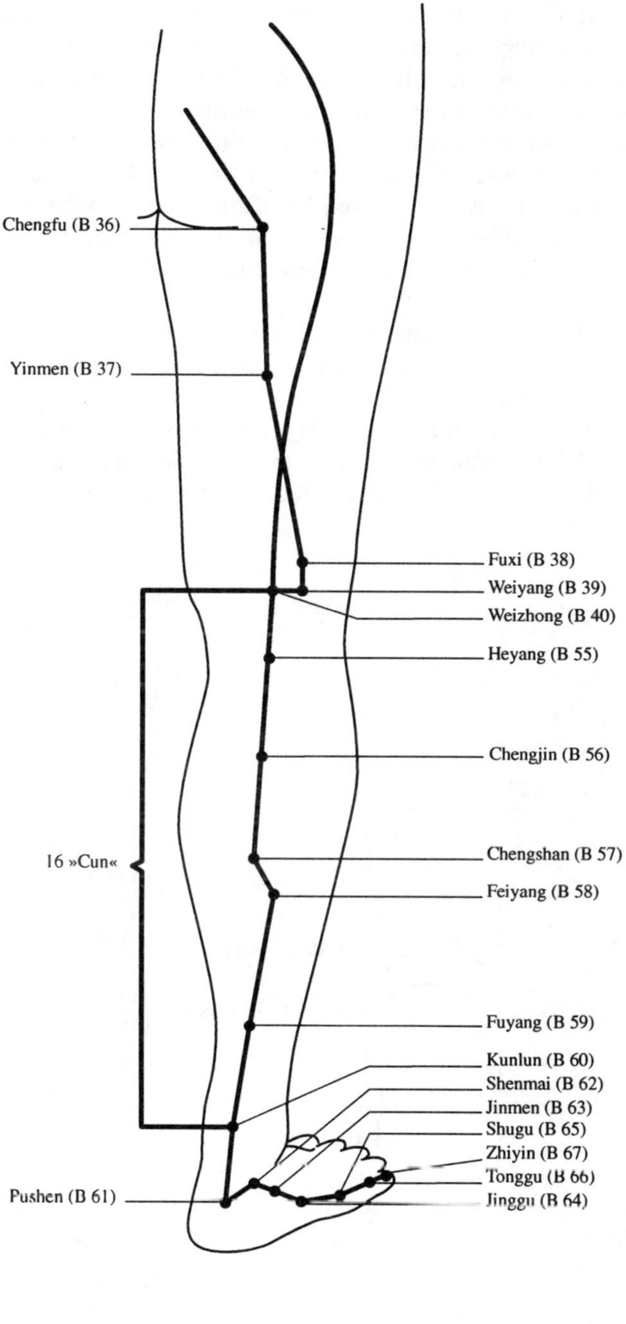
Chengfu (B 36)
Yinmen (B 37)
Fuxi (B 38)
Weiyang (B 39)
Weizhong (B 40)
Heyang (B 55)
Chengjin (B 56)
16 »Cun«
Chengshan (B 57)
Feiyang (B 58)
Fuyang (B 59)
Kunlun (B 60)
Shenmai (B 62)
Jinmen (B 63)
Shugu (B 65)
Zhiyin (B 67)
Tonggu (B 66)
Pushen (B 61)
Jinggu (B 64)

B 13 (Blase 13, Feishu) – Ertasten Sie den siebten Halswirbel. Dieser Wirbel springt etwas hervor, wenn Sie den Kopf nach vorne beugen. Gehen Sie anschließend drei Wirbel nach unten. Der Punkt liegt zwei Fingerbreit neben der Wirbelsäule.

B 17 (Blase 17, Geshu) – Zwei Fingerbreit neben dem siebten Brustwirbel. Ertasten Sie zunächst den siebten Halswirbel (der Wirbel, der hervorspringt, wenn Sie den Kopf nach vorne beugen). Gehen Sie anschließend sieben Wirbel nach unten. Der Punkt liegt auf einer waagrechten Linie, die über den unteren Teil des Schulterblatts verläuft.

B 23 (Blase 23, Shenshu) – Zwei Fingerbreit seitlich des Punkts DM 4. Für eine genauere Lokalisierung lesen Sie die Beschreibung dieses Punktes nach.

B 26 (Blase 26, Guanyuanshu) – An der Stelle, an der Hüftknochen und Wirbelsäule zusammentreffen, in der Mulde des Winkels.

B 40 (Blase 40, Weizhong) – In der Mitte der Kniekehle.

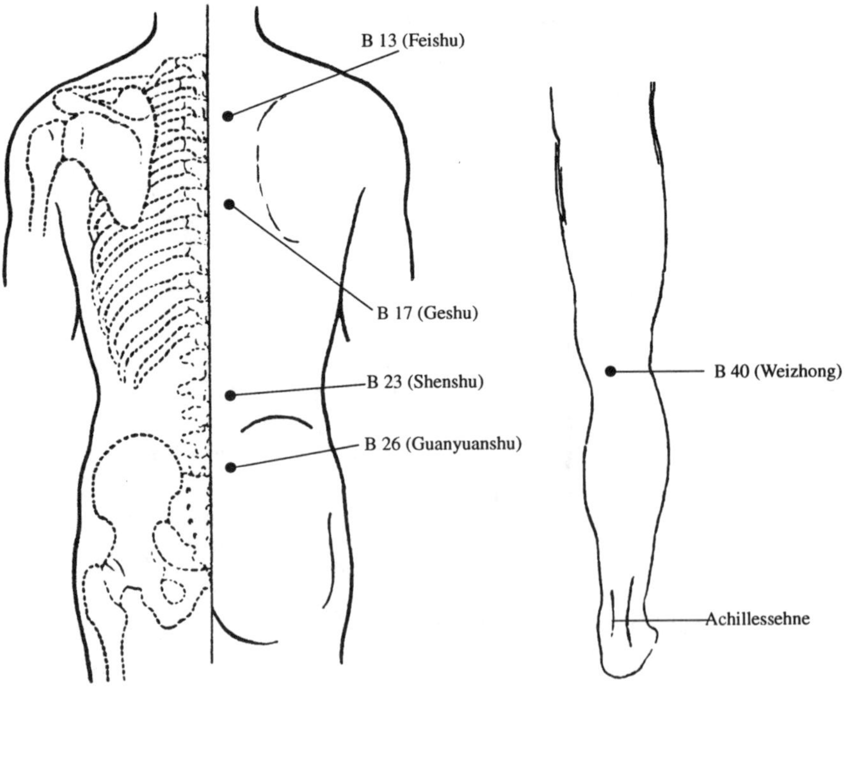

B 57 (Blase 57, Chengshan) – Auf halber Höhe zwischen Kniekehle und Ferse.

B 60 (Blase 60, Kunlun) – In der Mulde unterhalb des Außenknöchels.

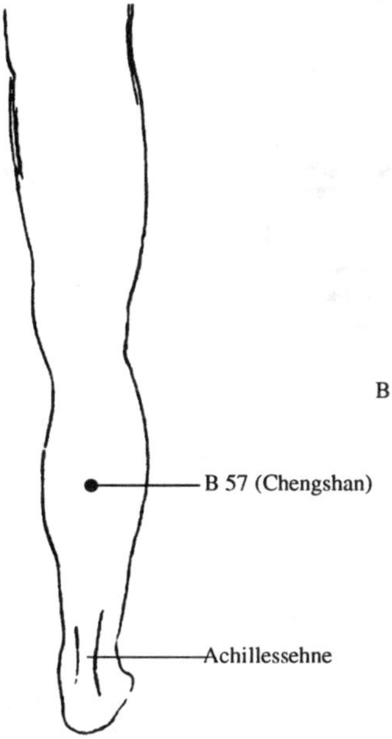

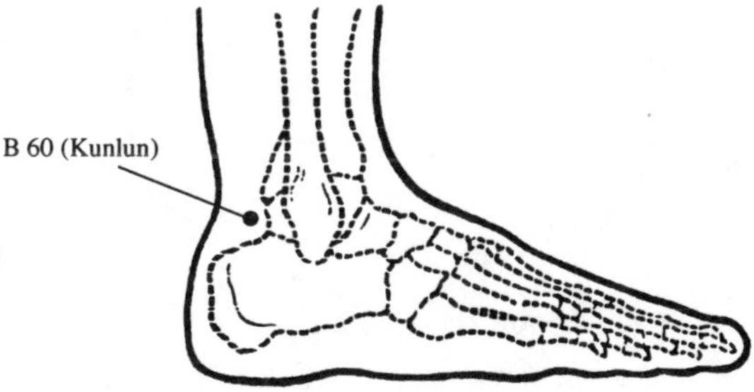

B 62 (Blase 62, Shenmai) – Ein Fingerbreit unterhalb des Außenknöchels.

B 67 (Blase 67, Zhiyin) – 2 Millimeter neben dem äußeren Winkel des unteren Zehennagelrands am kleinen Zeh.

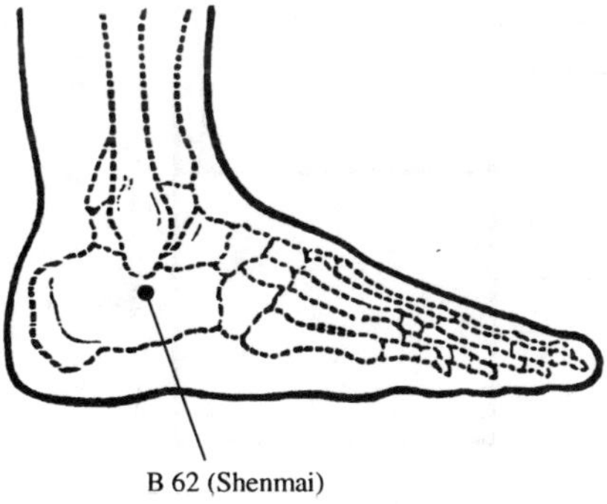

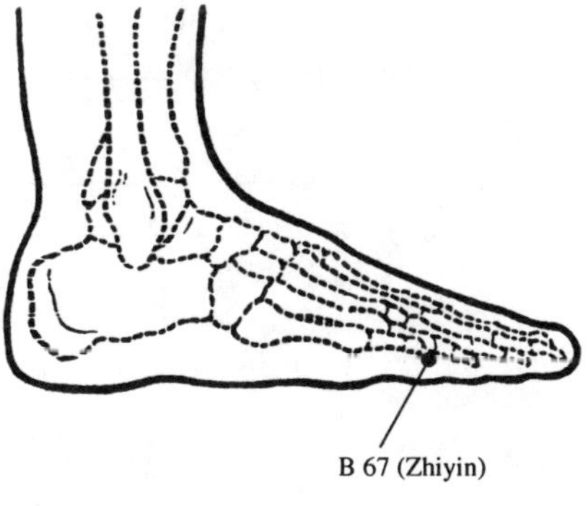

8. Der Nieren-Meridian oder »N« (Yin-Meridian)

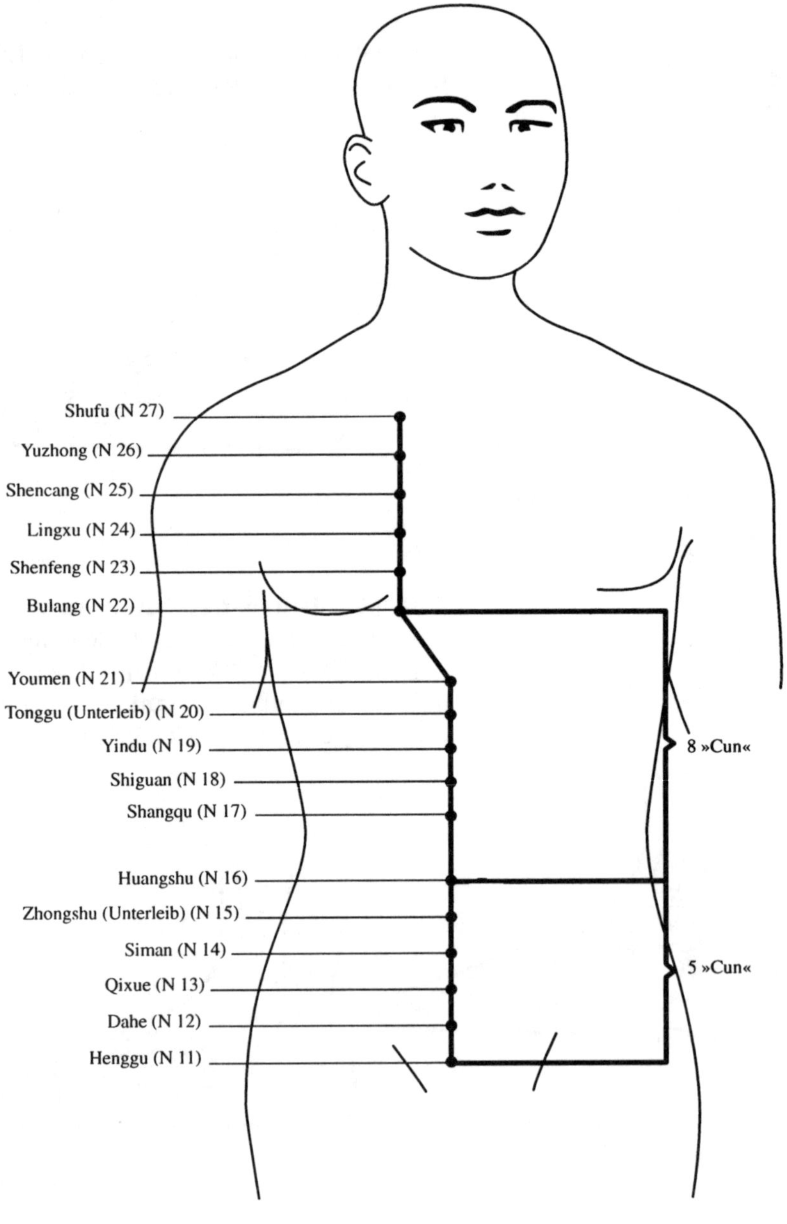

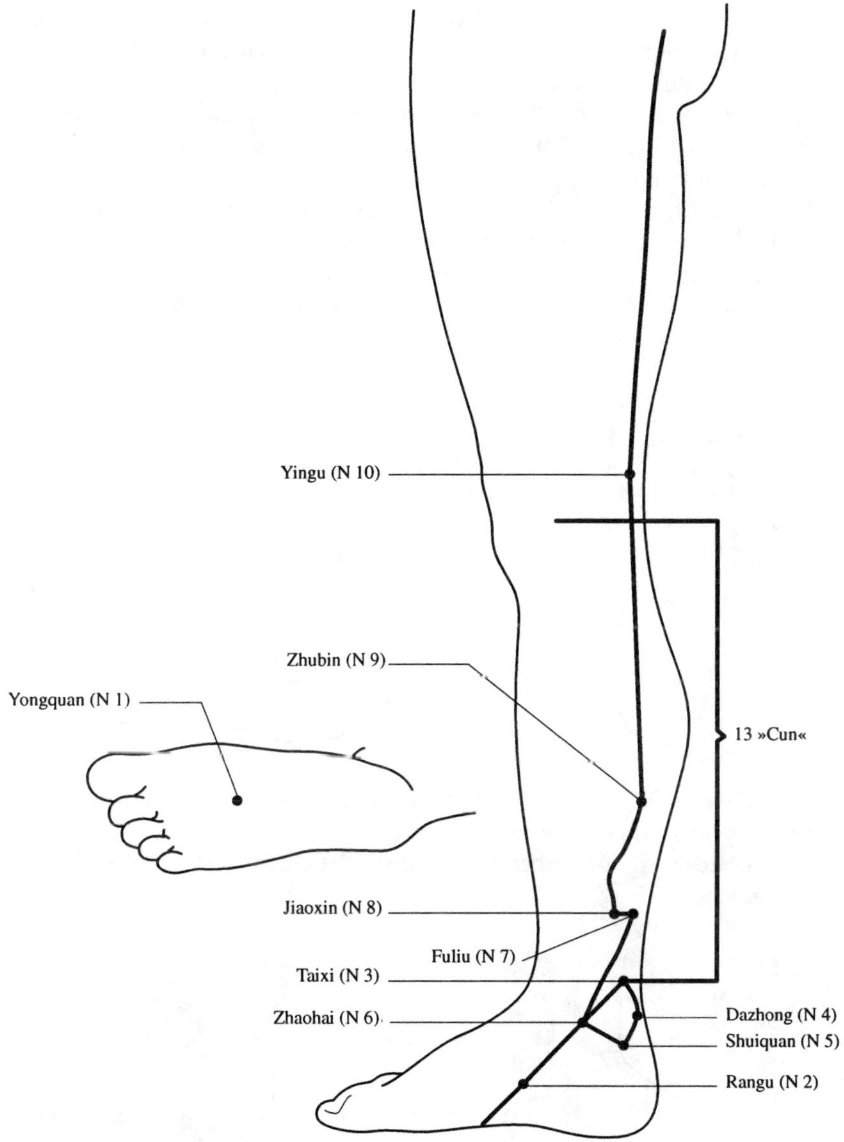

Sexualstörungen, ob seelischen oder körperlichen Ursprungs, sind oft auf eine Fehlfunktion der Nieren zurückzuführen. Ebenso können

Störungen der Nieren zu einer Erkrankung der Ohren führen. Wenn die Nieren nicht richtig arbeiten, wird der Teint aschfahl, und es bilden sich Ringe unter den Augen.

Angstzustände, Schüchternheit, übermäßige Vorsicht, Arbeitswut und Schlaflosigkeit deuten aus psychologischer Sicht auf eine Nierenerkrankung hin.

Folgende Punkte werden Sie auf diesem Meridian behandeln:

N 1 (Niere 1, Yongquan) – In der Mulde, die an der Fußsohle entsteht, wenn Sie die Zehen nach vorne beugen.

N 2 (Niere 2, Rangu) – Auf halber Höhe zwischen großem Zeh und Ferse am Knochenrand.

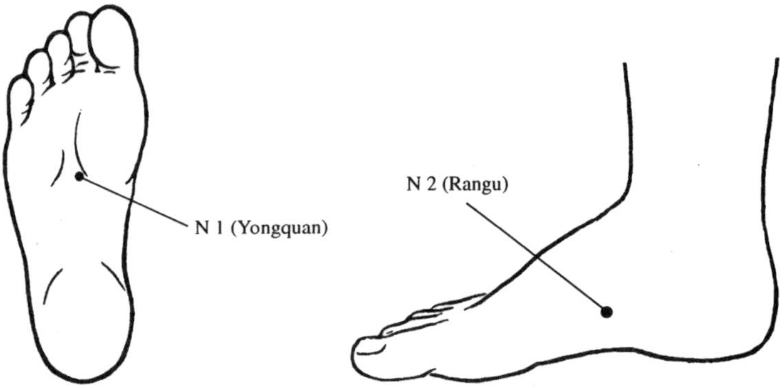

N 3 (Niere 3, Taixi) – Auf halber Höhe zwischen der Spitze des Innenknöchels und der Achillessehne.

N 6 (Niere 6, Zhaohai) – In der Mulde direkt unterhalb des Innenknöchels.

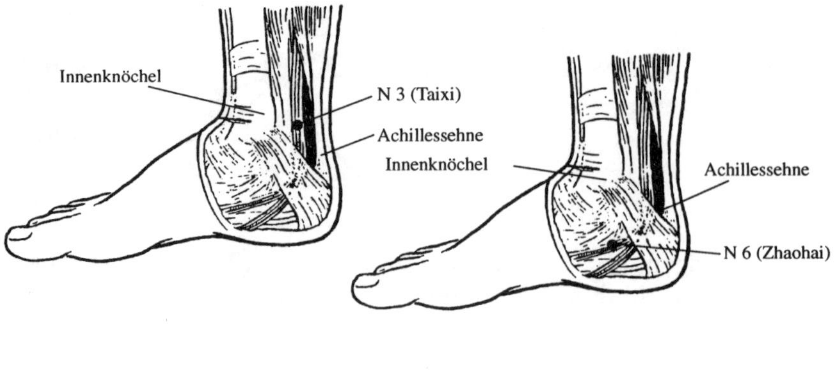

9. Der Perikard-Meridian oder »P« (Yin-Meridian)

Im Herzbeutel vereinigt sich die Lebenskraft der verschiedenen Organe. Von dort aus werden die Emotionen und der Energiefluß gesteuert.

Die Symptome einer Herzbeutelerkrankung sind häufig Schmerzen im Bereich des Herzens, Herzklopfen, Bluthochdruck, Dickdarmentzündung usw.

Aus psychologischer Sicht äußert sich eine Störung des Perikard-Meridians in Hysterie, Gereiztheit, einem oberflächlichen und traumintensiven Schlaf, emotionaler Überempfindlichkeit usw.

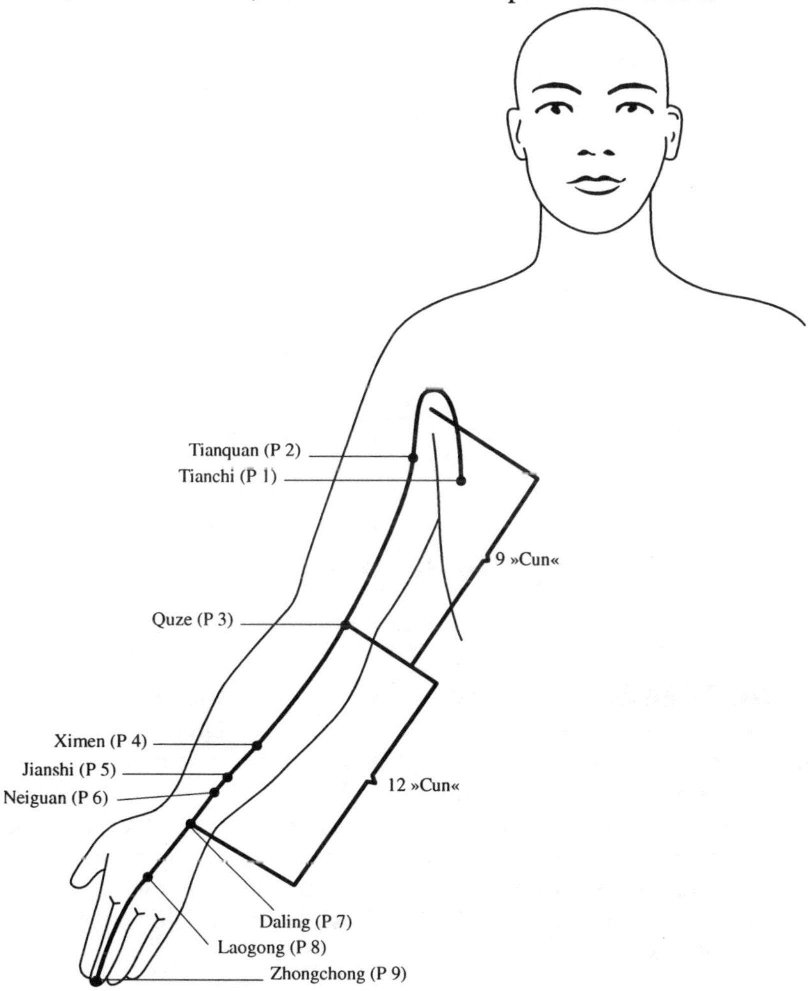

Folgende Punkte werden Sie auf diesem Meridian behandeln:

P 5 (Perikard 5, Jianshi) – Drei Fingerbreit oberhalb der äußeren Handgelenksfalte, in der Mitte zwischen den beiden Unterarmknochen.

P 6 (Perikard 6, Neiguan) – Zwei Fingerbreit oberhalb der inneren Handgelenksfalte in der Mitte.

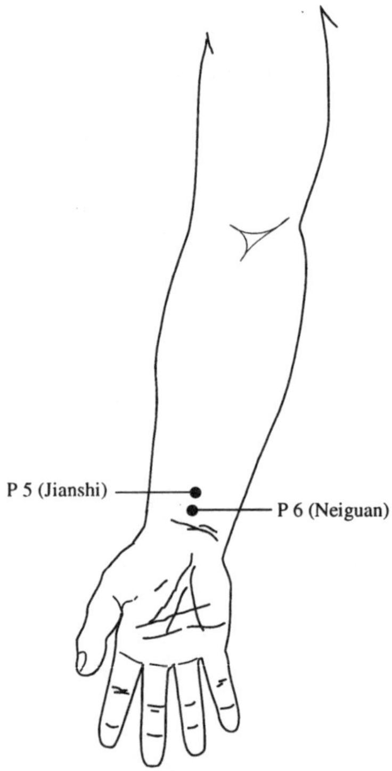

10. Der Dreifache Erwärmer oder »3E« (Yang-Meridian)

Wie der Name bereits vermuten läßt, regelt der Dreifache Erwärmer die Körpertemperatur. Er empfängt und steuert die Lebensenergie aus der Atmung, Verdauung und sexuellen Aktivität.

Ist das Gleichgewicht des Dreifachen Erwärmers gestört, äußert sich dies in Temperaturunterschieden der einzelnen Körperteile, in einer unzureichenden Anpassung an Temperaturschwankungen, in Hitzewallungen oder plötzlichem Schüttelfrost, Gedächtnislücken, Rückenschmerzen usw.

Aus psychologischer Sicht sollen Störungen dieses Meridians eine Tendenz zur Selbstisolation auslösen.

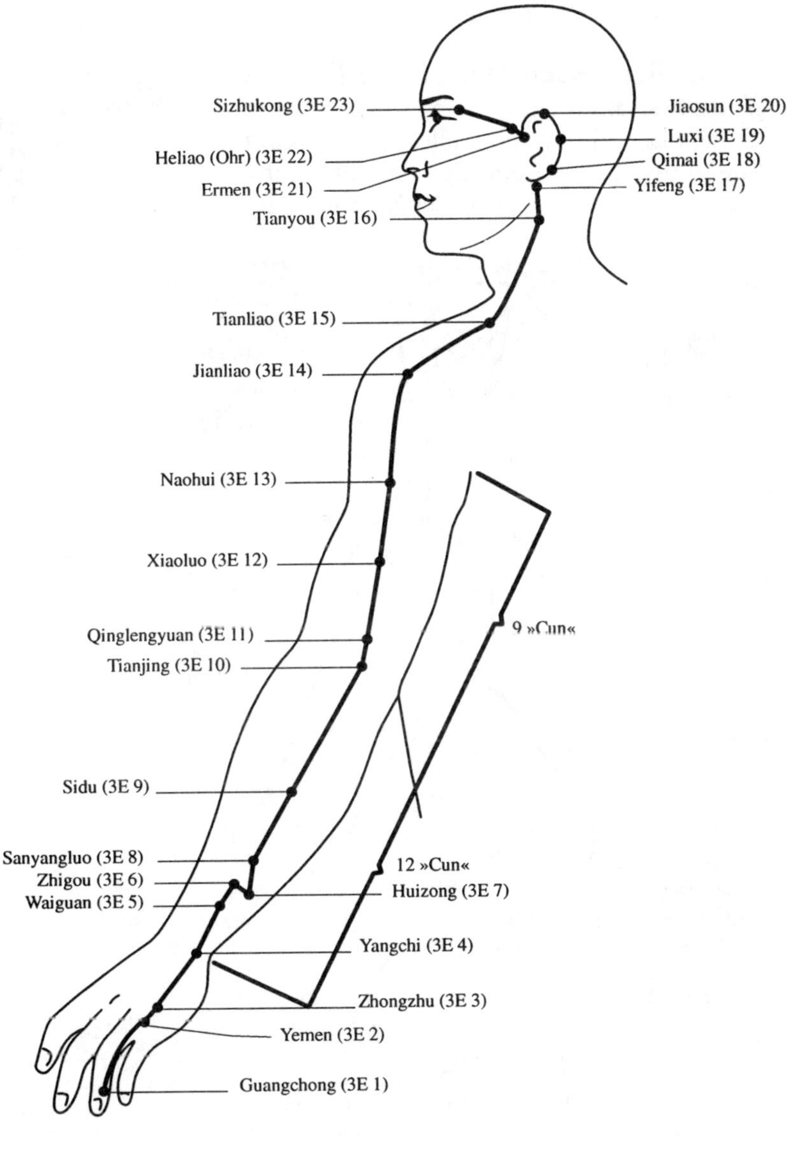

Folgenden Punkt werden Sie auf diesem Meridian behandeln:

3E 5 (Dreifacher Erwärmer 5, Waiguan) – Zwei Fingerbreit oberhalb des Handgelenks, in der Mulde zwischen Elle und Speiche.

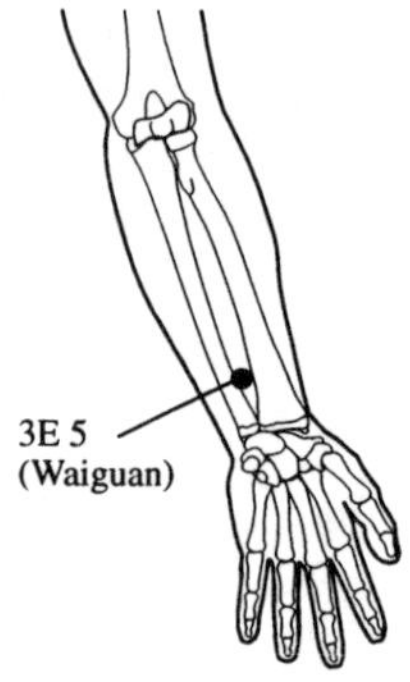

11. Der Gallenblasen-Meridian oder »G« (Yang-Meridian)

Die Gallenblase nimmt die Galle auf. Sie wirkt am Verdauungsprozeß und der Ausscheidung nicht verwertbarer Bestandteile der Nahrung mit.

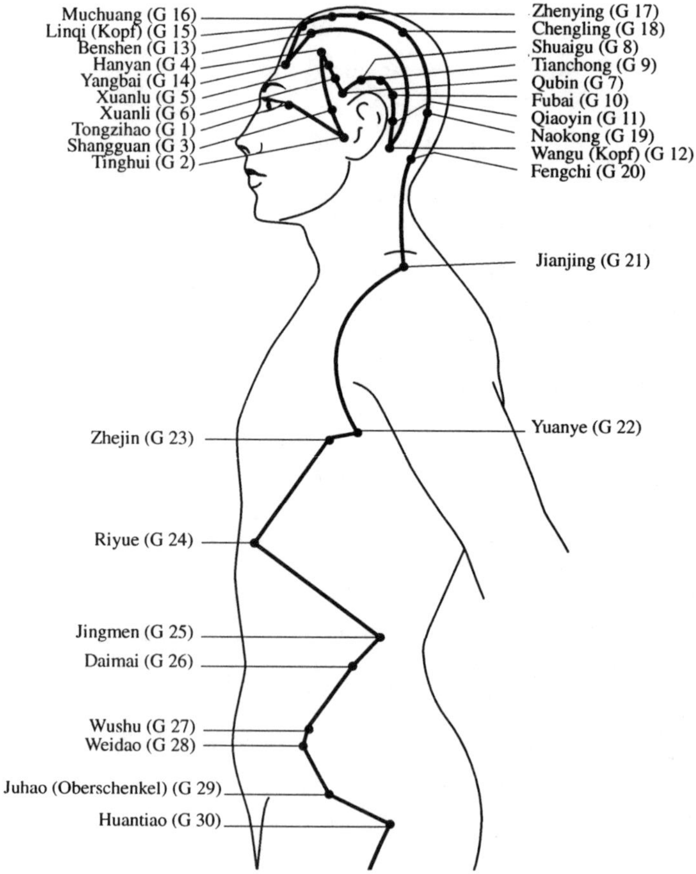

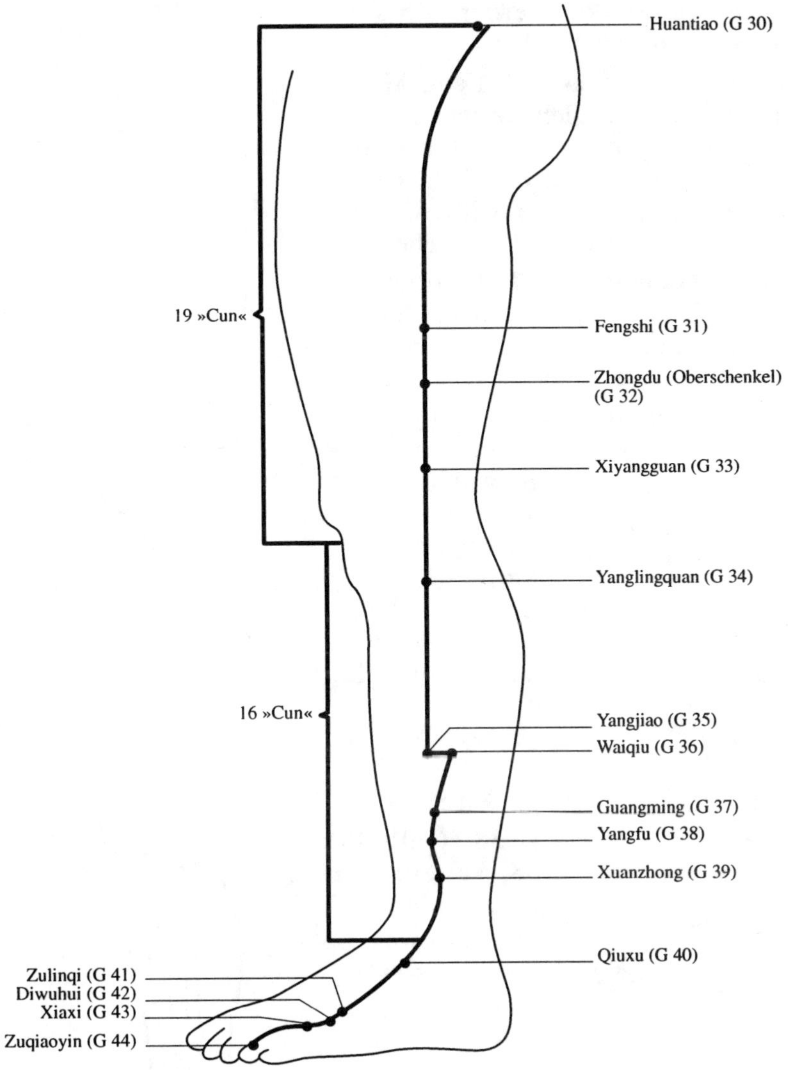

Eine Fehlfunktion der Gallenblase erkennen Sie an einem blassen Teint, einem bitteren Geschmack im Mund, an Schmerzen im Bereich unterhalb der Leber, an starken Schweißausbrüchen usw.

Aus psychologischer Sicht lassen Ungeduld, Zorn, Verbissenheit usw. auf eine Störung der Gallenblase schließen.

Folgende Punkte werden Sie auf diesem Meridian behandeln:

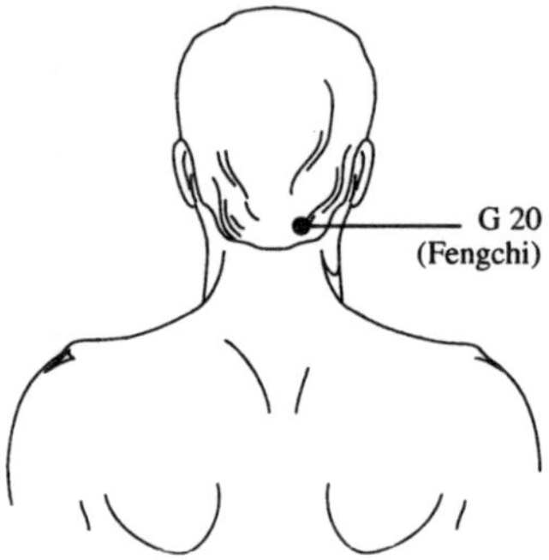

G 20 (Gallenblase 20, Fengshi) – Unterhalb des Schädelknochens in der Mulde zwischen den beiden Muskeln, die den Schädel halten, d. h. dem Trapezmuskel und dem Musculus sternocleidomastoideus (Kopfdreher).

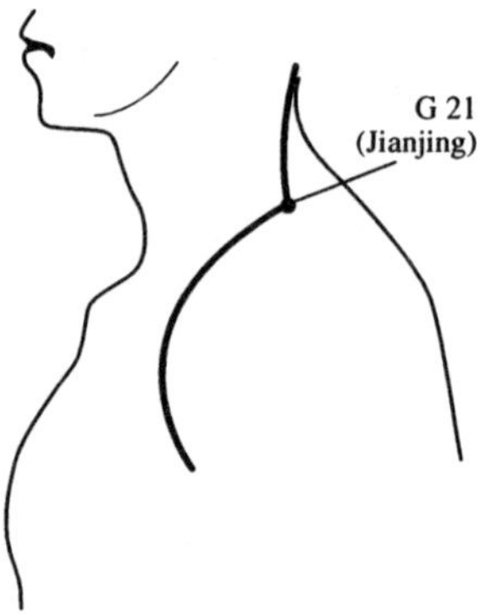

G 21 (Gallenblase 21, Jianjing) – Auf der Schulterspitze am vorderen Rand des dort verlaufenden großen Muskels, kurz vor dem Nackenansatz.

G 34 (Gallenblase 34, Yanglingquan) – In einer Mulde an der Beinaußenseite, drei Fingerbreit unterhalb der Kniescheibe. Der Punkt liegt unterhalb des harten Buckels des Wadenbeinkopfs, vor dem Ansatz der großen Sehne.

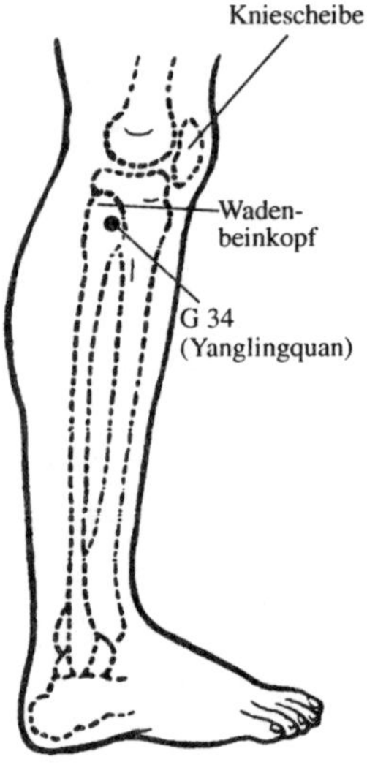

G 38 (Gallenblase 38, Yangfu) – Fünf Fingerbreit oberhalb der Spitze des Außenknöchels.

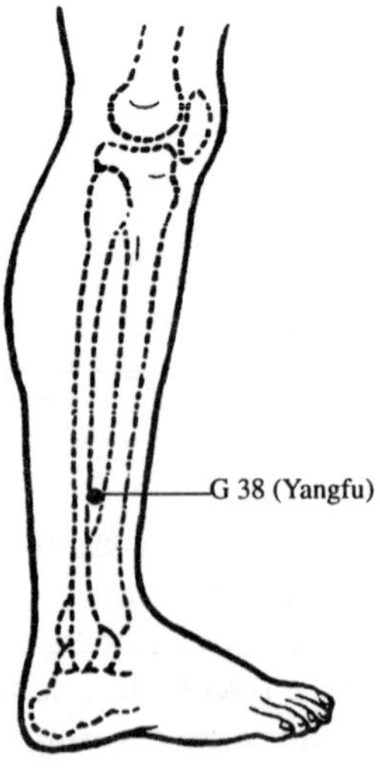

G 41 (Gallenblase 41, Zulinqi) – Zwei Fingerbreit oberhalb der Verbindungsstelle zwischen vierten und fünften Zeh.

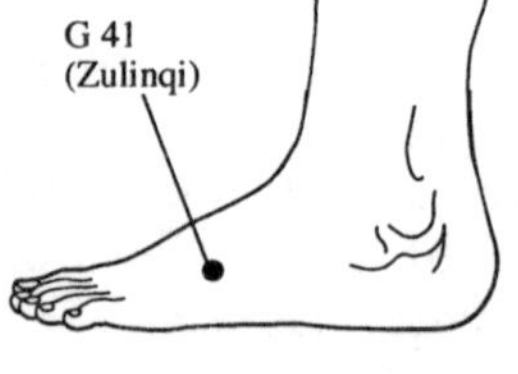

12. Der Leber-Meridian oder »Le« (Yin-Meridian)

Die Leber hat verschiedene Aufgaben. Unter anderem wirkt sie am Verdauungsprozeß mit, filtert das Blut, trägt zur Entwicklung und Gesundheit von Muskeln, Finger- und Zehennägel und der Augen bei.

Eine kranke Leber verursacht Schmerzen im Bereich der Leber sowie Kopfschmerzen, Ermüdung der Augen, Verspannungen im

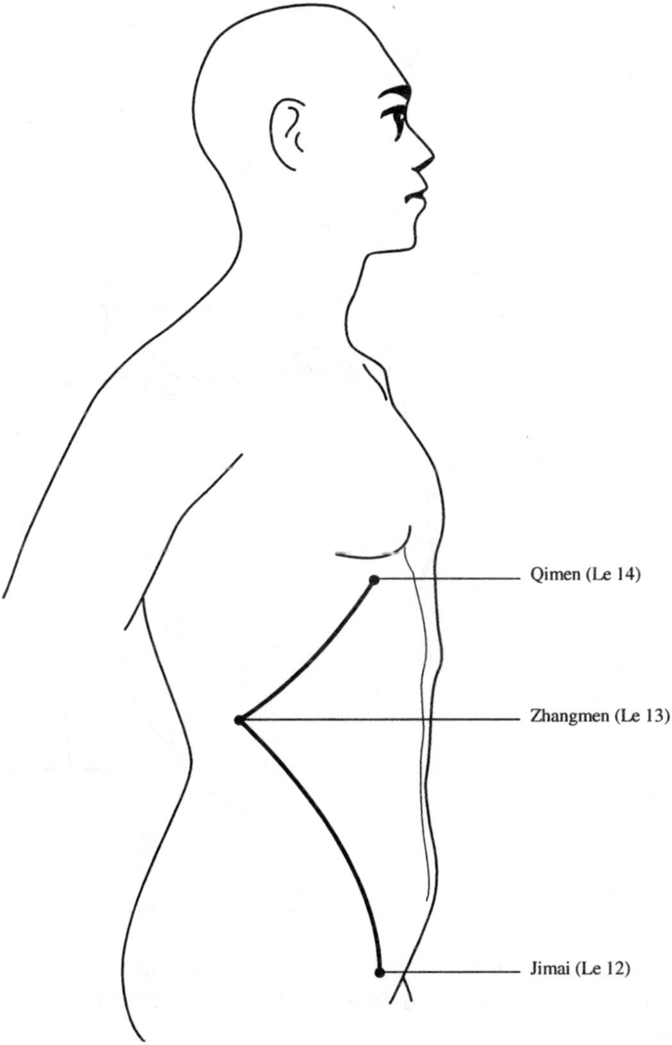

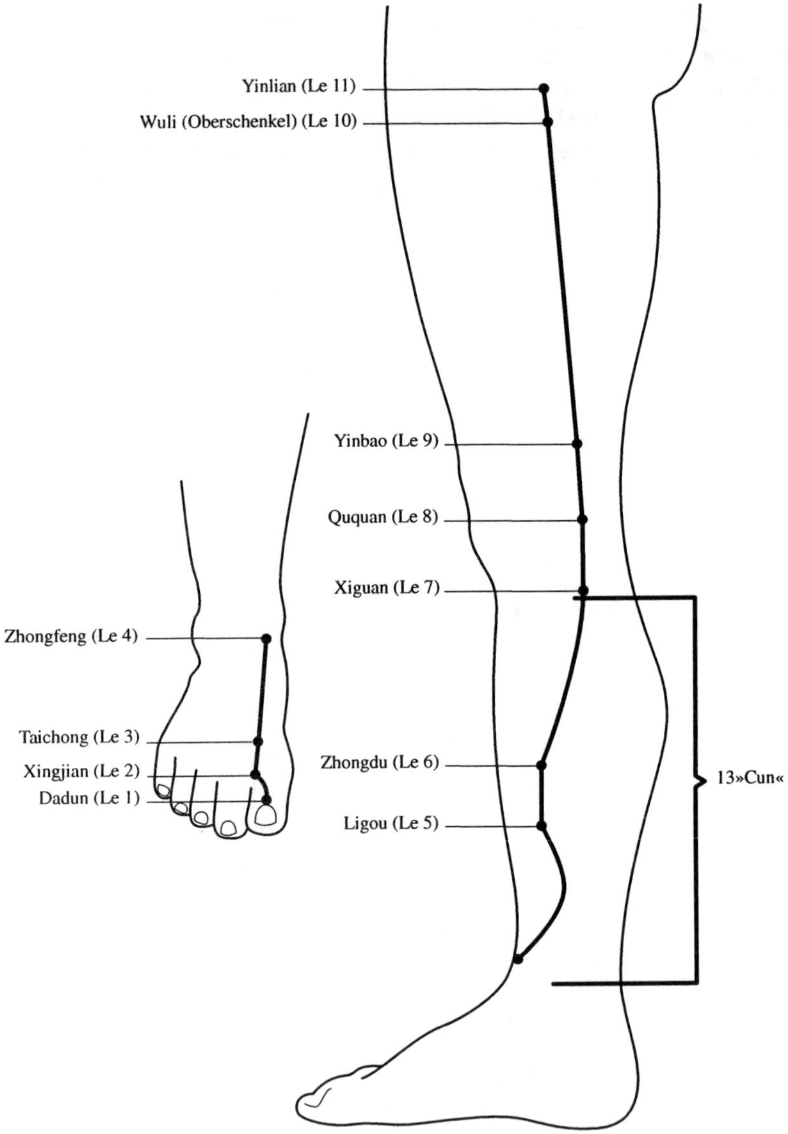

Schulterbereich, verschiedene Allergien, Verstopfung, erhöhte Darmgasbildung, Sodbrennen usw. Außerdem verstärkt sie die Faltenbildung um die Augen.

Aus psychologischer Sicht macht eine kranke Leber cholerisch, aggressiv und depressiv. Außerdem kann sie zur geistigen Verwirrung führen sowie zu einem ausgeprägten ironischen und impulsiven Charakter.

Folgende Punkte werden Sie auf diesem Meridian behandeln:

Le 2 (Leber 2, Xingjian) – Gehen Sie einen halben Fingerbreit von der Verbindungsstelle zwischen ersten und zweiten Zehs nach oben.

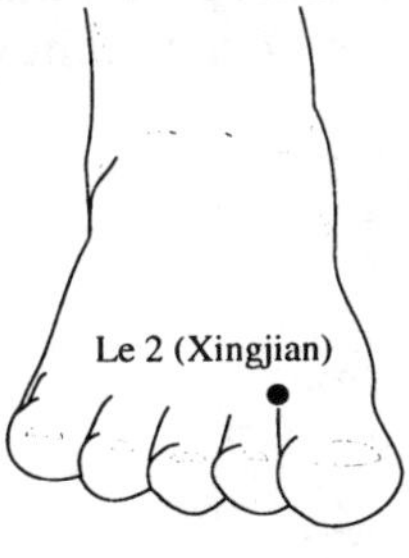

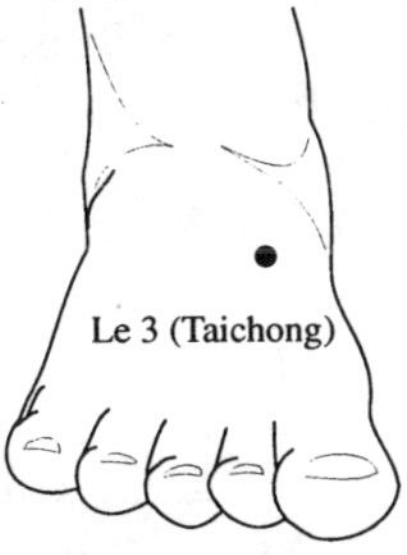

Le 3 (Leber 3, Taichong) – Gehen Sie zwei Fingerbreit von der Verbindungsstelle zwischen ersten und zweiten Zeh nach oben.

Le 8 (Leber 8, Ququan) – Dieser Punkt liegt in der Einbuchtung an der Innenseite des gebeugten Knies.

Le 14 (Leber 14, Qimen) – Auf der Linie, die senkrecht von der Brustwarze zum Zwischenraum der sechsten und siebten Rippe führt.

Allergiepunkt – Der höchste Punkt auf der knorpeligen Falte des Ohrs.

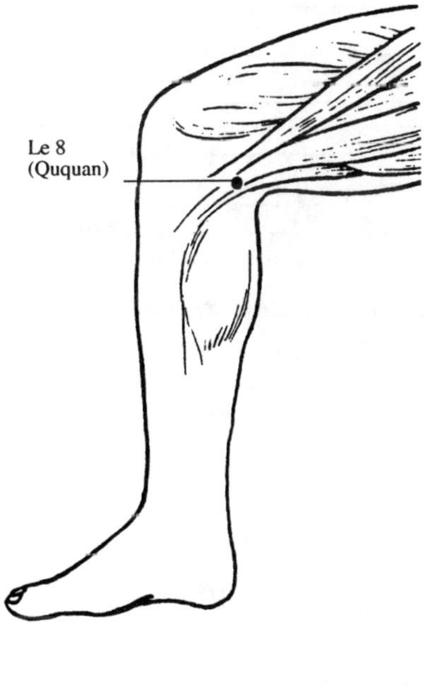

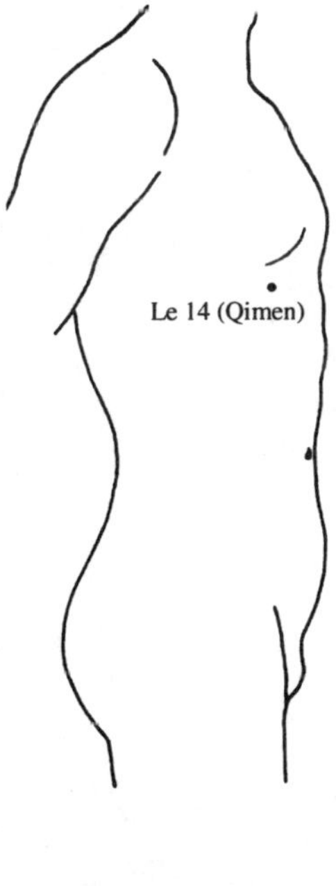

B. DIE MERIDIANE DER SYMMETRIEACHSE

Neben den beschriebenen zwölf Meridianen, die spiegelbildlich auf der linken und rechten Körperhälfte vorhanden sind, kennt die chinesische Heilkunst zwei Meridiane, die direkt auf der Symmetrieachse verlaufen: den Du-Mai-Meridian (oder Gouverneurs-Meridian) und den Ren-Mai-Meridian (oder Konzeptions-Meridian). Diese beiden Meridiane ermöglichen zusammen mit dem Perikard-Meridian und dem Dreifachen Erwärmer eine Synthese der körperlichen, geistigen und seelischen Vorgänge.

1. Der Du-Mai-Meridian oder »DM« (Yang-Meridian)

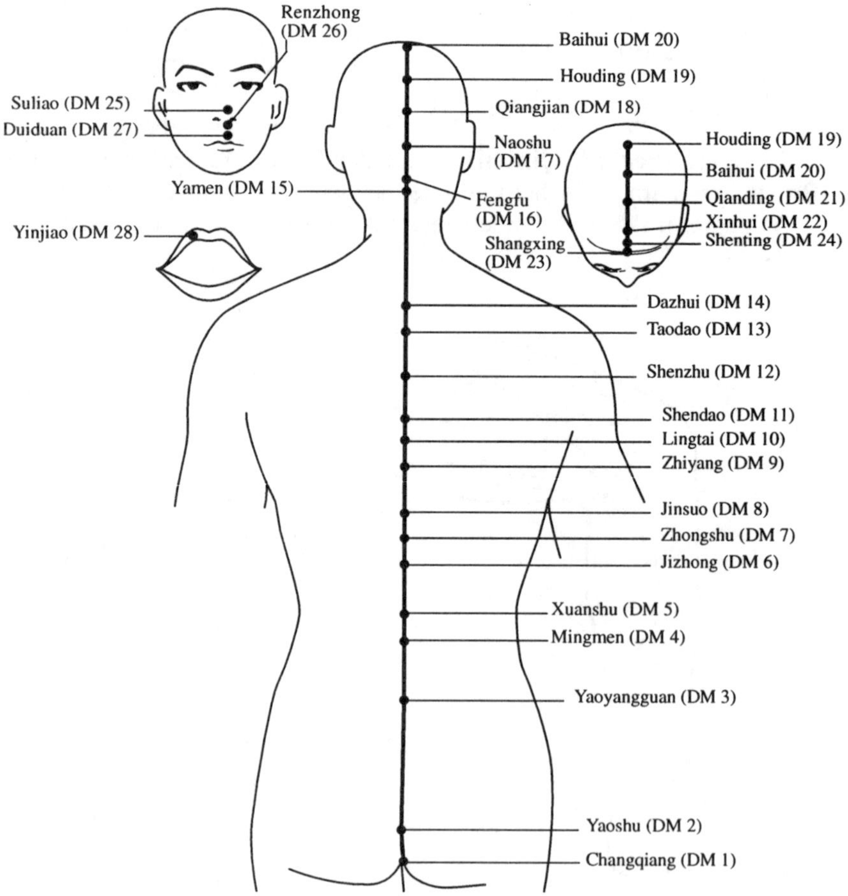

Folgende Punkte werden Sie auf diesem Meridian behandeln:

DM 2 (Du Mai 2, Yaoshu) – Am unteren Ende der Wirbelsäule zwischen Steißbein und After.

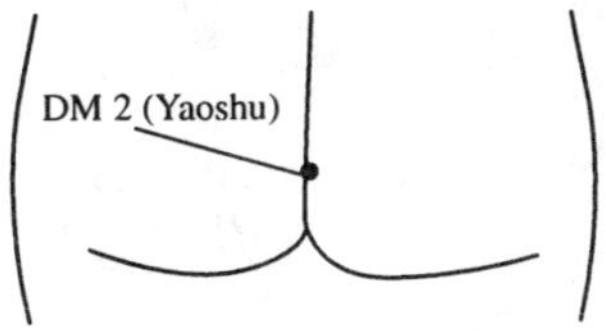

DM 4 (Du Mai 4, Mingmen) – Am unteren Ende des zweiten Lendenwirbels auf einer waagrechten Linie, die über dem Nabel verläuft.

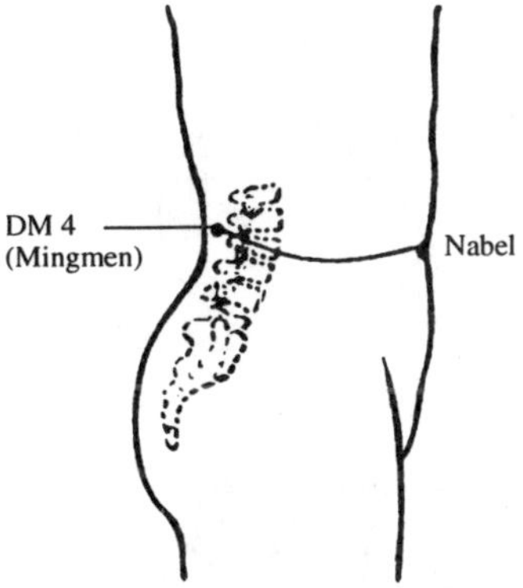

DM 14 (Du Mai 14, Dazhui) – In der Einbuchtung unterhalb des siebten Halswirbels. Dieser Wirbel springt etwas hervor, wenn Sie den Kopf nach vorne beugen.

DM 15 (Du Mai, Yamen) – Unterhalb des Schädelknochens auf der Mittellinie.

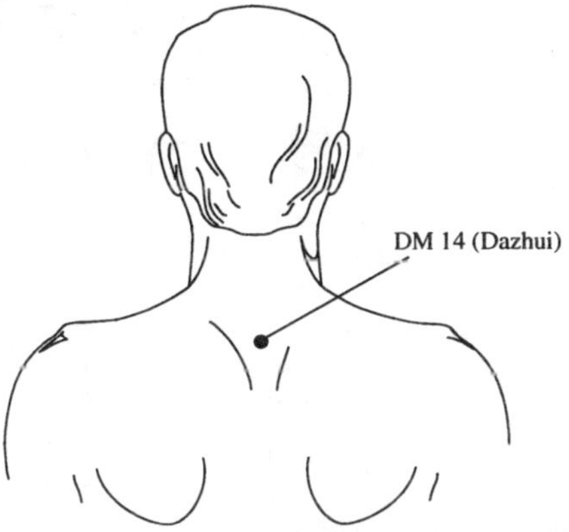

DM 20 (Du Mai 20, Baihui) – Auf der Schädeldecke.

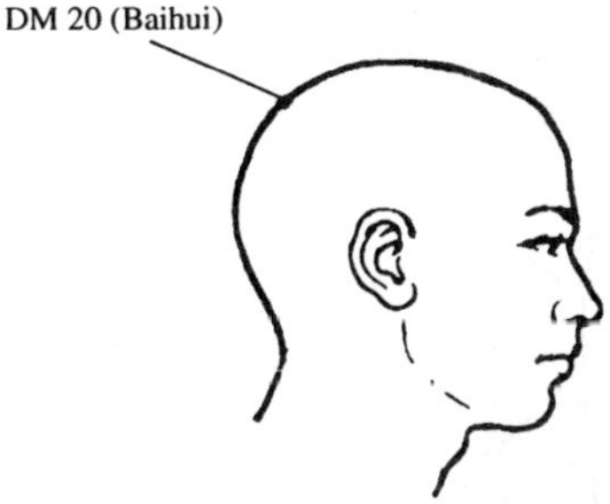

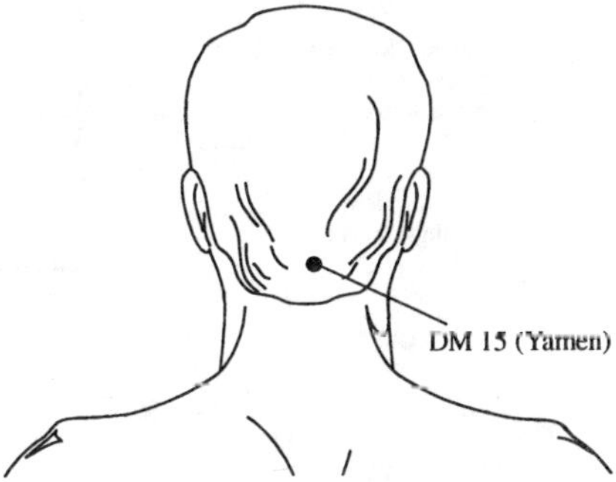

DM 26 (Du Mai 26, Renzhong) – An der Unterseite des Knorpels, der die Nasenlöcher trennt.

DM 27 (Du Mai 27, Duiduan) – In der Mitte der Furche zwischen Nase und Oberlippe.

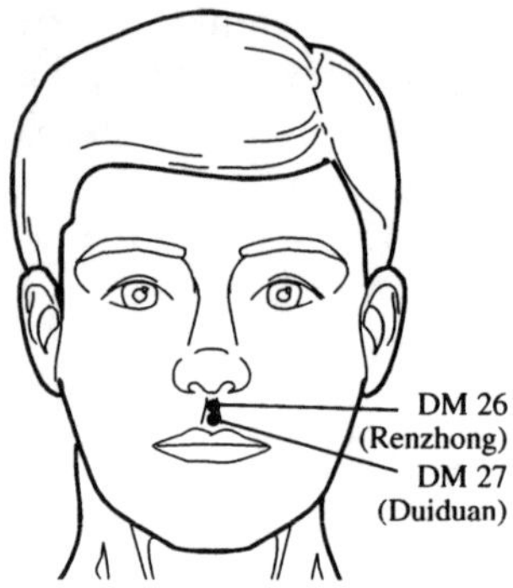

2. Der Ren-Mai-Meridian oder »RM« (Yin-Meridian)

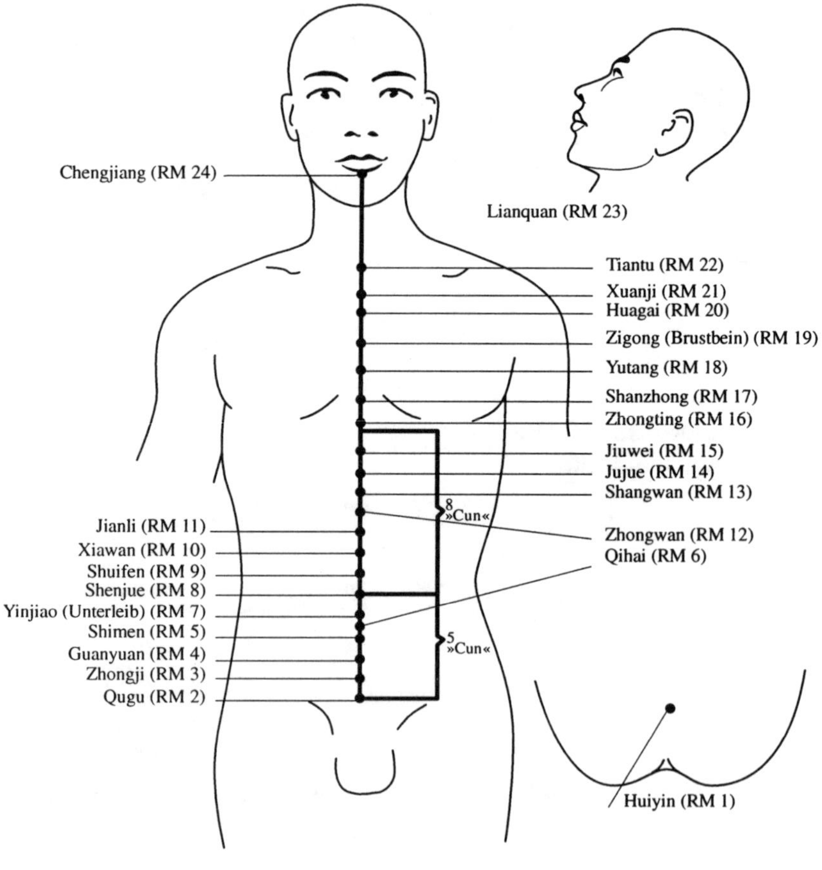

Folgende Punkte werden Sie auf diesem Meridian behandeln:

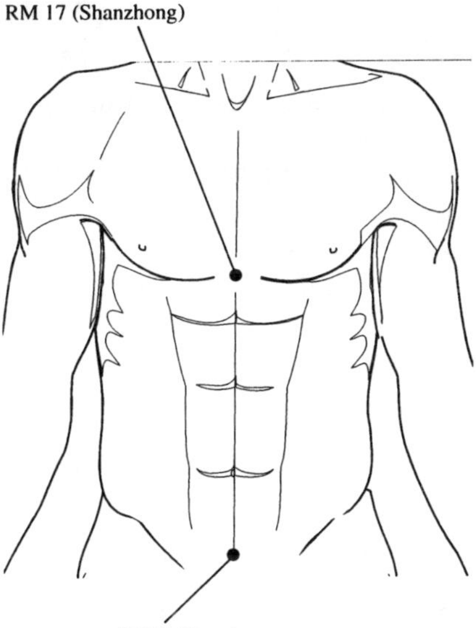

RM 2 (Ren Mai 2, Qugu) – In der Mitte des oberen Schambeinrands.

RM 6 (Ren Mai 6, Qihai) – Zwei Fingerbreit unterhalb des Nabels.

RM 12 (Ren Mai 12, Zhongwan) – Auf halber Höhe zwischen Nabel und Brustbein.

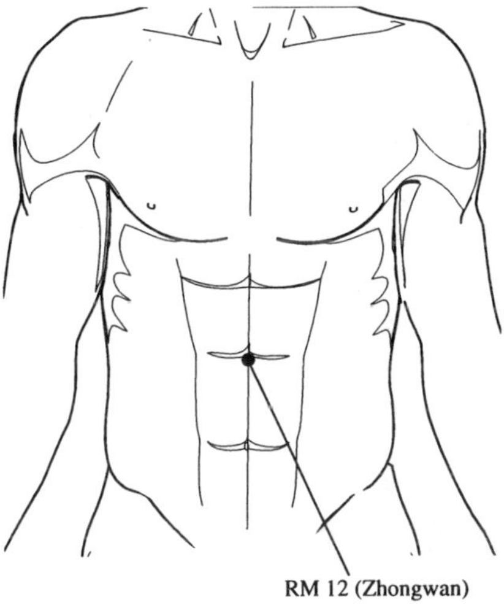

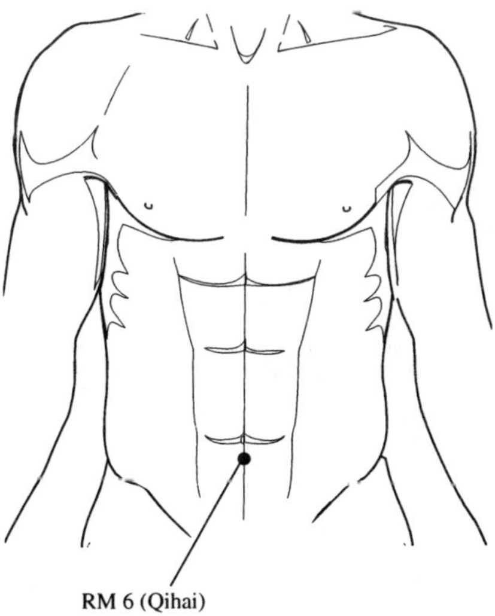

RM 17 (Ren Mai 17, Shanzhong) – Auf einer waagrechten Linie zwischen den Brustwarzen in der Mitte des Brustbeins. Frauen sollten diesen Punkt im Liegen ertasten. In aufrechter Position ziehen die Brustwarzen etwas nach unten.

RM 22 (Ren Mai 22, Tiantu) – In der Mulde direkt oberhalb des Brustbeins.

RM 23 (Ren Mai 23, Lianquan) – Über dem Adamsapfel zwischen Hals und Mundboden.

Jetzt sind Sie bereit für das Lexikon der Selbstheilung. Die Einträge in diesem Lexikon umfassen jeweils:

* eine Zusammenfassung der Ursachen und Symptome des Beschwerdebilds;

* die Akupressur-Punkte, die behandelt werden sollen;

* allgemeine Gesundheitsratschläge, die trotz ihrer Einfachheit sehr wirksam sind.

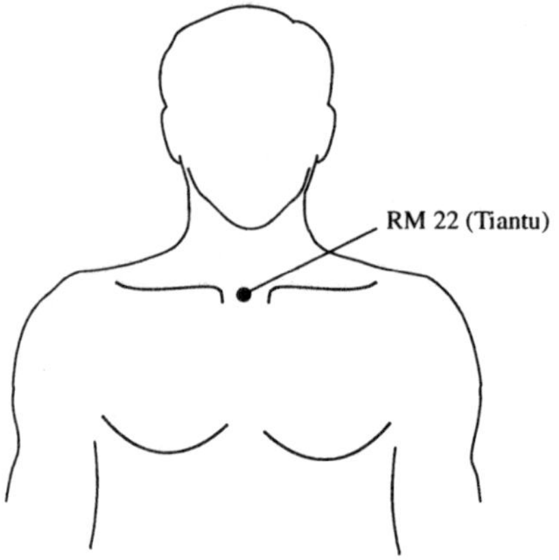

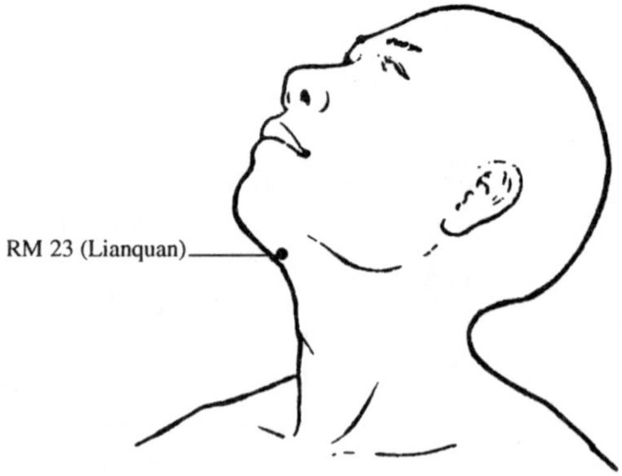

WIEDERHOLUNG: DIE GRUNDTECHNIKEN DES DO-IN

1. Tonisierung

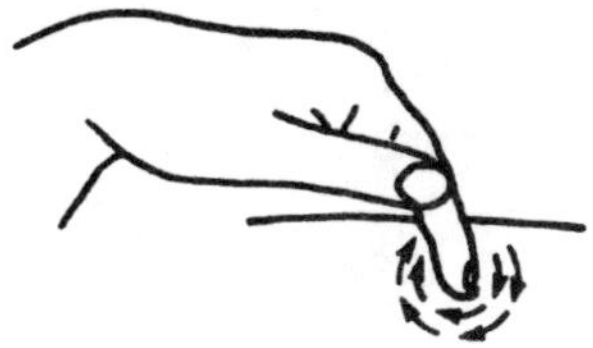

• Um einen Punkt zu tonisieren, drücken Sie diesen mehrmals kurz und energisch und beschreiben dabei zentripetale Kreise im Uhrzeigersinn.

• Die Tonisierung eines Punkts:
– stimuliert den Blutkreislauf,
– verbessert den Muskeltonus,
– stärkt die Organe und das Immunsystem,
– erhöht die Drüsensekretion,
– begünstigt die Ausscheidung von Giftstoffen,
– erhöht die physische, psychische und geistige Energie.

2. Sedierung

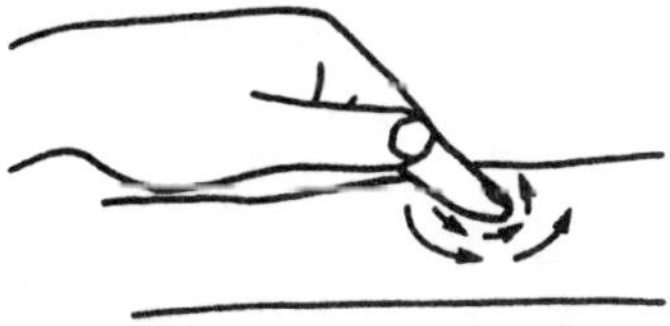

• Um einen Punkt zu sedieren, drücken Sie diesen mehrmals langsam und intensiv und beschreiben dabei zentrifugale Kreise gegen den Uhrzeigersinn.

• Die Sedierung eines Punkts:
– regt den Energiefluß eines blockierten Meridians wieder an,
– entspannt und fördert einen gesunden Schlaf,
– wirkt beruhigend bei starken Emotionen,
– lindert physische Schmerzen.

3. Massage

• In vielen Fällen werde ich Ihnen ohne weitere Anweisungen empfehlen, einen Punkt zu massieren. Sie gehen dann ganz einfach nach Ihrer eigenen Vorstellung vor.

• Denken Sie daran, daß der Druck auf einen Punkt möglicherweise einen leichten Schmerz erzeugen kann. Dieser Schmerz sollte jedoch nicht so stark sein, daß eine Gegenreaktion des Körpers erfolgt. Wenn sich also die Muskeln schützend zusammenziehen, haben Sie zu stark oder zu lange gedrückt.

LEXIKON DER SELBSTHEILUNG

A

AFTERJUCKEN

Juckreiz tritt im allgemeinen bei Infektionskrankheiten auf (Ekzeme, Schuppenflechte, Hauttrockenheit usw.). Afterjucken ist ein relativ verbreitetes Leiden, das durch übermäßige Wärme- und Feuchtigkeitsentwicklung entsteht und häufig durch das Tragen synthetischer Wäsche noch verstärkt wird. Hervorgerufen werden kann Afterjucken aber auch durch eine allergische Reaktion auf Seife, Farbstoffe (Toilettenpapier, farbige Unterwäsche), Damenbinden oder durch Analfissuren und Hämorrhoiden.

Behandlung

- Tonisieren Sie die Punkte DM 4, B 26 und DM 2.
- Massieren Sie mit den Fingerspitzen kräftig das Steißbein. Sie erwärmen es dadurch.
- Tonisieren Sie die Punkte DM 20, DM 15 am Kopf und die Punkte Ma 30 und RM 2 am Schambein.
- Führen Sie täglich am Abend die »Hirschübung« durch, eine Übung aus der altchinesischen Tradition. Dabei werden abwechselnd die Muskeln des Beckenbodens angespannt und wieder entspannt. Achten Sie dabei besonders auf die Schließmuskeln des Afters.

Sonstige Maßnahmen

- Kratzen Sie sich nicht, auch wenn der Juckreiz schier unerträglich ist. Sie würden ihn dadurch nur verschlimmern. Legen Sie lieber Kompressen aus Aloe vera oder Kamille auf.
- Nach dem Stuhlgang sollten Sie den After mit Wasser reinigen. Verwenden Sie aber keine Seife.

AKNE, MITESSER

Anke ist oft das Indiz einer Fehlfunktion der Nieren, der Leber oder in selteneren Fällen der Lunge.

Wenn diese Organe die Giftstoffe des Körpers nicht mehr vollständig abbauen können, übernimmt die Haut diese Funktion. Sie wird fettig; dadurch entstehen Unreinheiten, die die Poren der Haut verstopfen. Die Haarfollikel an der Haarwurzel entzünden sich, und es entstehen Pickel.

Bei Jugendlichen tritt Akne hauptsächlich in der Pubertät auf und ist durch die hormonelle Umstellung bedingt. Nach ein bis zwei Jahren klingt sie in der Regel ab.

Behandlung

- Sedieren Sie den Punkt B 60.
- Tonisieren Sie die Punkte Di 4 und Le 3.
- Massieren Sie den Punkt in der Mitte der vorderen Handgelenksfalte.

Sonstige Maßnahmen

- Nehmen Sie keine Nahrungsmittel zu sich, die die Leber stark belasten, d. h. keine zucker- und fetthaltigen Speisen, keinen Alkohol. Trinken Sie täglich einen Liter Wasser, und achten Sie auf eine tiefe und intensive Atmung.
- Nehmen Sie sich Zeit zur Entspannung, insbesondere in hektischen Zeiten, denn auch Streß kann das Auftreten von Akne begünstigen.

ALKOHOLMISSBRAUCH

Alkohol führt oft zu Mißbrauch und widerspricht damit dem Bild des harmlosen Stimmungsmachers. Kopfschmerzen, Übelkeit und Erbrechen erinnern uns daran, daß man beim Alkohol schnell zu weit geht.

Leider hält diese Kehrseite des Alkohols viele Menschen nicht davon ab, immer wieder rückfällig zu werden. Die sozialen und gesundheitlichen Folgen können für den einzelnen katastrophal sein.

Behandlung

• Wenn Sie zuviel getrunken haben und wieder einen klaren Kopf bekommen wollen, drücken Sie mit dem Nagel des rechten Daumens kräftig auf den Punkt, der direkt auf der Nasenspitze liegt, sowie auf den Punkt P 6 am Handgelenk.

• Zur Entgiftung des Dickdarms stimulieren Sie den Punkt Di 20 an der Wurzel der beiden Nasenflügel.

• Massieren Sie den Punkt Le 3 für die Leber sowie den unteren Rand des Brustkorbs, insbesondere die Verlängerung der beiden letzten Rippen auf beiden Seiten.

Sonstige Maßnahmen

• Bei Alkoholproblemen sollten Sie einen Psychologen aufsuchen. Dieser kann Ihnen helfen, aus der Sucht herauszufinden.

• Untersuchungen haben gezeigt, daß die richtige Diät bei der Bekämpfung von Alkoholsucht unterstützend mitwirkt. Diese Diät besteht aus viel Eiweiß, Gemüse und Obst. Eine zucker- und kohlenhydratreiche Ernährung bewirkt einen gegenteiligen Effekt.

ANGINA

Angina ist eine Halsentzündung, die schnell auf die Mandeln und den Rachen übergreift, wenn sie nicht sofort behandelt wird. Begleiterscheinungen sind häufig Fieber und Schluckbeschwerden.

Behandlung

• Massieren Sie dieselben Punkte wie bei einer Mandelentzündung, d. h. die Punkte Di 4, N 1 und Lu 11 am äußeren Fingernagelrand des Daumens.

• Massieren Sie zusätzlich die Punkte DM 14 und DM 15.

Sonstige Maßnahmen

• Gurgeln Sie mehrmals täglich mit Salzwasser (verwenden Sie Meersalz) bzw. mit Salbei- oder Thymiantee.

• Legen Sie Umschläge mit Heilerde auf den Hals.

ANGSTZUSTÄNDE

Befällt Sie am Abend vor einem großen Ereignis eine unkontrollierbare Nervosität? Oder quält Sie die ständige Sorge um Ihr finanzielles Auskommen? Geraten Sie in Schweißausbrüche, wenn Sie eine Entscheidung treffen müssen? Oder verursachen Ihnen angespannte Situationen Herzklopfen, und Sie fangen an zu zittern?

Das sind alles Symptome von Angst, Streß und Panik. Und obwohl sie manchmal zum Lachen verleiten können, sind sie für das Opfer alles andere als komisch. Wenn derartige Zustände häufig auftreten, sollten Sie etwas dagegen unternehmen.

Behandlung

• Zur Stärkung Ihrer psychischen Stabilität massieren Sie die Punkte N 1 und N 2. Massieren Sie ebenfalls die Lendenwirbeln im Bereich der Taille, insbesondere den Wirbel, der auf Höhe des Nabels liegt.

• Massieren Sie den Punkt RM 15 im Uhrzeigersinn.

• Wenn Sie unter Herzklopfen leiden, massieren Sie den Bereich des Schwertfortsatzes (am unteren Ende des Brustbeins) sowie die Punkte H 7 und P 6.

• Versuchen Sie, die Stelle Ihres Körpers zu lokalisieren, an der die Angstsymptome am stärksten auftreten. Häufig ist das der Bauch, die Brust oder der Hals. Ertasten Sie die empfindlichen Punkte auf diesen Stellen. Massieren Sie alle diese Punkte, und atmen Sie dabei langsam und tief durch.

Sonstige Maßnahmen

• Wenn Sie an chronischen Angst- oder Streßsymptomen leiden, sollten Sie nach Momenten suchen, in denen Sie sich ausgeglichen und entspannt fühlen. Lassen Sie sich dabei helfen, wenn Sie es allein nicht schaffen.

• Die Visualisierungstechnik ist eine Methode der Selbstbehandlung, die übrigens auch bei Angstzuständen hilfreich ist.

ANOREXIE

Anorexie hat zwei unterschiedliche Ausprägungen. Die erste, häufigere Form ist eine vorübergehende Störung und meist streßbedingt. Sie äußert sich in Appetitlosigkeit, die sich aber nach einer gewissen Zeit wieder normalisiert.

Die zweite Form, Anorexia nervosa, ist die pathologische Form. Sie manifestiert sich in einem Appetitverlust, der bis zur Nahrungsverweigerung reichen kann. Diese Form der Anorexie, die man häufig bei jungen Mädchen findet, kann alternierend mit Bulimie, d. h. mit einem übermäßigen Eßbedürfnis, auftreten.

Behandlung

• Bei vorübergehender Appetitlosigkeit stimulieren Sie die Punkte Ma 36, RM 12 und die Mitte des Fußrists.

• Bei anhaltendem Appetitmangel und bewußter Nahrungsverweigerung mit der Folge einer allgemeinen körperlichen Schwächung massieren Sie den Nabel und den Bereich um den Nabel (in einem Umkreis von zwei Fingerbreiten) sowie die Punkte DM 4, Ma 30, RM 6, N 1 und N 2. Dies sind die zentralen Punkte der Lebensenergie.

Sonstige Maßnahmen

Bei Anorexia nervosa sollten Sie einen Psychologen oder Therapeuten aufsuchen, der Ihnen bei der Erforschung der tatsächlichen Ursachen Ihrer Erkrankung hilft.

APHTHEN

Aphthen sind entzündliche Veränderungen der Mundschleimhaut, die harmlos, aber sehr unangenehm sind. Sie treten häufig bei Jugendlichen und jungen Erwachsenen auf und sind meist auf Streß oder eine gestörte Verdauung zurückzuführen.

Behandlung

• Massieren Sie die Punkte RM 23 und DM 27.

• Massieren Sie ebenfalls:

– die äußeren Punkte der Mundwinkel;

– die Muskeln des Ober- und Unterkiefers.

• Wenn die Mundschleimhaut häufig entzündet ist, sollten Sie darauf achten, daß Ihre Speisen nicht zu stark gewürzt sind.

Sonstige Maßnahmen

• Kauen Sie Bienenharz.

• Spülen Sie den Mund mit Zitronen- oder Salzwasser.

APPETITLOSIGKEIT

Siehe unter *Anorexie*.

ARTERIOSKLEROSE

Arteriosklerose entsteht durch Fett- und Kalkablagerungen an den Arterienwänden. Diese verhärten und verdicken sich dadurch. Arteriosklerose erhöht somit das Risiko, einen Herzinfarkt zu erleiden oder an Angina pectoris zu erkranken.

Behandlung

Die Behandlung folgender Punkte unterstützt die Herzfunktion.

• Massieren Sie den Rücken beidseits des vierten und fünften Brustwirbels. Massieren Sie die Punkte etwas kräftiger, die drei Fingerbreit neben der Mittellinie liegen.

• Massieren Sie den Punkt RM 17. Wenn Sie auf dem Rücken liegen, finden Sie diesen Punkt auf der Mittellinie auf Höhe der Brustwarzen.

• Massieren Sie ebenfalls das untere Ende des Brustbeins.

• Massieren Sie an den Handgelenken die Punkte H 7 und P 6 sowie den Punkt in der Mitte der inneren Handgelenksfalte.

• Lesen Sie zur Stabilisierung Ihres Blutdrucks unter *Herzfunktionsstörungen* nach.

• Die Giftstoffe und das Cholesterin, die sich in den Arterien ansammeln, müssen vom Körper ausgeschieden werden. Diesen Vorgang können Sie von außen unterstützen.

– Massieren Sie hierzu ausgiebig den Bereich hinter dem Schienbein, der sich 6 bis 7 cm oberhalb des Innenknöchels befindet. Massieren Sie die schmerzhaften Stellen dieser Region etwas kräftiger.

– Stimulieren Sie die Punkte Ma 36, MP 6 und Di 4.

– Massieren Sie möglichst oft den gesamten Bereich der Kniekehle.

Sonstige Maßnahmen

Meiden Sie folgende Risikofaktoren: Tabak, Alkohol, Anti-Baby-Pille, Bewegungsmangel, Übergewicht, Streß und üppige Mahlzeiten.

ARTHRITIS

Neben Grippe und Rückenleiden zählen Gelenkerkrankungen zu den häufigsten Krankheitsbildern. In der Regel sind ältere Menschen, vereinzelt aber auch Kinder davon betroffen.

Arthritis tritt meist sporadisch auf. Die Krankheit äußert sich in sehr schmerzhaften Entzündungen, die so weit gehen können, daß das betroffene Gelenk unbeweglich wird.

Arthritis bei Kindern ist typisch während Wachstumsphasen und verschwindet anschließend von selbst. Bei Erwachsenen tritt Arthritis jedoch meist in chronischer Form auf, vor allem wenn die Gelenke betroffen sind.

Behandlung

• Sedieren Sie die folgenden Punkte, wobei Sie einen festen Druck ausüben:

– am Handgelenk die Punkte Lu 7, P 6 und P 5;

– am Fußknöchel die Punkte G 38, N 6, B 60, B 62 und N 2.

• Tonisieren Sie am Rücken den Punkt auf Höhe des ersten Brustwirbels, eineinhalb Daumenbreit von der Mittellinie entfernt.

Sonstige Maßnahmen

• Verzichten Sie auf säurebildende Nahrungsmittel wie Fleisch (außer Geflügel), Zitrusfrüchte (Orangen, Grapefruit, Zitronen, Äpfel usw.), Zucker und Alkohol.

• Trinken Sie täglich einen Liter Wasser, um die Giftstoffe aus Ihrem Körper zu schwemmen.

ARTHROSE

Die Krankheit beginnt mit einem Gefühl der Steife; der Betroffene fühlt sich wie »eingerostet« und glaubt, sich bewegen und die Gelenke lockern zu müssen. Die Gelenke schmerzen allerdings dabei noch nicht. Erst im zweiten Stadium wird die Krankheit nach und nach schmerzhaft.

Arthrose kann unterschiedliche Ursachen haben. Sie kann durch folgende Faktoren ausgelöst werden:

– eine Verletzung (Unfall; wiederholte leichte Stoßeinwirkungen wie z. B. im Leistungssport; falsche Körperhaltung);
– eine schlechte Durchblutung;
– eine Verformung der Gelenke;
– eine Drüsenfehlfunktion;
– eine erblich bedingte Fehlfunktion usw.

Behandlung

• Massieren Sie ausgiebig die Punkte MP 5, G 38 und B 60.

Sonstige Maßnahmen

• Arthrose an den Fußgelenken können Sie durch das Tragen bequemer Schuhe mit einer stützenden Einlage für die Fußsohlen verhindern oder lindern.

• Bei Arthrose an den Hüft- und Kniegelenken sollten Sie ein häufiges Hinknien und Bücken vermeiden. Priester und Hausfrauen, die oft knien, leiden besonders häufig an einer Kniegelenkarthrose.

• Tragen Sie keine schweren Taschen und Koffer, um Ihre Schultern nicht zu sehr zu belasten.

• Wenn Sie bei Ihrer Arbeit Werkzeuge benutzen, sollten Sie Ihre Fingergelenke mit Hilfe von Handschuhen schonen, die an der Handfläche gut gepolstert sind. Überziehen Sie die Stahlrohre Ihrer Gartengeräte mit weichem Kautschuk.

ASTHENIE

Asthenie ist ein allgemeiner Schwächezustand, der nach einer Krankheit, in Wachstumsphasen (besonders bei Jugendlichen) oder infolge starker physischer, psychischer oder intellektueller Anstrengung auftreten kann. Sie geht mit einer ausgeprägten Antriebs- und Lustlosigkeit sowie einem starken Schlaf- und Ruhebedürfnis einher.

Behandlung

• Tonisieren Sie die Punkte Ma 36, 3E 5 und RM 6.

• Bei depressiver Verstimmung tonisieren Sie zusätzlich die Punkte N 1, N 2, RM 6, DM 4 und B 36.

Sonstige Maßnahmen

• Eine allgemeine Schwächung ist der beste Moment, sich zum Beispiel zu einem Gesundheitsurlaub in einem Kur- oder Badeort zu entschließen!

• Achten Sie auf eine eiweißreiche Ernährung.

• Eine Ginseng-Kur wird Ihnen ebenfalls gut bekommen.

ASTHMA

Asthma tritt in drei unterschiedlichen Formen auf: als nervöses Asthma, Bronchialasthma oder Herzasthma.

In allen Fällen äußert sich Asthma in Atemnotanfällen, die von Kreislaufstörungen und einem starken Aushusten von Schleim begleitet werden.

Asthmaanfälle treten meist nachts auf. Der Asthmakranke wacht mit einem einsetzenden Gefühl der Brustenge auf, das sich zunehmend verstärkt. Es folgt ein Husten, bei dem häufig ein zäher Schleim abgesondert wird. Nach Abklingen des Anfalls wird die Atmung wieder normal.

Behandlung

• Sedieren Sie die Punkte B 13 und DM 14 im oberen Rückenbereich.

• Sedieren Sie die Punkte RM 17, RM 22 und RM 23 im oberen Brustbereich.

• Sedieren Sie den Punkt Lu 7 an den Handgelenken.

• Massieren Sie den Allergie-Punkt auf der knorpeligen Falte des Ohrs.

Sonstige Maßnahmen

Achten Sie besonders auf eine richtige Atmung. Eine tiefe, intensive Atmung wirkt auf Ihren Brustraum wie eine Massage. Diese stimuliert und kräftigt Ihre Lunge. Gleichzeitig werden dabei große Mengen an Giftstoffen nach außen befördert, darunter auch jene Stoffe, die Asthmaanfälle auslösen können. Denken Sie immer daran, daß Asthma häufig eine allergische Reaktion ist.

ATEMWEGSALLERGIE

Siehe auch unter *Heuschnupfen.*

Zweifellos werden allergische Reaktionen am häufigsten durch Pollen und Katzenhaare ausgelöst. Aber wie bei allen Allergien ist es auch hier schwierig, die tatsächliche Ursache nachzuweisen. Dennoch scheint sicher zu sein, daß durch das Zusammentreffen mehrerer Faktoren (falsche Ernährungsweise, schlechte Luft, Streß usw.) das Immunsystem geschwächt wird, wodurch dem Entstehen von Allergien und sonstiger gesundheitlicher Probleme Vorschub geleistet wird.

Behandlung

• Bei jeder Form von Allergie sollten Sie die Punkte Di 4, Di 11 und B 13 massieren.

• Wenn Sie an einer verstopfen Nase leiden, massieren Sie die Region beidseits der Nase, beginnend am Nasenflügel bis zum inneren Augenwinkel. Massieren Sie ebenfalls den Bereich zwischen Nase und Oberlippe.

Sonstige Maßnahmen

• Entfernen Sie soweit wie möglich Teppiche, Möbel mit staubfangenden Plüsch- und Stoffbezügen usw.

• Verschiedene Baumaterialien enthalten chemische Substanzen, die dem Immunsystem schaden. Am schädlichsten sind Produkte, die toxische Dämpfe absondern (formaldehydhaltige Wandverkleidungen, Schaumstoff mit Kohlensäurediamid oder Formaldehyd, mit Insektiziden oder Fungiziden behandelte Produkte usw.). Überprüfen Sie deshalb, mit welchen Materialien Sie sich umgeben!

• Achten Sie auf eine ausgewogene Lebensweise. Dazu gehören eine gesunde Ernährung, Freunde, eine richtige Atmung, genügend Freizeit und Erholung.

B

BETTNÄSSEN

Bettnässen ist ein Phänomen, das vor allem bei Kindern auftritt. Bei Erwachsenen kommt es seltener vor. Ob allerdings bei Kindern oder Erwachsenen, die Ursachen sind meist ähnlich. So kann Bettnässen durch eine Blasenschwäche, eine Fehlbildung der Harnwege oder Störungen im Nervensystem ausgelöst werden. Es kann aber auch Ausdruck seelischer Konflikte sein, was bei Rückfälligkeit (d. h. das Kind näßt erneut ein) häufig der Fall ist.

Behandlung

• Massieren Sie den unteren Bereich links und rechts der Wirbelsäule bis zur Hüfte. Massieren Sie außerdem das Kreuzbein und das Steißbein.

• Sedieren Sie die Punkte Ma 36, RM 4 und MP 6.

• Wenn nächtliches Einnässen seelische Gründe hat, massieren Sie den Punkt DM 20 am Kopf sowie den Punkt Le 3 an der Fußoberseite.

• Tritt Bettnässen während der Traumphasen auf, massieren Sie den Punkt H 7.

Führen Sie diese Massagen zwei- bis dreimal täglich am späten Nachmittag und abends durch.

Sonstige Maßnahmen

• Hält das Bettnässen über einen längeren Zeitraum an, sollten Sie einen Arzt aufsuchen, der eine Diagnose stellt.

• Kann der Arzt keine organischen Störungen feststellen, ist das Bettnässen höchstwahrscheinlich seelisch bedingt. Versuchen Sie zusammen mit Ihrem Kind, die zugrundeliegenden Konflikte zu lösen. Machen Sie ihm das Problem des Bettnässens bewußt. Bitten Sie es, auf einem Kalender die Tage anzukreuzen, an denen das Bett trocken bleibt, und belohnen Sie es dafür.

BINDEHAUTENTZÜNDUNG

Bindehautentzündung ist eine Entzündung der Membran, die die Innenseite des Augenlids und die Vorderseite des Augapfels überzieht. In der Regel ist die Entzündung infektiöser Art und verursacht gerötete Augenlider, Juckreiz und Brennen. Teilweise kommt es auch zu einer gelblichen Absonderung am Lidrand.

Behandlung

- Massieren Sie die Punkte Di 4, G 20 und Le 3.
- Massieren Sie auch die schmerzhaften Punkte um das Auge, d. h. am Rand des Knochens der Augenhöhle sowie am Augenbrauenbogen. Massieren Sie den äußeren und inneren Punkt der Augenbrauen besonders ausgiebig.
- Massieren Sie die zentralen Punkte der Lebensenergie: N 1, N 2, DM 4, RM 6, Ma 30 und RM 2.

Sonstige Maßnahmen

- Reiben Sie die Augen nicht. Sie reizen sie dadurch noch mehr.
- Betupfen Sie die Augen mit Kamillen- oder Wegerichaufguß. Das lindert den Juckreiz.

BLASEN

Blasen an Händen und Füßen können schmerzhaft sein, sind aber in der Regel harmlos. Sie sollten sie dennoch bei Auftreten sofort behandeln, damit keine Infektionen entstehen und der Heilungsprozeß beginnen kann.

Behandlung

Im folgenden nenne ich Ihnen einige Punkte, deren Massage den Heilungsprozeß des Gewebes unterstützt und die Schmerzen lindert.

Da die betroffenen Stellen selbst nicht massiert werden können, müssen Sie die symmetrischen Punkte behandeln.

• Massieren Sie kräftig die der Blase entsprechenden Stelle auf der anderen Körperseite. Wenn sich die Blase zum Beispiel an der Außenseite des kleinen linken Zehs befindet, massieren Sie die Außenseite des kleinen rechten Zehs.

• Massieren Sie kräftig die der Blase entsprechenden Stelle am anderen Körperglied auf der gleichen Körperhälfte. Für die Blase an der Außenseite des kleinen linken Zehs massieren Sie zum Beispiel die Außenseite des kleinen linken Fingers.

Sonstige Maßnahmen

• Tragen Sie Aloe-vera-Gel oder Beinwurzsalbe auf.

• Wenn Sie eine lange Wanderung machen wollen, tragen Sie am besten zwei Paar Socken. Damit beugen Sie der Blasenbildung am Fuß vor. Die Reibung findet zwischen den beiden Socken statt und nicht zwischen den Socken und Ihrem Fuß.

BLASENENTZÜNDUNG

Haben Sie Probleme beim Wasserlassen? Oder verspüren Sie ständig das dringende Bedürfnis, die Blase zu leeren, um dann festzustellen, daß Sie sich getäuscht haben? Wenn ja, leiden Sie wahrscheinlich an einer Blasenentzündung. Bei einer Blasenentzündung kann das Wasserlassen zudem schmerzhaft sein, und der Urin kann Eiter oder Blut enthalten.

Die Ursache einer Blasenentzündung ist eine Infektion der Harnwege. Aus anatomischen Gründen trifft man diese Erkrankung bei Frauen häufiger an als bei Männern. Denn die Harnleiter sind bei Frauen kürzer, was dazu führt, daß Bakterien schneller in die Blase gelangen, und die Gefahr eines Kontakt der Harnwege mit bakterienhaltigem Stuhl ist größer.

Behandlung

• Sedieren Sie dreimal täglich ca. drei Minuten lang unter mittlerem Druck den Punkt N 3. Massieren Sie auf dieselbe Weise den Punkt P 6 an den Handgelenken.

• Massieren Sie außerdem:

– die Punkte MP 6 und N 6 am Fußknöchel;

– die Punkte RM 6, MP 12, Ma 30 und RM 2 am Bauch.

• Massieren Sie schließlich unter sanftem Druck die schmerzhaften Stellen auf der Vorder- und Rückseite der Beine.

Sonstige Maßnahmen

• Eine akute Blasenentzündung können Sie mit Antibiotika innerhalb von wenigen Tagen erfolgreich bekämpfen. Sie können aber auch einen »sanfteren« Weg gehen, der mit Sicherheit im Fall einer chronischen Blasenentzündung der angemessenere ist.

• Wechseln Sie häufig Ihre Wäsche, und leeren Sie Ihre Blase bei jedem Wasserlassen vollständig. Dadurch vermindern Sie die Infektionsgefahr. Frauen sollen nach jedem Geschlechtsverkehr die Blase leeren.

• Frauen sollten zudem darauf achten, daß nach dem Stuhlgang keine Fäkalreste in die Schamritze gelangen.

BLUTARMUT

Bei Blutarmut ist der Anteil der roten Blutkörperchen im Blut stark vermindert. Die Symptome der Erkrankung können sehr unterschiedlich sein: ständige Müdigkeit, Ohnmacht, Kurzatmigkeit, Konzentrationsmangel, Gedächtnislücken usw. Die häufigsten Ursachen für Blutarmut sind ein Eisen- und Vitamin-B12-Mangel.

Behandlung

• Stimulieren Sie den Punkt B 17. Massieren Sie ausgiebig den gesamten Bereich zwischen dem siebten Brustwirbel und dem unteren Rand des Schulterblatts.

• Tonisieren Sie die Punkte Ma 36 und N 6.

• Bei Mononukleose sollten Sie zusätzlich die Punkte Di 4, Di 11 und P 5 behandeln.

Sonstige Maßnahmen

• Suchen Sie einen guten Heilpraktiker auf. Er wird Ihnen Vitaminpräparate und Mineralien verschreiben, die Ihre Reserven wieder auffüllen. Die Eisen- und Vitamin-B12-Werte sollten Sie regelmäßig kontrollieren lassen.

• Reichern Sie Ihre Speisen so oft wie möglich mit Zitronensaft an. Das Vitamin C der Zitrone unterstützt die Aufnahme des Eisens.

BLUTHOCHDRUCK

Bluthochdruck ist in den meisten Fällen genetisch bedingt, allerdings neigen auch ältere Menschen zu diesem Beschwerdebild. Jede zehnte Person über 50 Jahren leidet an Bluthochdruck.

Bei akutem Bluthochdruck treten folgende Symptome auf: Kopfschmerzen, insbesondere am Hinterkopf, Herzklopfen, Sehstörungen, nächtliche Beklemmungszustände, Schmerzen in der Brust usw.

Behandlung

• Sedieren Sie den Punkt N 3 am Fußknöchel.

• Sedieren Sie den Punkt Le 2 einen halben Fingerbreit über der Verbindungsstelle zwischen dem ersten und zweiten Zeh.

Sonstige Maßnahmen

• Salzen Sie Ihre Speisen nicht zu sehr. Verwenden Sie ausschließlich unraffiniertes Meersalz. Reduzieren Sie Ihren Fleischverzehr, sofern Sie dies nicht bereits getan haben.

• Meiden Sie aufputschende Substanzen wie Kaffee, Tee, Alkohol und Tabak. Unterlassen Sie alles, die Sie aufregt.

BLUTNIEDERDRUCK

Bei Blutniederdruck ist der Blutdruck in den Schlagadern zu schwach. Ein niedriger Blutdruck manifestiert sich in akuter oder chronischer Form.

Bei akutem Blutniederdruck müssen Sie unbedingt Ihren Arzt aufsuchen. Die chronische Form ist weit weniger dramatisch. Sie tritt permanent oder rekurrent auf. Die begleitenden Beschwerden eines schwachen Blutdrucks sind Schwindel, Sehstörungen und Schwächeanfälle.

Behandlung

Tonisieren Sie den Punkt Lu 9 am Handgelenk sowie den Punkt H 9 am inneren Winkel des Nagelbetts des kleinen Fingers.

Sonstige Maßnahmen

• Essen Sie kräftigende Nahrungsmittel. Suchen Sie einen Heilpraktiker auf, und bitten Sie ihn um ein Stärkungsmittel, wenn Sie keine Besserung verspüren.

BRONCHITIS

Wie der Name bereits vermuten läßt, handelt es sich bei Bronchitis um eine Erkrankung der Bronchien, insbesondere der Schleimhäute. Einer Bronchitis geht häufig ein Schnupfen oder eine Grippe voraus. Meist tritt Bronchitis akut auf; sie kann aber auch chronisch werden.

Die akute Form äußert sich in einem produktiven Husten, Fieber und Schmerzen im oberen Brustbereich. Die chronische Form entsteht häufig aus einer akuten, nicht ausgeheilten Bronchitis. Typisch für Bronchitis sind Hustenanfälle mit schleimigem Auswurf morgens nach dem Aufstehen.

Behandlung

- Stimulieren und erwärmen Sie den Punkt B 13, der zwei Fingerbreit neben der Mittellinie auf Höhe des dritten Brustwirbels liegt, sowie sämtliche schmerzhaften Punkte im oberen Rückenbereich.
- Tonisieren Sie die Punkte RM 12, RM 17, RM 22 und RM 23.
- Sedieren Sie bei chronischer Bronchitis die Punkte Lu 7 und B 13 dreimal täglich. Wenn Sie den Punkt B 13 selbst nicht erreichen, bitten Sie eine Ihnen nahestehende Person, diesen Punkt für Sie zu massieren.

Sonstige Maßnahmen

- Legen Sie lauwarme Heilerdeumschläge auf die Brust und den oberen Rückenbereich auf.
- Trinken Sie Hühnerbouillon und Thymian- oder Salbeitee.

BULIMIE

In der Psychologie gilt Bulimie als Ersatzbefriedigung. Mangelnde Zuneigung oder eine tiefe Unsicherheit können sich in einem übermäßigen Eßbedürfnis äußern, das bis zur Krankhaftigkeit reichen kann.

Bulimie tritt zum Teil im Wechsel mit Anorexie auf. Es handelt sich dabei um ein und dasselbe Krankheitsbild mit unterschiedlicher symptomatischer Ausprägung.

Bulimie führt nicht selten zu organischen Störungen und sollte deshalb unbedingt ärztlich behandelt werden.

Behandlung

- Sedieren Sie den Punkt Ma 36 sowie den Punkt, der in der Mitte des Fußrists liegt. Massieren Sie die Punkte N 2 und RM 12.
- Massieren Sie ausgiebig den Tragus Ihres Ohr, um ein falsches Hungergefühl oder ein übermäßiges Durstgefühl zu beruhigen. Der Tragus ist der kleine knorpelige Teil, der direkt vor dem Ohr liegt und das Ohrloch schützt.

Sonstige Maßnahmen

- Bei Bulimie ist, wie bei Anorexia nervosa, in den meisten Fällen die Hilfe eines Psychologen oder Therapeuten erforderlich.
- Achten Sie auf Ihren Zink-Haushalt. Nach Dr. Laurie Humphries von der Universität in Kentucky konnte nachgewiesen werden, daß ein Zinkmangel Anorexie auslösen kann. Ein nicht gedeckter Zinkbedarf beeinträchtigt den Geruchs- und Geschmackssinn und kann letztlich zu Appetitlosigkeit führen.

D

DIABETES

Diabetes ist eine Stoffwechselkrankheit. Die Bauchspeicheldrüse produziert nicht mehr genügend Insulin, dadurch kommt es zu einem erhöhten Blutzuckerspiegel. Eine Insulingabe von außen ist deshalb erforderlich. Diabetes äußert sich in folgenden Symptomen: Gewichtszunahme, Haarausfall, trockene Haut, Ekzeme, Schwindelanfälle, Mattigkeit, ständiges Durstgefühl.

Behandlung

- Stimulieren Sie die Punkte Di 11 und Le 3.

Akupressur kann natürlich keine Insulingabe ersetzen, aber sie kann die Funktion der Bauchspeicheldrüse anregen.

Sonstige Maßnahmen

- Meiden Sie Zucker (auch in versteckter Form) und Fett. Essen Sie zu jeder Mahlzeit faserhaltige Kost und Vollkornprodukte. Trinken Sie Alkohol nie auf nüchternen Magen und nur in mäßigen Mengen.
- Wenn es Ihr Tagesablauf ermöglicht, sollten Sie nach dem Mittagessen eine Ruhepause einlegen. Oder besser noch, nehmen Sie sich die Zeit für eine viertelstündige Visualisierungssitzung. Eine an der Universität Duke in den Vereinigten Staaten durchgeführte Studie hat ergeben, daß die Zuckertoleranz bei Diabetikern durch die Visualisierung von beruhigenden Bildern (Strand, Ozean, Palmen usw.) nach dem Essen erheblich erhöht wird.

DURCHBLUTUNGSSTÖRUNGEN

Lesen Sie auch unter *Venenentzündung* nach.

Wenn Sie ständig an kalten Händen und Füßen oder an Beinkribbeln leiden, massieren Sie Ellenbogen, Knie, Hände und Füße.

DURCHFALL

Typisch für Durchfall ist ein flüssiger Stuhl und eine zu schnelle Darmentleerung. Die Ursachen für eine Darmstörung dieser Art sind sehr unterschiedlich. Meist verläuft Durchfall harmlos, in einigen Fällen ist er allerdings symptomatisch für ernsthaftere Erkrankungen.

Bei jüngeren Kindern kommt es schnell zu einer starken körperlichen Schwächung und Dehydratation. Wenn Babies und Kleinkinder an Durchfall erkranken, sollten Sie deshalb einen Arzt aufsuchen.

Behandlung

• Massieren Sie den Punkt B 26. Sie stabilisieren dadurch den Dickdarm. Massieren Sie ebenfalls die Punkte DM 4 und B 23, die im selben Bereich liegen.

• Sedieren Sie mehrmals täglich die Punkte Ma 25, Ma 37 und Ma 44.

• Bei auftretendem Fieber sedieren Sie zusätzlich die Punkte Di 11 und Di 4.

• Bei Erbrechen massieren Sie den Punkt P 5 und etwas intensiver den Punkt RM 12.

• Massieren Sie die Punkte Le 3 und Di 4 an Händen und Füßen, wenn Sie Schmerzen im Unterleib verspüren.

Sonstige Maßnahmen

• Um eine Dehydratation zu vermeiden, sollten Sie viel Flüssigkeit zu sich nehmen. Besonders bekömmlich sind Reiswasser und Karottensuppe.

• Meiden Sie Nahrungsmittel mit abführender Wirkung (Pflaumen, Äpfel, Trauben, Rhabarber usw.).

E

EILEITERENTZÜNDUNG

Eine Eileiterentzündung kann, wenn sie unbehandelt bleibt, zu ernsthaften Folgeschäden führen.

Begleiterscheinungen einer Eileiterentzündung sind häufig Fieber, anormale Blutungen sowie Unterleibs- und Rückenschmerzen. Wenn sie falsch behandelt und nicht richtig ausgeheilt wird, kann sie zu Sterilität führen.

Suchen Sie also unverzüglich Ihren Arzt auf, wenn Sie Anzeichen einer Eileiterentzündung vermuten. Er wird Sie mit Sicherheit gründlich untersuchen und eine entsprechende Diagnose stellen.

Ausgelöst werden kann eine Eileiterentzündung zum Beispiel durch eine Eileiterschwangerschaft, eine eitrige und bakterielle Infektion oder einen chirurgischen Eingriff an der Gebärmutter (Anbringen einer Intrauterinspirale, Ausschabung usw.).

Behandlung

- Bitten Sie eine Ihnen nahestehende Person, die Punkte DM 4, B 23, B 26 und DM 2 am Rücken zu massieren.
- Massieren Sie die Punkte Ma 25, RM 6, MP 12, Ma 30 und RM 2 am Bauch.
- Massieren Sie ausgiebig den gesamten Bereich des Kreuzbeins.

Sonstige Maßnahmen

- Bestehen Sie auf ein Kondom, wenn Sie das Vorleben Ihres Sexualpartners nicht kennen. Wenn er dies verweigert, was heute leider noch viel zu oft der Fall ist, tragen Sie am besten ein Pessar. Damit schützen Sie sich vor Geschlechtskrankheiten.

• Legen Sie bei einer Infektion Umschläge aus kalter Heilerde auf den Bauch.

• Stärken Sie Ihr Immunsystem.

EKZEM

Das Ekzem gehört zu den häufigsten Hauterkrankungen. Da es in vielen Fällen genetisch bedingt ist, bricht es das ganze Leben lang immer wieder aus. Es kann an allen Körperstellen auftreten. Die befallene Hautpartie rötet sich und schwillt leicht an. Ekzeme verursachen einen mehr oder minder starken Juckreiz, der mit Abklingen des Beschwerdebilds abnimmt.

Behandlung

• Lesen Sie unter *Hautprobleme* nach, und behandeln Sie die dort angegebenen Punkte.

• Massieren Sie auch die Punkte Le 3, Di 11 und Di 4.

Sonstige Maßnahmen

• Setzen Sie sich keinen allergenen Stoffen wie Nagellack, Nickel, Zement usw. aus. Hitze, Sonne und Kälte können ebenfalls eine Ekzembildung fördern.

• Tragen Sie Kleidung aus Naturfasern, und waschen Sie diese mit neutraler Seife.

• Achten Sie auf eine ausgewogene Lebensweise. Streß und Erschöpfung begünstigen den Ausbruch von Ekzemen.

ERBRECHEN

Erbrechen ist die rückläufige Entleerung von Mageninhalt, Galle oder Magensaft durch den Mund unter extremer Kontraktion des Zwerchfells und der Bauchmuskeln. Die Ursachen für Erbrechen sind sehr unterschiedlich. Es kann durch eine harmlose oder schlimme Vergiftung ausgelöst werden, durch übermäßiges Essen, eine Infektion, eine Gehirnhautentzündung, einen Gehirntumor usw.

Wenn Sie Blut erbrechen oder das Erbrochene bräunlich verfärbt ist, wenn das Erbrechen selbst schmerzhaft ist, insbesondere in der rechten Unterleibshälfte, sollten Sie sich sofort in ein Krankenhaus begeben. Der Grund Ihres Erbrechens könnte eine ernsthafte Ursache haben, z. B. eine Blinddarmentzündung, einen Verschluß usw.

Behandlung

Mit Hilfe der Akupressur können Sie harmloses Erbrechen oft sofort unterbinden.

- Drücken Sie mäßig, aber anhaltend auf den Punkt RM 12, der auf halber Höhe zwischen Nabel und Brustbein liegt.
- Wenn die Behandlung dieses Punkts nicht ausreicht, drücken Sie zusätzlich auf die Punkte RM 22, Ma 14, RM 17 auf der Brust sowie auf die Punkte MP 6, Le 3 und P 6 an den Füßen und Handgelenken.

Sonstige Maßnahmen

- Nach dem Erbrechen sollten Sie eine Stunde lang nichts essen. Der Magen kann sich in dieser Zeit erholen. Nach einer Stunde sollten Sie allerdings trinken, um den Flüssigkeitsverlust auszugleichen.
- Trinken Sie Aloe-vera-Gel. Das beruhigt die Magenschleimhäute, die durch die Verdauungsstörung gereizt wurden.

ERKÄLTUNG

Der Begriff »Erkältung« umfaßt eine Vielzahl virus- oder bakterienbedingter Infektionskrankheiten der oberen Atemwege. Sie erkennen eine Erkältung an folgenden Symptomen: Niesen, verstopfte oder laufende Nase, trockener Husten, trockene Kehle usw.

Behandlung

- Bitten Sie eine Ihnen nahestehende Person, die Punkte DM 15 und G 20 an der Schädelbasis zu tonisieren. In der chinesischen Medizin gelten diese Punkte als der Einlaß der »kalten Winde« die krankheitsauslösend sind. Diese Erklärung mag seltsam erscheinen, sie hat aber in jedem Fall ihren praktischen Wert.
- Erwärmen Sie die Füße einschließlich der Zehen, indem Sie die Punkte N 1, N 6, N 2 und B 60 stimulieren.
- Tonisieren Sie die Punkte DM 4, B 23, RM 6, Ma 30 und RM 2 sowie den Nabel. Dadurch erwärmen Sie den Körper.
- Stimulieren Sie die Punkte Di 4, B 13, P 5, Lu 2 und H 7, wenn

Sie die ersten Anzeichen einer Grippe oder eines Schnupfens verspüren.

Sonstige Maßnahmen

• Eine heiße Hühnerbouillon ist ein altbewährtes Hausmittel aus Großmutters Zeiten, das wieder neu entdeckt wird.

• Thymian-, Salbei-, Hagebutten- und Zimttee wirken bei Erkältung ebenfalls sehr wohltuend.

ERSTICKUNGSANFALL

Erstickungsanfälle (ausgelöst durch eine verschluckte Gräte oder einen anderen Gegenstand) können zum Tod führen. Wenn also eine Person in Ihrer Anwesenheit zu ersticken droht, müssen Sie schnell handeln.

Behandlung

Bevor Sie die folgenden Punkte behandeln, sollten Sie unverzüglich die im Notfallexikon beschriebenen Notfallmaßnahmen ergreifen.

Wenn der verschluckte Gegenstand beseitigt ist:

• massieren Sie die Punkte P 6, Lu 7 und P 5 an den Handgelenken;

• tonisieren Sie die Punkte RM 23, RM 22 und Lu 2 am Hals und auf der Brust;

• sedieren Sie die Punkte DM 15, DM 14 und B 13 am Rücken.

Sonstige Maßnahmen

Bei leichteren Erstickungsanfällen versucht der Körper von selbst, den verschluckten Gegenstand durch Hochwürgen und spontanes Husten loszuwerden. Unterstützen können Sie diese Reaktionen, indem Sie den Unterleib gegen eine Stuhl- oder Tischkante pressen. Mehr können Sie in diesem Fall nicht tun.

Bei dramatischen, lebensbedrohlichen Erstickungsanfällen, in denen der Betroffene unfähig ist zu sprechen, rufen Sie sofort den Notarzt. Während Sie warten, ergreifen Sie folgende Maßnahmen:

• Wenn es sich um ein Baby oder ein Kleinkind unter einem Jahr handelt, legen Sie es flach über Ihre Oberschenkel. Der Kopf zeigt nach unten. Ist das Kind älter, legen Sie Ihren Arm um das Becken des Kindes und halten es kopfüber. Erwachsene sollten sich nach vorne beugen. Wenn die Person bewußtlos ist, bringen Sie sie in diese Position. Wichtig ist stets, daß der Kopf tiefer liegt als der Rumpf.

• Klopfen Sie anschließend mehrere Male zwischen die Schulterblätter. Drehen Sie den Patienten anschließend um. Der Kopf bleibt unten. Drücken Sie nun viermal hintereinander mit dem Handballen auf den weichen Bereich am unteren Ende des Brustbeins.

• Wenn der Gegenstand nicht entfernt werden konnte und der Patient immer noch nicht atmet, müssen Sie eine Mund-zu-Mund-Beatmung vornehmen.

• Wiederholen Sie diese so lange, bis die Atmung wieder einsetzt oder der Notarzt zur Stelle ist.

Achtung! Wenn die Atmung wieder normal ist, aber der Gegenstand noch nicht nach außen befördert wurde, bedeutet dies, daß er in der Lunge ist. In diesem Fall muß unbedingt ein Arzt aufgesucht werden. Es besteht die Gefahr einer Infektion und/oder inneren Verletzung.

F

FALTEN

Falten sind ein Zeichen des Alterungsprozesses, geben aber noch mehr als Ihr Alter preis. Sie sind ein wichtiger Indikator Ihres Gesundheitszustands. So können zum Beispiel die Furchen, die sich zwischen den Augenbrauen eingraben, ein Hinweis auf eine schwache Leber sein.

Behandlung

Wenn Sie täglich Ihre Do-In-Übungen für das Gesicht durchführen, zögern Sie die Faltenbildung zweifellos hinaus. Um die Massagewirkung zu verstärken, können Sie Ihre tägliche Übung um folgende Punkte erweitern:

- Massieren Sie den Punkt B 1 am inneren Augenwinkel sowie den äußeren Augenwinkel und das dritte Auge.
- Massieren Sie auf einer senkrechten Linie, die über die Pupille verläuft, den Punkt, der ungefähr ein Daumenbreit über den Augenbrauen liegt, sowie die gesamte Linie, die von den Augen bis zu den Mundwinkeln führt.
- Massieren Sie die Vertiefungen unterhalb der Backenknochen und die Kiefermuskeln, insbesondere die Unterkiefermuskeln.

Sonstige Maßnahmen

- Schlafen Sie auf dem Rücken. Wenn Ihr Gesicht nicht auf dem Kissen liegt, kann es auch nicht »verknittern«.
- Wenn Sie sich in der Sonne aufhalten, sollten Sie Ihr Gesicht mit einer Sonnencreme schützen. Tragen Sie auch eine Sonnenbrille. Dadurch vermeiden Sie die Bildung von Krähenfüßen.

• Verwenden Sie für das Gesicht nur hochwertige Kosmetika.

FIEBER

Fieber erfüllt eine sehr nützliche Funktion. Es ist ein notwendige Sicherheitsventil, wenn sich im Körper ein Infektionsherd gebildet hat. Deshalb sollten Sie diese natürliche Reaktion des Körpers nicht in jedem Fall unterdrücken.

Da jedoch Fieber das Symptom einer versteckten organischen Störung ist, sollten Sie seiner Ursache auf den Grund gehen und diese mit den Mitteln der klassischen oder alternativen Medizin bekämpfen.

Extrem hohes Fieber ist nicht ungefährlich und kann im schlimmsten Fall zum Tod führen. Sie sollten in derartigen Situationen unbedingt fiebersenkende Maßnahmen ergreifen und einen Arzt aufsuchen.

Behandlung

• Sedieren Sie die Punkte Di 11 und Di 4 am Arm und an der Hand. Bitten Sie eine Ihnen nahestehende Person, den Punkt DM 14 am Rücken oberhalb des ersten Halswirbels zu massieren. Die Behandlung dieser Punkte wirkt fiebersenkend.

• Massieren Sie den Bereich links und rechts des Adamsapfels. Sie stimulieren damit die Schilddrüse, die Ihre Körpertemperatur reguliert.

• Massieren Sie die Punkte RM 23 und RM 22 am Hals sowie den Punkt H 7 an den Handgelenken und den Punkt DM 15 am unteren Ende des Brustbeins.

Sonstige Maßnahmen

• Nehmen Sie viel Flüssigkeit zu sich. Selbstgemachte Limonade aus frischen Zitronen mit Ananas- oder Birnensaft gesüßt ist besonders reich an Vitamin C. Auch verschiedene Kräutertees wirken bei Fieber sehr wohltuend. Sie haben die Wahl zwischen Eukalyptus-, Salbei-, Thymian-, Rosmarin-, Kamillen-, Eisenkraut- und Hagebuttentee.

• Legen Sie kalte Umschläge auf Stirn und Nacken auf.

FIEBRIGKEIT

Fiebrigkeit ist ein Zustand nervöser Überreiztheit, der mehr oder minder instabil macht. Sie haben daher den Eindruck, das geringste Ereignis könne Sie aus der Bahn werfen. Sie müssen also wieder »Boden unter den Füßen gewinnen« d. h. zu Ihrem existentiellen Gleichgewicht zurückfinden (siehe *Kapitel 6*).

Lesen Sie auch unter *Angstzustände* und *Nervosität* nach.

Behandlung

• Massieren Sie die Punkte N 2 und N 1 an den Füßen sowie die Punkte H 7, P 6 und P 5 an den Handgelenken.

Sonstige Maßnahmen

• Lesen Sie den Abschnitt *Wie Sie Ihr Hara über die Atmung stärken* (*Kapitel 6*).

• Verzichten Sie auf Nahrungsmittel mit aufputschender Wirkung: Tee, Kaffee, Coca-Cola, Schokolade usw.

FLATULENZEN

Manchmal lustig, oft peinlich – Flatulenzen sind in erster Linie ein Zeichen schlechter Verdauung. Wenn die Nahrung vom Körper schlecht verwertet wird, setzt ein Gärungsprozeß ein, und es bilden sich Darmgase.

Im übrigen muß auch die Luft, die Sie beim Essen und Trinken schlucken, den Körper wieder verlassen. Wenn dies nicht durch Aufstoßen geschieht, passiert es notwendigerweise über den Darm.

Lesen Sie auch unter *Verstopfung*, *Durchfall* und *Gastroenteritis* nach.

Behandlung

• Massieren Sie die Punkte DM 4 und B 23 am Rücken.

• Massieren Sie die Punkte Ma 35 und MP 6 an den Beinen.

Sonstige Maßnahmen

• Verzichten Sie auf Nahrungsmittel und Getränke, die die Bildung von Darmgasen fördern, z. B. Kohl, Rüben, Bohnen, Bier, Roggenprodukte usw.

• Wenn Sie sich gebläht fühlen, sollten Sie bestimmte Pflanzen und Kräuter mit blähungshemmender Wirkung essen. Dies sind zum Beispiel Engelwurz, Dill, Anis, Basilikum, Kamille, Kardamom, Sellerie, Chicoree usw.

FUSSPILZ

Fußpilz holt man sich nicht nur in öffentlichen Badeanstalten. Er lauert praktisch überall, auch auf den Fliesen Ihres Badezimmers. Eine feuchte, warme Umgebung reicht aus, damit er sich ausbreiten kann. Am besten vermeiden Sie Fußpilz, indem Sie die Füße stets trocken halten.

Behandlung

In der altchinesischen Medizin heißt es, daß Fußpilz in einem Körper gedeiht, in dem das Element »Feuer« nur schwach vorhanden ist. Sie müssen also diese Energie in Ihrem Organismus stärken.

• Massieren Sie die Punkte DM 4, B 23 und B 26 im unteren Rückenbereich.

• Massieren Sie möglichst oft Hände und Füße, wobei Sie die Verbindungsstellen zwischen den Fingern und den Zehen besonders intensiv massieren.

Sonstige Maßnahmen

• Halten Sie die Füße trocken. Wenn Sie zu Fußschweiß neigen, sollten Sie häufig die Socken wechseln. Tragen Sie keine Schuhe, die die Atmung des Fußes behindern.

• Tragen Sie Ihre Socken nie zwei Tage hintereinander, damit sie in der Zwischenzeit gut austrocknen. Falls Sie sie doch an zwei aufeinanderfolgenden Tagen tragen, sollten Sie sie zumindest mit einem Haarfön vollständig trocknen.

• Tragen Sie im Sommer Sandalen oder gehen Sie barfuß.

G

GALLENBLASE

Siehe unter *Gallensteine* und *Stauungsleber*.

GALLENKOLIK

Siehe unter *Gallensteine*.

GALLENSTEINE

Gallensteine entstehen durch die Ablagerung von Mineralien in der Leber. Diese bilden Konkremente, die sich gesundheitsschädigend auswirken, wenn sie größer werden. Ein kleinerer Stein kann den Gallenblasenkanal verstopfen. Dadurch sammelt sich Galle in der Gallenblase an, was zu äußerst schmerzhaften Koliken sowie zu Übelkeit, Erbrechen und Fieberanfällen führt.

Gallensteine werden vom Körper manchmal selbst entfernt, d. h. sie werden aufgelöst und abtransportiert. Aber das ist nicht immer der Fall. Wenn sie sich nicht auflösen, müssen sie durch einen medizinischen Eingriff entfernt werden, um größere Komplikationen zu vermeiden.

Behandlung

• Zur Förderung des Auflösungsprozesses bzw. zur Unterstützung des Heilungsprozesses nach einer chirurgischen Entfernung der Gallensteine:

– tonisieren Sie die Punkte G 34 und G 41 und sedieren die Punkte Di 4 und Ma 36;

– massieren Sie auf einer senkrechten Linie beginnend bei den Brustwarzen beidseits den Brustkorb entlang bis zu den äußeren freien Rippen.

• Bei Anzeichen einer akuten Gallenkolik massieren Sie die Rippen unterhalb der Brustwarzen sowie die entsprechende Stelle am Rücken.

Sonstige Maßnahmen

Das Risiko, Gallensteine zu produzieren, ist bei dicken Menschen doppelt so hoch wie bei schlanken Menschen. Abspecken ist also die beste vorbeugende Maßnahme. Sie sollten sich allerdings für eine sanfte Diät entscheiden, denn ein Gewichtsverlust von mehr als einem Pfund pro Woche bewirkt das Gegenteil, d. h. das Risiko nimmt zu, anstatt zu fallen.

GASTROENTERITIS

Gastroenteritis ist eine Entzündung der Schleimhäute des Magens und des Dünndarms. Man erkennt sie an folgenden Symptomen: Unterleibskrämpfe, Übelkeit, Erbrechen und Durchfall. Gastroenteritis ist in der Regel harmlos, in seltenen Fällen nimmt sie einen dramatischeren Verlauf.

Meist wird sie durch einen Virus oder durch Bakterien ausgelöst, allerdings kann sie auch durch die Aufnahme von Giftstoffen über die Nahrung und das Wasser verursacht werden.

Behandlung

• Tonisieren Sie zweimal täglich die Punkte Ma 16 und MP 6.

• Erwärmen Sie die Punkte RM 12, Ma 25, RM 6, RM 15, MP 4 und Ma 45.

Sonstige Maßnahmen

• Gehen Sie der Ursache der Entzündung nach. Sie können dann gegebenenfalls die auslösenden Substanzen meiden.

• Nehmen Sie viel flüssige Nahrung zu sich, wenn Sie starken Durchfall bekommen. Sie verhindern dadurch eine Dehydratation des

Körpers. Dies ist bei Babies und Kleinkindern besonders wichtig. Trinken Sie zum Beispiel einen Liter warmes Wasser mit zwei Suppenlöffeln Honig und einem halben Kaffeelöffel unraffiniertem Meersalz.

GEDÄCHTNISSCHWUND

Obwohl Gedächtnisschwund hauptsächlich im vorangeschrittenen Alter zum Ausdruck kommt, können auch jüngere Menschen davon betroffen sein. Allerdings ist bei diesen das Phänomen weit weniger ausgeprägt und verschwindet im allgemeinen nach einiger Zeit von selbst.

Gedächtnisschwund kann eine Begleiterscheinung bei extremer Müdigkeit oder psychischer Instabilität sein oder während der Schwangerschaft auftreten und zählt nicht zuletzt zu den zahlreichen prämenstruellen Beschwerdebildern.

Behandlung

• Massieren Sie die Oberseite der Finger und Zehen. Massieren Sie die Nagelränder sowie die äußeren Finger- und Zehenglieder besonders intensiv.

• Massieren Sie den Punkt Ma 36 und die Mitte des Fußrists.

• Stimulieren Sie die Punkte DM 15, DM 14 und DM 4 am Rücken und den Punkt DM 20 am Kopf.

Sonstige Maßnahmen

• Ihr Gedächtnis ist ein Spiegel Ihrer Gesamtverfassung. Wenn es Ihnen häufig den Dienst versagt, ist das zweifellos ein Zeichen dafür, daß Sie etwas für Ihre Gesundheit unternehmen müssen.

• Das Gedächtnis mag zwar gewisse Dinge vergessen, aber es entwickelt sich auch weiter. Trainieren Sie es, indem Sie versuchen, sich Namen, Gesichter, Telefonnummern usw. zu merken.

• Schreiben Sie zunächst auf, was Sie behalten wollen. Es wird Ihnen leichter fallen, Geschriebenes im Gedächtnis zu speichern.

GERSTENKORN

Ein Gerstenkorn ist eine lokale Entzündung der Liddrüsen am Auge. Der Furunkel ist zunächst klein, wächst, wird rot und schmerzempfindlich. Unter Umständen kann er zu eitern beginnen.

Behandlung

• Massieren Sie den Punkt B 1 am gegenüberliegenden Auge. Vor und nach der Massage waschen Sie sich gründlich die Hände, damit Sie die Infektion nicht übertragen.

• Massieren Sie am Hinterkopf die beiden Punkte, die den Augen gegenüberliegen.

• Massieren Sie auch die folgenden Punkte:

– G 20 im Nacken;

– P 5, Di 4 und P 6 an den Händen;

– Le 3, G 41 und N 1 an den Füßen;

– Lu 2, Ma 14, Ma 25, MP 12, Ma 30 und RM 2 auf der Körpervorderseite.

Sonstige Maßnahmen

• Legen Sie mehrmals täglich während zehn Minuten feuchte lauwarme Kompressen auf das entzündete Auge. Sie können die Wirkung der Kompressen noch verbessern, indem Sie Aloe-vera-Gel oder Kamillenblüten in das Wasser geben. Die darin enthaltenen Substanzen wirken sehr wohltuend.

• Drücken Sie das Gerstenkorn nicht aus.

GICHT

Wie alle arthritischen Erkrankungen entsteht Gicht durch erhöhte Harnsäurewerte im Gewebe oder in den Gelenken. Von der Krankheit sind hauptsächlich Männer betroffen (zwanzigmal häufiger als Frauen). Gicht kann sehr schmerzhaft sein. Häufig werden die großen Zehen von Gicht befallen.

Behandlung

• Sedieren Sie die Punkte B 60 und Ma 41 sowie die vier Punkte auf den Verbindungsstellen zwischen den Zehen.

• Massieren Sie möglichst oft Ihre Füße. Die Wärme tut ihnen gut.

Sonstige Maßnahmen

• Verzichten Sie auf Nahrungsmittel, die die Bildung von Harnsäure begünstigen, d. h. Zitrusfrüchte, Zucker, Alkohol, gebratenes Fleisch, Kaffee usw. Die Ernährung spielt bei der Behandlung arthritischer Erkrankungen eine besonders große Rolle.

• Nehmen Sie häufig ein heißes Bad, dem Sie einen Beinwurz- oder Brennesselaufguß beifügen.

GRIPPE

Grippe ist eine Viruserkrankung mit meist harmlosem Verlauf. Nur in seltenen Ausnahmefällen zeigt sie verheerende Wirkungen. Die Spanische Grippe zu Beginn des 20. Jahrhunderts forderte zum Beispiel mehr Opfer als der Erste Weltkrieg.

Eine Grippe beginnt häufig mit einem einfachen Schnupfen, zu dem die verschiedensten Begleiterscheinungen hinzukommen: Muskelschmerzen, Kopfschmerzen, Fieber und Atemnot.

Lesen Sie auch unter *Kopfschmerzen*, *Durchfall* und *Fieber* nach.

Behandlung

• Massieren Sie die Punkte DM 15 und G 20 sowie den Bereich zwischen der hinteren Schädelbegrenzung und den Kiefergelenken.

• Massieren Sie die Punkte Di 11, P 5, Di 4, P 6 und Lu 7 an den Armen und Handgelenken.

Sonstige Maßnahmen

• Wenn Sie die richtigen Maßnahmen ergreifen, werden Sie nach ein paar Tagen wieder gesund sein. Gönnen Sie sich vor allem viel Ruhe. Trinken Sie viel, um den Darm durchzuspülen, und achten Sie auf eine ausreichende Vitamin-C-Zufuhr.

GÜRTELROSE

Gürtelrose äußert sich ähnlich wie Windpocken. Es handelt sich übrigens um denselben latent vorhandenen Virus, der bei Erwachsenen allerdings ein anderes Erscheinungsbild zeigt.

Meist ist Gürtelrose harmlos, kann jedoch in seltenen Fällen zu Komplikationen führen und die Funktion der Nerven und Augen beeinträchtigen.

Gürtelrose ruft ein brennendes Gefühl auf Höhe der Rippen hervor, entweder auf der Brust oder am Rücken (aber stets nur auf einer Körperseite, d. h. links oder rechts). Begleiterscheinungen sind leichtes Fieber, Kopfschmerzen und Müdigkeit.

Behandlung

- Massieren Sie die Punkte N 6 und N 7.
- Wie bei Verbrennungen massieren Sie die anatomisch gegenüberliegenden Stellen. Wenn also die Gürtelrose auf der linken Brustseite auftritt, massieren Sie den entsprechenden Punkt auf der rechten Brustseite sowie die gegenüberliegende Stelle am Rücken.
- Lesen Sie auch unter *Hautprobleme* nach.

Sonstige Maßnahmen

- Wenn die Gürtelrose an den Augen auftritt, suchen Sie einen Augenarzt auf.
- Tragen Sie Aloe-vera-Gel auf die betroffenen Stellen auf. Dadurch lindern Sie das zum Teil heftige Brennen.

H

HAARAUSFALL

Haarausfall hat verschiedene Ursachen. Er kann zum Beispiel erblich bedingt sein. In diesem Fall bietet die Akupressur keine Hilfe. Auch der langsam voranschreitende (im allgemeinen partielle) Haarausfall ist in der Regel nicht aufzuhalten. Sie können den Prozeß vielleicht durch eine gesunde Lebensweise etwas verlangsamen.

Ist der Grund Ihres Haarausfalls jedoch organischer Natur (Streß, eine Funktionsstörung der Leber, der Nieren oder des Darms, eine schlecht durchblutete Kopfhaut usw.), kann die Akupressur tatsächlich hilfreich sein. Das schließt jedoch nicht aus, daß Sie Ihre Lebensgewohnheiten ändern müssen.

Behandlung

• Mit einer regelmäßigen Massage der Kopfhaut können Sie einem Haarausfall vorbeugen. Wenn Ihre Kopfhaut entspannt ist, wird sie besser durchblutet, und die Haare wachsen besser. Außerdem verleiht eine Massage den vorhandenen Haaren mehr Fülle und Glanz.

Beugen Sie den Kopf nach vorne, legen Sie die Fingerspitzen an der Kopfhaut an, und massieren Sie die Kopfhaut mit kreisförmigen Bewegungen. Sie spüren, wie sich Ihre Kopfhaut über den Schädel bewegt. Massieren Sie die Mittellinie besonders intensiv. Beginnen Sie an der Stirn, und wandern Sie langsam zum Nacken. Richten Sie sich nach ein paar Minuten auf, um Schwindelanfälle zu vermeiden.

Massieren Sie Ihre Kopfhaut täglich auf diese Weise.

• Massieren Sie den Punkt B 40 sowie die Punkte DM 2 und N 2.

Sonstige Maßnahmen

• Achten Sie darauf, daß Sie alle lebensnotwendigen Nährstoffe zu sich nehmen. Eiweiß, Vitamin E und B, Lecithin und Kieselsäure sind für eine gesunde Kopfhaut besonders wichtig.

• Gehen Sie vorsichtig mit Kamm und Bürste um.

HÄMORRHOIDEN

Hämorrhoiden entstehen, wenn sich das Blut in den kleinen Venen des Afterbereichs staut. Als begünstigende bzw. auslösende Faktoren gelten Verstopfung, Übergewicht und Schwangerschaft. Bei Verstopfung werden während der Stuhlentleerung die Venen gedehnt, die bei übermäßiger Dehnung aus dem After heraustreten können. Hämorrhoiden verursachen Juckreiz, Blutungen und Analfissuren.

Behandlung

• Führen Sie täglich während fünfzehn Minuten folgende Massage durch:

1. Massieren Sie beginnend an der Achillessehne gleichzeitig die Mittellinie auf der Rückseite beider Beine. Wandern Sie über die Waden hoch bis zur Kniekehle (massieren Sie dort den Punkt B 40 etwas intensiver). Massieren Sie weiter über die Oberschenkel bis zur Gesäßfalte.
2. Sedieren Sie anschließend die Punkte MP 6 und Le 2.
3. Massieren Sie mit den Fingerspitzen intensiv den gesamten Unterleibsbereich, insbesondere die Region über dem Schambein und den Leisten. Diese Massage fällt Ihnen leichter, wenn Sie sich etwas nach vorne beugen. Ihr Bauch ist in dieser Position entspannter.

Sonstige Maßnahmen

• Trainieren Sie regelmäßig die Schließmuskeln des Afters. Atmen Sie ein, und spannen Sie die Schließmuskeln an. Halten Sie die Spannung einige Sekunden lang, lassen Sie anschließend los, und atmen Sie dabei aus.

Führen Sie diese Übungen regelmäßig zweimal täglich fünf Minuten lang durch. Dadurch regulieren Sie die Darmfunktion und stimulieren den lokalen Blutkreislauf.

• Meiden Sie schwer verdauliche Speisen sowie Übergewicht. Achten Sie auf regelmäßige körperliche Bewegung.

HARNINKONTINENZ

Jede zweite Frau leidet an Harninkontinenz. In den meisten Fällen wird der Harnfluß durch körperliche Anstrengung ausgelöst. So können starkes Niesen, unkontrollierte Lachanfälle und schnelles Laufen einen unwillkürlichen Harnabgang bewirken.

Bei manchen Frauen äußert sich Harninkontinenz in dem ständigen Gefühl, die Blase leeren zu müssen, in einem unmittelbaren Harndrang (d. h. einem urplötzlichen, starken Blasendruck) oder in Harnträufeln.

Harninkontinenz kann aber auch auf eine gestörte Nierenfunktion zurückzuführen sein. Diese äußert sich auch bei Männern in Harninkontinenz.

Behandlung

Behandeln Sie dieselben Punkte, die unter *Bettnässen* aufgeführt sind.

Sonstige Maßnahmen

- In vielen Fällen wird Harninkontinenz durch eine Schwäche der vaginalen Schließmuskeln ausgelöst. Sie sollten deshalb unbedingt täglich die »Hirschübung« durchführen. Bei dieser einfachen Übung spannen Sie die Muskeln des Damms an, so als wollten Sie einen starken Harndrang zurückhalten. Anschließend entspannen Sie die Muskeln. Wiederholen Sie diese Übung zweimal täglich fünf Minuten lang.
- Da eine Geburt oft zu Inkontinenzproblemen führt, sollten schwangere Frauen diese Übung in den ersten acht Schwangerschaftsmonaten täglich durchführen.

HAUTGESCHWÜR

Siehe unter *Verbrennungen* und *Hautprobleme*.

HAUTJUCKEN

Siehe unter *Hautprobleme*.

HAUTPFLEGE (NORMALE, FETTIGE UND TROCKENE HAUT)

Die Haut ist der Spiegel Ihrer Gesundheit. Mit anderen Worten: Was Sie für Ihren Körper tun, wird über den Zustand der Haut sichtbar.

Aber auch der umgekehrte Fall trifft zu. Wenn Sie Ihre Haut pflegen, kommt das Ihrem gesamten Körper zugute. Deshalb sollten Sie ausschließlich hochwertige Kosmetika verwenden. Geben Sie nichts auf Ihre Haut, was Sie nicht auch bedenkenlos schlucken würden, denn wie der Mund absorbiert die Haut die Nährstoffe.

Wenn Sie daran zweifeln, reiben Sie Ihre Fußsohle mit Knoblauch ein. Sie werden feststellen, daß Ihr Atem nach kurzer Zeit nach Knoblauch riecht.

Lesen Sie auch unter *Akne*, *Ekzem* und *Gürtelrose* nach.

Behandlung

• **Bei normaler Haut**

– Massieren Sie die innere Handgelenksfalte, insbesondere die Mitte.

– Bitten Sie eine Ihnen nahestehende Person, den Punkt B 13 am Rücken zu massieren.

• **Bei fettiger Haut**

– Massieren Sie die Punkte G 21, Di 11 und Di 4.

– Für eine bessere Ausscheidung der Giftstoffe massieren Sie den Punkt B 40.

• **Bei trockener Haut**

Massieren Sie den Punkt P 5, und bitten Sie eine Ihnen nahestehende Person, den Punkt B 13 am Rücken zu massieren.

Sonstige Maßnahmen

• Eine gründliche Reinigung der Haut erreichen Sie mit Dampfbädern. Gleichzeitig aktivieren Sie damit die lokale Durchblutung. Dampfbäder sind vor allem bei fettiger Haut ideal; wohltuend und wirksam sind sie jedoch für alle Hauttypen.

• Verwenden Sie nur ausgesuchte Kosmetika. Achten Sie auf das Verfallsdatum der Produkte. Wenn sich Cremes oder Lotionen verfärben, gehören sie in den Abfall.

HAUTPROBLEME

Für die richtige Pflege der Haut reichen normale Hautcremes meist nicht aus. Auch wenn die eine oder andere Creme wirksam ist, was nicht immer der Fall ist, bekämpfen Sie damit nur die Symptome Ihrer Hautprobleme. Ihre Haut sieht momentan besser aus, das heißt jedoch nicht, daß sich Ihr Gesundheitszustand verbessert hat.

Tatsächlich ist die Haut ein Spiegel der allgemeinen körperlichen Verfassung. Deshalb muß Ihnen ein Hautproblem in erster Linie Anlaß sein, nachzuforschen, was in Ihrem Organismus nicht stimmt.

Bevor Sie sich also mit teuren Kosmetika pflegen, sollten Sie zunächst »die richtigen biologischen Voraussetzungen« schaffen, indem Sie sich zu einer gesunden Lebensweise entschließen.

Behandlung

• Tonisieren Sie bei allen Hautfunktionsstörungen mit Wärmeentwicklung (Abszeß, Gürtelrose, Verbrennungen, Sonnenbrand, Kontaktallergien mit chemischen Substanzen) den Punkt Lu 7.

• Massieren Sie sanft den Punkt B 40 in der Mitte der Kniekehle sowie die Punkte Le 8, B 13, Di 11 und Di 4.

• Bei Kupferfinnen massieren Sie zusätzlich den Punkt Lu 2.

Sonstige Maßnahmen

• Achten Sie auf eine gesunde Ernährung, meiden Sie übermäßigen Tabak- und Alkoholkonsum, und gönnen Sie sich Muße und Entspannung.

• Wählen Sie mit Bedacht die Produkte, die Sie auf Ihre Haut auftragen (Kosmetika, Sonnencremes usw.)

• Setzen Sie sich nicht zu lange der Sonne aus.

HERPES 1 UND 2

Herpes 1 befällt die Mundregion, Herpes 2 den Genitalbereich.

Herpes ist eine Viruserkrankung und tritt vor allem nach Phasen der Erschöpfung, nach ausgedehnten Sonnenbädern oder bei hormonellen Veränderungen auf. Nach einem Ausbruch bleibt das Virus unterschiedlich lange latent vorhanden.

Behandlung

• Bei Herpes im Mund- und Lippenbereich massieren Sie den Punkt DM 27, die Mundwinkel sowie die Mitte des Kinns.

• Massieren Sie die Punkte RM 23 und RM 22 mit der einen Hand und gleichzeitig die Punkte DM 15 und G 20 mit der anderen Hand.

• Bei Herpes an den Genitalien massieren Sie die Punkte Ma 25, RM 6, Ma 30 und RM 2 am Bauch sowie die Punkte DM 4, B 23 und DM 2 im unteren Rückenbereich.

• Für beide Herpesarten sedieren Sie die Punkte B 40, N 1, DM 20, Le 8 sowie den *Allergie-Punkt* am oberen Rand des Ohrs.

Achtung! Herpes ist hochansteckend. Achten Sie darauf, das Virus bei der Behandlung der Punkte nicht von einem Körperteil auf einen anderen zu übertragen. Neben Mund und Genitalien können auch die Augen von Herpes befallen werden.

Sonstige Maßnahmen

• Bei den ersten Herpesanzeichen an Mund und Lippen legen Sie Eis auf die betroffene Stelle.

• Zur Bekämpfung sonstiger Herpesarten essen Sie am besten frischen Knoblauch oder schlucken Knoblauchkapseln.

HERZFUNKTIONSSTÖRUNGEN

Störungen der Herzfunktion zählen zu den häufigsten Leiden unserer modernen Zeit. Die ständige Hektik, eine fettreiche Ernährung, Bewegungsmangel sowie ein hoher Tabakkonsum sind Faktoren, die sich negativ auf die Herzfunktion auswirken.

Behandlung

• Wenn der Grund Ihrer gestörten Herzfunktion ein erhöhter Cholesterinspiegel ist, sollten Sie eine Ihnen nahestehende Person bitten, den Punkt B 17 am Rücken zu massieren. Diese Massage kann sich einerseits bis zur Wirbelsäule und andererseits bis zum unteren Ausläufer des Schulterblatts ausdehnen.

• Die Behandlung von Punkt B 40 in der Kniekehle unterstützt die Reinigung des Bluts. Lesen Sie auch unter *Arteriosklerose* nach.

• Bei Bluthochdruck sedieren Sie die Punkte N 3 und Le 2 durch einen Druck mit der Daumenkuppe.

• Bei niedrigem Blutdruck tonisieren Sie die Punkte H 9 und Lu 9 zweimal täglich ca. vier Minuten lang. Diese Punkte erreichen Sie am besten mit dem Fingernagel oder der Spitze eines Stifts.

• Bei Herzrhythmusstörungen massieren Sie den Punkt H 7 sowie die innere Handgelenksfalte auf ihrer gesamten Länge.

• Bei einem akuten Herzinfarkt kneifen Sie als Notfallmaßnahme oder während der Rekonvaleszenzzeit das Nagelbett des kleinen Fingers. Tonisieren Sie außerdem den Punkt, der in der Mulde direkt unterhalb der Nase liegt, sowie die Punkte H 7 und P 6 am Handgelenk und den Punkt N 1 an der Fußsohle.

Sonstige Maßnahmen

• Bei einem Herzinfarkt muß der Betroffene so schnell wie möglich reanimiert werden. Wenn keine medizinisch geschulte Fachkraft zur Stelle ist, sollten Sie den Patienten sofort in ein Krankenhaus bringen. Es handelt sich um einen Notfall.

• Vermeiden Sie alles, was die Herzfunktion ungünstig beeinflußt: Tabak, übermäßigen Streß, Alkohol usw.

HEUSCHNUPFEN

Wenn gegen Ende des Sommers Ihre Augen gerötet sind und tränen, die Nase ständig verstopft ist und Sie unablässig niesen müssen, dann leiden Sie wahrscheinlich an einer Pollenallergie, allgemein unter »Heuschnupfen« bekannt. Im streng medizinischen Sinn spricht man allerdings von einer jahreszeitlich bedingten allergischen Erkrankung der oberen Atemwege.

Behandlung

• Lesen Sie auch unter *Atemwegsallergie* und *Stauungsleber* nach, denn Heuschnupfen beeinträchtigt stets die Leberfunktion.

• Massieren Sie die Punkte RM 23, RM 22, Lu 2, RM 17, Ma 14 und Lu 7 zur Reinigung der Lunge.

• Sedieren Sie die Punkte B 1, DM 27 sowie die Punkte am Rand der Nasenflügel.

Sonstige Maßnahmen

• Halten Sie sich so wenig wie möglich im Freien auf, um den Kontakt mit den Pollen zu vermeiden. Gehen Sie nur bei regnerischem Wetter nach draußen. Die Pollen bleiben bei Regen am Boden. Trocknen Sie Ihre Wäsche nicht im Freien.

HUSTEN

Husten kann unzählige Ursachen haben: eine Allergie, Rauchen, eine Infektion der Bronchien oder in selteneren Fällen eine Lungentuberkulose. Hustenanfälle morgens nach dem Aufstehen sind ein typisches Zeichen für Asthma. Wenn Sie vor allem abends und auf dem Rücken liegend husten müssen, wird der Husten wahrscheinlich durch starke Schleimabsonderung hervorgerufen.

Behandlung

• Massieren Sie die Punkte DM 27, RM 23, RM 22, Lu 2, Ma 14 und RM 17 auf der Körpervorderseite.

• Bitten Sie jemanden, die Punkte DM 15, G 20, DM 14 und B 13 am Rücken zu massieren.

• Massieren Sie am Handgelenk die Punkte P 6, P 5 und Di 4.

Sonstige Maßnahmen

• Wenn Ihr Husten auf einen Schnupfen folgt, trinken Sie heißes Zitronenwasser mit Honig. Sie können auch ein paar Tropfen konzentriertes Eukalyptusöl in Ihr Taschentuch oder auf eine Ecke Ihres Kissenbezugs träufeln. Eukalyptus befreit die Atemwege.

• Bei asthmabedingtem Husten lesen Sie unter *Asthma* nach.

HYPERAKTIVITÄT

Ein hyperaktives Kind ist ein Kind mit übersteigertem motorischen Verhalten und mangelnder Konzentrationsfähigkeit.

Auch wenn erwiesen ist, daß seelische Störungen ein hyperaktives Verhalten auslösen können, bleiben die physiologischen Ursachen dennoch ungeklärt. Allerdings wird davon ausgegangen, daß Nahrungsmittelallergien eine Rolle spielen können.

Lesen Sie daher auch unter *Nahrungsmittelallergie* nach.

Behandlung

• Sedieren Sie die Punkte H 7 und P 5 an den Handgelenken. Massieren Sie beginnend an der Handgelenksfalte ca. zwei Daumenbreit in Richtung Ellenbogen. Tonisieren Sie den Punkt P 6.

• Tonisieren Sie den Punkt N 6 an den Füßen, und sedieren Sie den Punkt B 60. Massieren Sie ausgiebig die Punkte N 2 und N 1.

Sonstige Maßnahmen

• Mit einer Massage können Sie ein Kind beruhigen, aber Sie müssen viel Geduld dabei aufbringen. Wenn Sie eine Massage vornehmen, sollten Sie auch den äußeren Rahmen so gestalten, daß eine Entspannung möglich ist.

• Achten Sie auf eine ausgewogene Ernährung des Kindes, und ersparen Sie ihm so weit wie möglich traumatische Erlebnisse.

I

IMPOTENZ

Impotenz ist die Unfähigkeit, eine Erektion zu bekommen oder zu halten. In 50% der Fälle liegen einer Impotenz organische Störungen zugrunde (schlechte Durchblutung, Vergiftung, Diabetes, Erschöpfung, Alter, Medikamenteneinfluß). In 20% sind die Ursachen psychogener Art. Die restlichen 30% ergeben sich aus einem Zusammenspiel organischer und psychologischer Faktoren.

In den klassischen Therapien wird der energetische Aspekt einer Impotenz meist nicht berücksichtigt. Dabei ist Impotenz eine der unmittelbarsten Folgen eines Ungleichgewichts zwischen der Yin- und Yang-Energie. Genauer gesagt: Yin dominiert Yang.

Lesen Sie auch unter *Sexualstörungen* nach.

Behandlung

Tonisieren Sie:

- die Punkte DM 4, B 23 und DM 2 im unteren Rückenbereich;
- die Punkte RM 6, MP 12, Ma 30 und RM 2 am Unterleib;
- den Punkt Ma 36 am Bein.

Sonstige Maßnahmen

- Ergänzen Sie Ihre Ernährung mit Ginseng. Hafer ist ebenfalls bekannt für seine potenzfördernde Wirkung.
- Führen Sie regelmäßig die »Hirschübung« durch (im Westen eher als »Kegel-Übung« bekannt). Bei dieser Übung wird der Damm abwechselnd angespannt und wieder entspannt. Stimmen Sie das An- und Entspannen mit Ihrer Atmung ab.

ISCHIAS

Unter Ischias versteht man im allgemeinen ein Wurzelreizsyndrom des Ischiasnervs, der sich zwischen dem vierten und fünften Lendenwirbel teilt.

Ausgelöst wird es im allgemeinen durch eine schlechte Körperhaltung. Ischias erkennt man sehr leicht am typischen Ischiasschmerz, der zunächst im unteren Rückenbereich auftritt. Je nach Grad der Beschwerden strahlt der Schmerz in die Gesäßbacken, die Oberschenkel, die Waden, eventuell sogar in die Ferse und den großen Zeh aus.

Behandlung

• Bitten Sie eine Ihnen nahestehende Person, fest in die Gesäßfalte zu drücken, in der der Nerv verläuft. Der entsprechende Punkt ist leicht zu finden, denn er ist sehr empfindlich.

Wenn Sie allein sind, legen Sie sich mit dem Rücken auf den Fußboden und massieren die schmerzende Stelle mit Hilfe eines Tennisballs.

• Massieren Sie die Punkte B 40, B 57, B 60, und kneifen Sie den kleinen Zeh am Nagelbett.

• Bitten Sie jemanden, Ihnen die Punkte B 23 und B 26 sowie sämtliche schmerzhaften Stellen in der Nähe dieser beiden Punkte und am Kreuzbein zu massieren.

Sonstige Maßnahmen

• Tragen Sie keine Schuhe mit hohen Absätzen.

• Sämtliche Rückenübungen wirken vorbeugend gegen Ischias, vorausgesetzt Sie übertreiben die Übungen nicht.

• Bei akutem Ischiassyndrom sollten Sie das Bett hüten. Warten Sie ab, bis die Schmerzen etwas abgeklungen sind, bevor Sie mit den Übungen beginnen.

• Legen Sie während fünfzehn Minuten einen Senfumschlag auf den schmerzhaften Punkt in der Gesäßfalte.

K

KALTE GLIEDMASSEN

Kalte Gliedmaßen weisen auf einen Überschuß an Yin-Energie hin. Die Yang-Energie, die der Sonne, der Wärme und der Aktivität näher ist, ist nur ungenügend vorhanden. Es ist somit nicht erstaunlich, daß Frauen leichter frieren als Männer.

Aber auch andere Faktoren können kalte Hände und Füße verursachen: Streß, Angst, die Einnahme gewisser Medikamente, Zigaretten, Kaffee, Alkohol und alle sonstigen Einflüsse, die sich schädlich auf die Durchblutung auswirken.

Behandlung

• Natürlich können Sie die Hände fest gegeneinanderreiben. Diese ganz instinktive Handlung aktiviert den lokalen Blutkreislauf. Zusätzlich sollten die die Punkte Lu 2, Dü 9 und H 7 massieren.

• Zur Erwärmung der Füße massieren Sie die Punkte MP 12, B 40 und N 2.

Sonstige Maßnahmen

• Um Ihren Blutkreislauf zu stärken, geben Sie einige Tropfen ätherisches Salbei-, Rosmarin- oder Orangenblütenöl in Ihr (heißes) Badewasser. Beenden Sie das Bad mit einer kalten Dusche.

• Gehen Sie morgens barfuß über taubedecktes Gras.

KEUCHHUSTEN

Keuchhusten hört sich im allgemeinen gefährlicher an, als er ist. Er äußert sich in heftigen, bellenden Hustenanfällen, die manchmal sogar zu Erbrechen führen.

Kinder sind für Keuchhusten anfälliger als Erwachsene. In der Regel nimmt die Erkrankung ihren normalen Verlauf und verschwindet, ohne gesundheitliche Schäden zu hinterlassen.

Tritt Keuchhusten allerdings bei einem Säugling auf, sollten Sie unbedingt einen Arzt aufsuchen. Die Risiken gesundheitlicher Folgeschäden sind hier wesentlich höher.

Behandlung

• Sedieren Sie die folgenden Punkte mehrmals täglich einige Minuten lang, wobei Sie einen sanften Druck ausüben:

– B 13 und DM 14 am Rücken;

– RM 23, RM 22, Lu 2, Ma 14 und RM 17 im oberen Brustbereich und am Hals.

• Massieren Sie ebenfalls den Punkt Lu 7 an der inneren Handgelenksfalte.

Sonstige Maßnahmen

• Isolieren Sie Ihr Kind von anderen Kindern, wenn es an Keuchhusten erkrankt ist. Die Krankheit ist vier bis sechs Wochen lang ansteckend. In den ersten vierzehn Tagen tritt häufig Fieber auf. Ihr Kind sollte dann das Bett hüten. Setzen Sie es während der Hustenanfälle auf, damit sich der Schleim besser löst.

• Ein einstündiger Aufenthalt in 2'500 Metern Höhe (Flugzeug!) beschleunigt den Genesungsprozeß des kleinen Patienten.

KNOCHENSCHMERZEN

Lesen Sie unter *Arthritis*, *Osteoporose* und *Rheuma* nach.

KOPFSCHMERZEN

Es gibt wohl niemanden, der nicht schon einmal unter Kopfschmerzen gelitten hat. Natürlich kann dieses Übel relativ schnell und einfach mit einem Schmerzmittel aus der Apotheke bekämpft werden. Sie sollten aber unbedingt versuchen, die Ursachen Ihrer Kopfschmerzen ausfindig zu machen.

Häufig lösen eine schlechte Verdauung und Streß Kopfschmerzen aus. Aber auch eine Vielzahl anderer Gründe kommt in Frage: Bluthochdruck, hormonelle Veränderungen, Allergien, Wirbeldeformationen usw.

Lesen Sie auch unter *Grippe*, *Nahrungsmittelallergie*, *Stauungsleber*, *Verdauungsstörungen* und *Sehstörungen* nach.

Behandlung

Wenn Sie bereits so weit sind, daß Sie am liebsten »mit dem Kopf gegen die Wand rennen würden« erweist sich Do-In als eine erstaunlich wirksame Methode der Schmerzlinderung – als eine Art »manuelles Aspirin«.

- Massieren Sie Ihre Füße, insbesondere die Zehen. Achten Sie auf ein gesundes Schuhwerk, und halten Sie die Füße warm.
- Massieren Sie die Punkte DM 15, G 20, G 21, Dü 13 und Dü 9, insbesondere bei Schmerzen im Nackenbereich.
- Wenn der Schmerz im oberen Schädelbereich sitzt, massieren Sie die Punkte DM 20 und B 40.
- Bei Schmerzen an den Schläfen massieren Sie die Punkte Di 11, P 5, Di 4, G 34, B 60, G 20, G 21 und G 41.
- Wenn die Schmerzen hauptsächlich an der Stirn auftreten, massieren Sie die Punkte B 1, P 6, P 5 und Di 4.

Sonstige Maßnahmen

- Legen Sie Eis auf die Stirn. Dies ist eines der einfachsten und wirksamsten Mittel gegen Kopfschmerzen.
- Wenn Ihre Kopfschmerzen durch Verspannungen im Nacken ausgelöst werden, legen Sie eine heiße Wärmflasche auf den Nacken.
- Legen Sie sich in einem ruhigen und abgedunkelten Raum zur Ruhe. Sicherlich haben Sie bereits festgestellt, daß Lärm und Licht bei Kopfschmerzen oft kaum zu ertragen sind.

KRAMPFADERN

Krampfadern sind weit mehr als ein äußerlicher Makel. Oft sind sie schmerzhaft und machen die Beine müde und schwer, insbesondere während der Regelblutung, während der Schwangerschaft oder wenn Sie länger stehen.

Im schlimmsten Fall brechen die betroffenen Venen auf und verursachen innere oder äußere Blutungen, Geschwüre und Ekzeme.

Behandlung

• Sedieren Sie die Punkte MP 5, G 34 und G 38 drei- bis viermal täglich.

• Sie sollten Ihre Beine auch ganz sanft von unten nach oben massieren.

Sonstige Maßnahmen

• Laut Dr. Luis Navarro, dem Gründer des *Vein Treatment Center* in den Vereinigten Staaten, ist die Einnahme jeweils einer halben Tablette Aspirin morgens und abends das einfachste Mittel zur Bekämpfung von Krampfadern. Denn Aspirin ist nicht nur ein Schmerzmittel, es regt auch die Durchblutung an.

• Tragen Sie Stützstrümpfe. Dadurch verhindern Sie, daß sich das Blut in den Venen staut. Sie sollten sie bereits vor dem Aufstehen anziehen, d. h. solange Ihre Beine noch horizontal gelagert sind.

• Vermeiden Sie langes Stehen. Lagern Sie die Beine im Sitzen oder Liegen hoch.

KREBS

Krebs hat so viele Gesichter, daß es unmöglich ist, sämtliche Erscheinungsformen dieser Krankheit hier zu beschreiben. Allerdings ist allen Krebserkrankungen eines gemeinsam: Im Körper befindet sich ein Herd kranker Zellen, der die gesunden Zellen verdrängt. Aus irgendwelchen Gründen kann das Immunsystem diese kranken Zellen nicht mehr abwehren. Bei allen Krebserkrankungen ist deshalb eine Stärkung des Immunsystems besonders wichtig.

Behandlung

• Zur allgemeinen Stärkung des Körpers tonisieren Sie:
– die Punkte N 2 und N 1 an den Füßen;
– die Punkte DM 4 und B 23 im unteren Rückenbereich;
– Punkt RM 6 am Bauch.

• Massieren Sie sämtliche Punkte, die mit dem erkrankten Organ in Verbindung stehen. Lesen Sie bei Lungenkrebs zum Beispiel die

Einträge zu den Lungenerkrankungen nach, und behandeln Sie die entsprechenden Punkte.

Sonstige Maßnahmen

• Achten Sie auf eine gesunde Lebensweise. Die wichtigsten Krebsverursacher sind bekannt: Zigaretten, übermäßiger Alkoholkonsum, eine unausgewogene Ernährung, Bewegungsmangel, Streß usw. Nicht zu unterschätzen sind auch gewisse psychologische Komponenten wie Niedergeschlagenheit, depressive Verstimmungen, Resignation und alle sonstigen negativen Gefühle.

• Versuchen Sie, mit sich selbst und Ihrer Umwelt in Harmonie zu leben. Sie können es in unzähligen Fachbüchern nachlesen: negatives Denken, Verbitterung und Groll sind Ihrer Gesundheit auf lange Sicht abträglich.

L

LEBERZIRRHOSE

Bei Leberzirrhose wird ein Teil der Leberzellen zerstört. Verursacht wird Leberzirrhose meist durch übermäßigen Alkoholgenuß, aber auch die Aufnahme toxischer Substanzen kann in durchaus nicht seltenen Fällen zu Leberzirrhose führen. Maler und Lackierer, die ständig die chemischen Schadstoffe aus den Farben einatmen, gehören zum Beispiel zu dieser Risikogruppe.

Leberzirrhose kann aber auch infolge einer Erkrankung der Gallenblasenwege oder durch eine Virushepatitis ausgelöst werden.

Behandlung

• Tonisieren Sie den Punkt Le 3.

• Gehen Sie von den Brustwarzen eine Handbreit nach unten, und massieren Sie den Punkt, der auf dieser Höhe, d. h. zwischen der neunten und zehnten Rippe unmittelbar unterhalb der Brustwarzen liegt. Es handelt sich um den Punkt Le 14.

• Stimulieren Sie den höchsten Punkt des siebten Brustwirbels. Diesen Punkt finden Sie auf Höhe der unteren Spitze des Schulterblatts.

• Massieren Sie die Punkte, die ein Daumenbreit links und rechts des neunten, zehnten und elften Brustwirbels liegen.

Sonstige Maßnahmen

• Trinken Sie morgens und abends eine Tasse Gnadenkrauttee. Für die Zubereitung des Tees geben Sie 6 bis 10 Gramm Blütenblätter des Gnadenkrauts in einen Liter kochenden Wassers.

• Suchen Sie einen Diätspezialisten auf, der für Sie den richtigen

Ernährungsplan zusammenstellt. Leberzirrhose bedeutet meist auch einen beträchtlichen Vitamin- und Mineralienmangel.

LUFTSCHLUCKEN

Bei Luftschlucken gelangt Luft in die Speiseröhre oder in den Magen. Dieses Phänomen tritt oft nach einer zu hastig verschlungenen Mahlzeit auf. Die Luft mischt sich unter die halbzerkaute Nahrung und gelangt dadurch in den Magen, wo sie zu rumoren beginnt und ein unangenehmes, aber harmloses Aufstoßen verursacht.

Bei Säuglingen tritt Luftschlucken sehr häufig auf. Deshalb sollte man Babies nach den Mahlzeiten immer aufstoßen lassen.

Behandlung

- Massieren Sie die Punkte, die unter Sodbrennen aufgeführt sind. Massieren Sie die empfindlichen Punkte etwas kräfiger.

Sonstige Maßnahmen

- Essen Sie langsam, und kauen Sie Ihre Speisen gut.
- Trinken Sie nichts zu den Mahlzeiten.

LUNGENEMPHYSEM

Ein Lungenemphysem ist eine Erkrankung, bei der das Lungengewebe durch Luft überdehnt wird. Es tritt hauptsächlich bei Männern über 50 Jahren auf.

Charakteristisch für das Krankheitsbild ist eine unregelmäßige Atmung, d. h. auf einen kurzen, schnellen Atemzug folgt ein langer, mühevoller und manchmal keuchender Atemzug. Typisch ist auch eine permanente Kurzatmigkeit. Der Brustkorb des Emphysemkranken ist erweitert.

Behandlung

- Stimulieren Sie die Punkte Lu 7, P 6, B 13 und Ma 36.

Sonstige Maßnahmen

- Führen Sie regelmäßig Atemübungen durch. Diese Atemgymnastik ist für die Stärkung der Lungenmuskulatur und eine gesunde Sekretion unerläßlich.

• Halten Sie sich so wenig wie möglich in Räumen mit verschmutzter Luft auf, und rauchen Sie nicht.

LUNGENENTZÜNDUNG

Eine Lungenentzündung wird durch Bakterien oder Viren hervorgerufen. Wenn Sie über ein gesundes Abwehrsystem verfügen, können in Ihren Atemwegen die krankheitsauslösenden Bakterien oder Viren vorhanden sein, ohne daß es zu einer Lungenentzündung kommt. Wenn Ihr Immunsystem allerdings geschwächt ist, schlagen diese Viren und Bakterien sofort zu.

Die Symptome einer Lungenentzündung sind je nach Krankheitserreger unterschiedlich. Meist fühlt sich der Patient fiebrig und leidet an Husten, Atembeschwerden und stechenden Schmerzen in der Brust. In jedem Fall sollten Sie einen Arzt aufsuchen.

Behandlung

• Massieren Sie die Punkte DM 27, RM 23 und RM 22 im Gesicht und am Hals.

• Massieren Sie die Punkte H 7, P 6 und Lu 7 am Handgelenk.

• Massieren Sie ausgiebig:

– sämtliche Punkte des Brustkorbs, insbesondere die Punkte Lu 2, Ma 14 und RM 17 auf der Vorderseite;

– die Punkte G 21, DM 14, Dü 13, Dü 9, B 13 und B 17 am Rücken.

• Massieren Sie außerdem den oberen und unteren Rand des Schlüsselbeins beidseits sowie die empfindlichen Punkte entlang der Wirbelsäule.

Sonstige Maßnahmen

• Stärken Sie Ihr Immunsystem durch eine gesunde und abwechslungsreiche Ernährung, tägliche körperliche Bewegung, Entspannung, positives Denken usw.

• Trinken Sie viel, wenn Sie an einer Lungenentzündung erkrankt sind. Dadurch vermeiden Sie eine Dehydratation.

• Meerrettich ist für die Lungen sehr bekömmlich. Lassen Sie 15 bis 30 Gramm Meerrettich in einem Liter Wasser ziehen, das Sie zuvor aufgekocht haben. Nach 12 Stunden gießen Sie die Flüssigkeit ab und trinken täglich zwei Tassen dieses Auszugs.

LYMPHKNOTEN

Lymphknoten sind erbsengroße Gebilde, die entlang der Lymphbahnen entstehen. Sie sind für die Aufnahme und Filterung der Lymphe aus den umliegenden Organen zuständig.

Lymphknoten sind zwar nicht schmerzhaft, dennoch sollten Sie einen Arzt aufsuchen, der unter Umständen eine Lymphdrainage vornimmt, auf alle Fälle aber die Ursache ihres Vorhandenseins ergründet.

Behandlung

- Massieren Sie die Punkte P 6 und P 5 an den Handgelenken sowie die Punkte N 6 und B 60 an den Fußknöcheln. Bitten Sie eine Ihnen nahestehende Person, gleichzeitig die Punkte Le 3 am Fuß und Di 4 an der Hand zu massieren. Die Behandlung dieser Punkte trägt zur Entgiftung Ihres Körpers bei und hilft auf diese Weise, die Infektion zu bekämpfen.
- Massieren Sie außerdem die Punkte Ma 36, MP 6 und B 40 an den Beinen.

Sonstige Maßnahmen

Stärken Sie Ihr Immunsystem durch eine gesunde Lebensweise, d. h. eine ausgewogene Ernährung, körperliche Bewegung, Entspannung, Atmenübungen usw.

M

MANDELENTZÜNDUNG

Eine Mandelentzündung ist eine Entzündung der kleinen Drüsen, der sogenannten Mandeln, die links und rechts im Rachenraum liegen. Kinder erkranken häufig an einer Mandelentzündung. Die Symptome sind ähnlich wie bei einer Grippe, allerdings ist der Rachen zusätzlich gerötet und geschwollen, und Halsregion und Kieferbereich sind äußerst druckempfindlich.

Behandlung

- Ertasten Sie die empfindlichen Punkte an der Halsseite, d. h. im und hinter dem Musculus sternocleidomastoideus (Kopfdreher).
- Massieren Sie die Punkte Di 4, N 1 und Lu 11 am äußeren Fingernagelrand.

Sonstige Maßnahmen

- Gurgeln Sie mit Salbei- oder Süßholzaufguß.
- Erwärmen Sie den Hals, indem Sie ihn mit einer Eukalyptussalbe einreiben.

MASERN

Masern erkennen Sie an folgenden Symptomen: Ihr Kind bekommt Fieber, es fängt an zu husten, die Nase läuft, allmählich werden kleine weiße Flecken im Mund sichtbar. Nach drei Tagen tauchen nach und nach rote Flecken am Körper auf. Außerdem wird das Kind sehr lichtempfindlich.

Masern sind in der Regel harmlos. Wenn Sie unvorsichtig sind, können jedoch Langzeitschäden auftreten. Deshalb sollten Sie in jedem Fall Ihren Hausarzt informieren.

Lesen Sie auch unter *Grippe* und *Fieber* nach.

Behandlung

• Tonisieren Sie bei Ausbruch der Krankheit die Punkte Lu 7, Di 4, B 13 und Lu 2.

Sonstige Maßnahmen

• Da Masern sehr ansteckend sind, muß Ihr Kind in Quarantäne. Schließen Sie die Vorhänge, denn das Licht strengt die Augen an.

• Geben Sie Ihrem Kind mehrmals täglich Eukalyptustee zu trinken.

• Geben Sie eine Handvoll Thymian oder Lavendel ins Badewasser.

• Stellen Sie viel Fruchtsäfte und frisches Obst bereit.

MENOPAUSE

Entgegen der allgemeinen Vorstellung verläuft die hormonelle Umstellung in der Menopause oft völlig unbemerkt. 80 % der Frauen empfinden in dieser Zeit nur leichte Beschwerden (z. B. die berühmten Hitzewallungen, eines der häufigsten Symptome).

Einige natürliche Methoden wie Do-In können Ihnen helfen, diese Umstellungsphase in Ihrem Leben leichter zu bewältigen.

Behandlung

• Tonisieren Sie die Punkte MP 2 und Le 2 an den Füßen.

• Massieren Sie die Punkte RM 6, MP 12, Ma 30 und RM 2 am Bauch.

• Massieren Sie die Punkte H 7, P 6, Lu 7, P 5 und Di 4 an den Händen.

Sonstige Maßnahmen

• Bleiben Sie optimistisch. Lebenserfahrung ist zweifellos ein großer Vorteil. Nicht selten entdecken Frauen um die Fünfzig, wenn die familiären Pflichten leichter geworden sind, wie viele neue Möglichkeiten und Energie in ihnen stecken.

• Stellen Sie Ihre Ernährung auf fettarme Kost um, falls Sie dies nicht bereits getan haben.

• Achten Sie auf Ausgleichssport. Tägliche körperliche Bewegung ist wichtig, wenn Sie degenerative Veränderungen der Knochen vermeiden wollen, die bei Frauen in der Menopause leider sehr häufig auftreten.

MUMPS

Mumps ist eine Viruserkrankung, die vor allem Schulkinder betrifft. Sie ist hochansteckend. Bei Mumps schwellen die Speicheldrüsen an, aber auch andere Symptome können auftreten, z. B.:

– Schmerzen unterschiedlicher Intensität vor den Ohren;
– Fieber;
– Kopf- und Bauchschmerzen.

Da es in seltenen Fällen zu Komplikationen kommen kann, sollten Sie bei Mumps einen Arzt aufsuchen.

Behandlung

• Massieren Sie den Nacken, den Hals und die Schädelbasis, insbesondere die Punkte DM 15 und G 20. Beenden Sie die Massage am Kiefergelenk.

• Massieren Sie außerdem die Punkte H 7, P 6, Lu 7, B 60, G 41 und N 1.

Sonstige Maßnahmen

• Geben Sie Ihrem Kind keine Getränke mit hohem Säuregehalt (Limonade, Saft von Zitrusfrüchten usw.) sowie keine stark gewürzten Speisen. Diese Nahrungsmittel regen die Speichelbildung an und verstärken dadurch den Schmerz.

• Achten Sie darauf, daß die Speicheldrüsen warm gehalten werden. Das lindert den Schmerz.

MUNDGERUCH

Schlimm genug, wenn man den Mundgeruch eines Kollegen ertragen muß. Weitaus unangenehmer ist es jedoch noch, wenn man selbst davon betroffen ist und feststellen muß, daß die Mitmenschen stets einen Schritt zurückweichen, wenn man auf sie zugeht.

Mundgeruch ist allerdings nicht nur eine unangenehme äußerliche Erscheinung, sondern in erster Linie ein Anhalt für ein tieferliegendes gesundheitliches Problem.

– Gehen Sie deshalb zum Zahnarzt, und lassen Sie Ihre Zähne untersuchen (Karies oder eine Entzündung des Zahnfleischs sind eine häufige Ursache für Mundgeruch).

– Bitten Sie Ihren Arzt, Lunge, Magen und Darm zu untersuchen.

Behandlung

Wenn Verdauungsprobleme der Grund Ihres schlechten Atems sind, massieren Sie die folgenden Punkte:

– Di 11, Di 4, Ma 25 und B 26 für den Darm;

– RM 12 und Ma 25 für den Magen;

– N 2 und Le 3 für die Leber und die Bauchspeicheldrüse.

Sonstige Maßnahmen

Achten Sie auf eine gute Mundhygiene:

• Putzen Sie sich nach jeder Mahlzeit und vor dem Zubettgehen gründlich die Zähne. Benutzen Sie auch regelmäßig Zahnseide.

• Gurgeln Sie morgens und abends mit Salzwasser. Verwenden Sie dazu unraffiniertes Meersalz.

• Reinigen Sie mindestens einmal pro Woche Ihre Zunge. Schaben Sie die Zunge mit einem nach unten gedrehten Kaffeelöffel an der Oberseite von hinten nach vorne und anschließend seitlich ab. Sie werden mit Sicherheit überrascht sein, wie viele Unreinheiten sich auf Ihrer Zunge angesammelt haben.

MUSKELKATER, MUSKELSTEIFE

Steife Muskeln oder Muskelkater sind in der Regel auf Bewegungsmangel oder übermäßige Bewegung, auf nervöse Spannungszustände oder eine Krankheit zurückzuführen. Ihre Ursache bestimmt, welche Körperteile betroffen sind.

Behandlung

• Stellen Sie zunächst fest, wodurch Ihre Muskelschmerzen

ausgelöst wurden. Sind sie krankheitsbedingt, lesen Sie unter dem einschlägigen Eintrag nach. Dort finden Sie die Punkte, die Sie für eine Heilung behandeln müssen.

• Bei den meisten Menschen werden Muskelkater und Muskelsteife durch nervöse Verspannungen im Nacken- und Schulterbereich verursacht. Zur Lockerung der Verspannungen massieren Sie sämtliche Muskeln dieses Bereichs. Anschließend sedieren Sie die Punkte DM 15, G 20, G 21, DM 14, Dü 13 und Dü 9.

• Das Sonnengeflecht ist ein Bereich, an dem sich Streß gern niederschlägt. Massieren Sie deshalb den unteren Rand des Brustkorbs, wobei Sie die schmerzhaften Stellen besonders sanft behandeln. Sedieren Sie den Punkt RM 12 und alle empfindlichen Punkte zwischen diesem Punkt und dem unteren Ende des Brustbeins.

• Die Massage der Punkte DM 20, DM 14, DM 2 und G 34 hilft im allgemeinen bei nervösen Spannungszuständen.

• Massieren Sie den Punkt H 7, wenn die Spannungszustände in Hysterie umschlagen und zu einem erhöhten Pulsschlag führen.

• In allen Fällen sollten Sie sämtliche schmerzhaften Partien massieren. Dadurch entspannen sich die Muskeln. Die Wirkung der Massage verstärken Sie, wenn Sie ein Massageöl verwenden und einige Tropfen ätherischen Lavendel- oder Kamillenöls hinzugeben.

Sonstige Maßnahmen

• Eine heißes Bad mit ein paar Tropfen ätherischen Lavendel- oder Kamillenöls wirkt ebenfalls sehr wohltuend. Stecken Sie auch ruhig einmal das Telefon aus, hören Sie leise Musik, zünden Sie eine Kerze an, und atmen Sie tief durch die Nase. Der Erfolg ist garantiert.

MUSKELKRÄMPFE

Von Muskelkrämpfen werden die Waden zweifellos am häufigsten befallen. Diese Erfahrung haben Sie bestimmt selbst schon gemacht.

Muskelkrämpfe sind meist das Ergebnis einer intensiven Muskelanstrengung oder einer schlechten Durchblutung. Das Gewebe wird unzureichend mit Sauerstoff versorgt, und es sammeln sich Giftstoffe an. Dadurch werden die Krämpfe ausgelöst.

Muskelkrämpfe können aber auch ein Hinweis auf eine mangelnde Versorgung mit Kalzium, Vitamin B6, Magnesium oder Kalium sein.

Dies trifft insbesondere auf schwangere Frauen zu, deren Organismus einen erhöhten Bedarf an diesen Nährstoffen aufweist.

Eine Reihe anderer Faktoren kann ebenfalls zu Muskelkrämpfen führen, z. B. hochhackige Schuhe, Medikamente, Alter usw.

Behandlung

- Massieren Sie die Punkte Di 4, Ma 36 und Le 3.
- Bei Wadenkrämpfen strecken Sie das betroffene Bein und ziehen die Fußspitze zu sich, während Sie die Ferse in die entgegengesetzte Richtung stoßen. Gleichzeitig drücken Sie auf den Punkt B 57.
- Massieren Sie die Punkte Ma 36, B 40, N 6 und B 60. Sedieren Sie diese Punkte ein bis zwei Minuten lang, und üben Sie dabei einen festen Druck aus. Der Krampf verschwindet sofort.
- Seltener kommt es zu Muskelkrämpfen am Arm. Massieren Sie in diesem Fall die Punkte Lu 2, Dü 9, Di 11, P 5 und P 6. Gehen Sie dabei wie bei einem Wadenkrampf vor.

Sonstige Maßnahmen

- Wenn Sie zu Muskelkrämpfen neigen, sollten Sie:

– Ihr Schlafzimmer gut lüften, bevor Sie zu Bett gehen, und zehn Minuten lang tief durchatmen;

– ein mit Bärlapptrieben gefülltes Kissen an das Fußende Ihres Betts legen. Der Blutkreislauf in Ihren Beinen wird dann sowohl durch ihre erhöhte Stellung als auch durch die medizinische Wirkung der Bärlapptriebe aktiviert.

- Wenn Sie gern joggen oder andere Sportarten betreiben, bei denen die Waden belastet werden, sollten Sie vor und nach dem Training entsprechende Dehnübungen durchführen.

N

NAHRUNGSMITTELALLERGIE

Eine Nahrungsmittelallergie kann sich in zahlreichen Symptomen äußern, zum Beispiel in einem ständigen Niesen, Kopfschmerzen, Stimmungsschwankungen, geschwollenen Nasenschleimhäuten, Schwindelanfällen, Depressionen, Konzentrationsschwierigkeiten usw.

Wenn Sie feststellen, daß eines der genannten Symptome nach dem Verzehr eines bestimmten Nahrungsmittels auftritt, besteht die dringende Annahme, daß Sie gegen dieses Nahrungsmittel allergisch sind.

Nicht selten machen allergene Nahrungsmittel abhängig. Sie befinden sich dann in einem Teufelskreis. Sie haben das ständige Verlangen, etwas Bestimmtes zu essen, gleichzeitig macht es Sie krank. Nahrungsmittel mit besonders allergener Wirkung sind Meeresfrüchte, Eier, Weizen, Milch, Erdnüsse, Schokolade und Koffein.

Behandlung

• Massieren Sie die Punkte Di 4, Le 3 sowie einen dritten Punkt, der in der Mitte des Fußrists zwischen den beiden Sehnen liegt.

Sonstige Maßnahmen

• Versuchen Sie herauszufinden, auf welche Nahrungsmittel Sie allergisch reagieren, und streichen Sie sie von Ihrem Speiseplan.

• Stärken Sie Ihr Immunsystem durch eine ausgewogene Ernährungs- und Lebensweise.

NASENBLUTEN

Nasenbluten tritt vor allem bei Kindern auf. Fließt Blut aus der Nase, sieht das meist sehr erschreckend aus. In der Regel ist dieses Phänomen jedoch harmlos. Ausgelöst wird Nasenbluten meist durch einen Stoß auf die Nase, Nasenbohren oder einen Schnupfen.

Behandlung

• Entgegen dem Volksglauben ist es wenig sinnvoll, den Kopf bei Nasenbluten nach hinten zu legen oder den Arm auf der Seite des Nasenlochs hochzuheben, aus dem das Blut fließt. Drücken Sie vielmehr fest und nachhaltig auf die Punkte G 20, DM 20, DM 15, DM 14, DM 27, Di 11 und Di 4.

Sonstige Maßnahmen

• Legen Sie das Kind ungefähr zehn Minuten ausgestreckt auf den Rücken, und drücken Sie das Nasenloch, aus dem das Blut fließt, mit dem Finger zu. Meist reicht dies, um die Blutung zu stillen.

• Tränken Sie einen sauberen Wattebausch in Zitronensaft oder heilerdehaltigem Wasser, und stecken Sie ihn in das Nasenloch. Entfernen Sie nach zehn Minuten den Wattebausch vorsichtig.

NASENNEBENHÖHLENENTZÜNDUNG

Bei einer Nasennebenhöhlenentzündung handelt es sich um eine bakterielle oder virale Infektion der Schleimhäute in den Nebenhöhlen. Diese akute oder chronische Infektion äußert sich zunächst in einem Schnupfen mit anschließender starker Schleimabsonderung, wodurch die Nase verstopft wird. Fieber und lokale Kopfschmerzen, insbesondere an der Stirn, können als begleitende Beschwerden hinzukommen.

Behandlung

• Massieren Sie die Punkte DM 20, DM 15 und G 20 am Kopf sowie die Punkte Di 11 und Di 4 an den Armen.

• Bitten Sie eine Ihnen nahestehende Person, den Punkt B 13 am Rücken zu massieren.

• Massieren Sie kräftig die Oberseite der Zehen und Finger.

Sonstige Maßnahmen

• Meiden Sie Kohlenhydrate (Nudeln, Kartoffeln, Mehl usw.) und Milchprodukte. Hühnerbouillon dagegen wirkt bei einer verstopften Nase sehr wohltuend.

• Träufeln Sie ein paar Tropfen ätherischen Speiklavendel- oder Eukalyptusöls auf eine Ecke Ihres Kopfkissens.

Lesen Sie auch unter *Schnupfen* nach.

NERVOSITÄT

Jeder von uns hat in seinem Körper eine Art Sündenbock, d. h. einen Bereich, in dem sich in Streßsituationen Nervosität organisch niederschlägt. Es treten dann Rückenschmerzen, Kopfschmerzen, eine Schwächung der Leber usw. auf. In welchen Symptomen sich die Nervosität äußert, hängt allerdings vom Opfer ab, das die Last zu tragen hat!

Lesen Sie auch unter *Angstzustände* und *Fiebrigkeit* nach.

Behandlung

• Massieren Sie zur Bekämpfung von Lampenfieber den Punkt MP 6.

• Wenn Sie unter nervösem Herzklopfen leiden, massieren Sie die Punkte H 7, P 6, Di 4.

• Tonisieren Sie den Punkt N 6, und sedieren Sie den Punkt B 60, um besser einschlafen zu können.

Sonstige Maßnahmen

• Wenn Sie die Stelle gefunden haben, an der sich Ihre nervösen Spannungen ansammeln, massieren Sie diese ausgiebig. Beenden Sie die Massage mit einem »Handauflegen«. Sie legen dabei Ihre Hände auf die behandelte Stelle. Über Ihre Hände fließt eine heilende Energie in den Körper. Diese Methode ist sehr einfach, funktioniert aber ausgezeichnet.

• Vielleicht sollten Sie auch einige Ihrer Lebensumstände verändern. Gönnen Sie sich genügend Ruhe, und nehmen Sie sich Zeit für die Menschen, die Ihnen lieb sind. Unharmonische zwischenmenschliche Beziehungen kosten viel Energie und sind ein klassischer Auslöser nervöser Angespanntheit.

NESSELFIEBER

Nesselfieber ist eine allergische Erkrankung der Haut und äußert sich in Form rosafarbener bis bräunlicher Flecken, die starken Juckreiz verursachen. Nesselfieberanfälle dauern in der Regel nur ein paar Stunden an, treten allerdings relativ häufig auf.

Behandlung

Lesen Sie unter *Verbrennungen*, *Hautprobleme*, *Ekzem* und *Gürtelrose* nach.

Sonstige Maßnahmen

• Versuchen Sie, die auslösenden Faktoren Ihrer Nesselfieberanfälle herauszufinden. Schweinefleisch, Wurst, Medikamente, Lotionen und Cremes, Parfums, Waschmittel, Formaldehyd in verschiedenen synthetischen Produkten (Kunstfasern, Klebstoff, Schaumstoffmatratzen usw.) können eine allergene Wirkung haben.

• Tragen Sie eine Paste bestehend aus Heilerde und Oliven- oder süßem Mandelöl aus erster Pressung auf die betroffenen Stellen auf.

NIERENFUNKTIONSSTÖRUNG

In der chinesischen Medizin heißt es, daß unsere gesamten Energievorräte in den Nieren liegen – die ererbte Energie, die uns von unseren Eltern mitgegeben wurde, und die erworbene Energie, die wir aus der Nahrung, der Atmung, dem Licht und der Bewegung beziehen.

Solange unsere Nieren voller Energie sind, kann unser Organismus funktionieren. Wenn die Energie erschöpft ist, bedeutet das den Tod. Sie sehen also, wie wichtig eine gesunde Nierenfunktion ist.

Es gibt verschiedene Anzeichen, die eine Nierenschwäche vermuten lassen: gräulicher Teint, Ringe unter den Augen, Rückenschmerzen im Lendenbereich, extreme Schuppenbildung, starker Haarausfall, Arthritisschmerzen, Bluthochdruck usw.

Behandlung

• Zur Stärkung der Nieren massieren Sie:

– die Punkte RM 6, Ma 30 und RM 2 am Unterleib;

– die Punkte MP 6, N 6, N 2, N 1, B 60, H 7, P 5 und Dü 3 an den Füßen und Händen.

• Bitten Sie jemanden, am Rücken die Punkte DM 4 und B 23 zu massieren.

Sonstige Maßnahmen

• Bereiten Sie Umschläge aus kalter Heilerde, zerdrückten Zwiebeln oder Kohlblättern vor, und legen Sie diese auf die Nierengegend.

• Lauch, Rüben, Kürbis, Himbeeren und Johannisbeeren unterstützen die Nierenfunktion. Essen Sie deshalb viel davon.

• Halten Sie die Nierengegend stets warm, und schonen Sie sich.

NIERENKOLIK

Siehe unter *Nierensteine*.

NIERENSTEINE

Wie Gallensteine entstehen Nierensteine durch die Ablagerung von Mineralsalzen, die vom Körper nicht assimiliert werden. Erreicht ein Nierenstein eine gewisse Größe, blockiert er den Harnleiter, was zu äußerst heftigen Schmerzen im Rücken und in der Nierengegend führt. Nierensteine verursachen zudem Probleme beim Wasserlassen sowie Fieber und Erbrechen.

Behandlung

• Massieren Sie auf dem Bauch die beiden Linien, die beidseits im Abstand von 10 cm senkrecht zur Mittellinie verlaufen.

• Massieren Sie den Punkt Ma 36 auf der Vorderseite des Schienbeins sowie den Punkt B 60 hinter dem Außenknöchel.

Sonstige Maßnahmen

• Trinken Sie viel Wasser. Wasser unterstützt den Auflösungsprozeß der Steine, und diese können dadurch leichter abtransportiert werden.

• Essen Sie viel Rüben. Dieses einfache Gemüse fördert die Nierenfunktion in hervorragender Weise.

O

OHRENENTZÜNDUNG

Ohrenentzündung tritt bei Kindern sehr häufig auf. Das Trommelfell ist dabei gerötet und schwillt an, außerdem ist die Entzündung meist äußerst schmerzhaft und verursacht Ohrensausen.

Eine Ohrenentzündung sollten Sie auf keinen Fall unbehandelt lassen. Suchen Sie also Ihren Hausarzt auf, bevor sich die Infektion verschlimmert.

Behandlung

• Zur Linderung der Schmerzen:

– massieren Sie den Bereich hinter dem Ohrläppchen in der Mulde, die entsteht, wenn Sie den Mund öffnen;

– massieren Sie die Punkte P 5 und Di 4 an den Händen;

– massieren Sie die Punkte B 60, G 41 und N 1 an den Füßen sowie den Bereich um den äußeren Fußknöchel und den Rist auf Höhe des Mittelfußes.

Sonstige Maßnahmen

Wärme verschafft bei Ohrenschmerzen große Linderung. Füllen Sie eine Wärmflasche mit heißem Wasser, wickeln Sie sie in ein Handtuch, und legen Sie den Kopf darauf.

OHRENSAUSEN

Ohrensausen kann eine Stärke von bis zu 80 Dezibel erreichen.

In manchen Fällen löst eine einfache Reizung des Hörnervs oder ein Ohrpfropf Ohrensausen aus. Trotzdem sollten Sie ernsthaftere Ursachen nicht ausschließen: Bluthochdruck, eine Funktionsstörung der Leber, eine Wirbelkontraktur, Arteriosklerose usw.

Behandlung

• Massieren Sie die Umgebung des Ohrs, insbesondere den Punkt Dü 19, der vor bzw. in der Mitte der vorderen Teils des Tragus liegt, sowie den Punkt 3E 17, der hinter und unter dem Ohrläppchen zwischen dem Musculus mastoidus und dem Kieferwinkel liegt.

• Massieren Sie die Punkte P 6 und P 5 an der Außenseite des Handgelenks.

• Massieren Sie den Punkt B 60 am Fußgelenk sowie alle schmerzhaften Punkte, die Sie im Bereich des äußeren Fußknöchels feststellen.

• Massieren Sie außerdem den Punkt N 1 an der Fußsohle.

Sonstige Maßnahmen

• Wenn Ihre Ohren viel Ohrenschmalz produzieren, träufeln Sie einmal pro Woche einen Tropfen Zitronensaft ins Ohr.

OSTEOPOROSE

Die Menopause hat nicht zu unterschätzende Folgen für den weiblichen Knochenbau. Der Östrogenrückgang, der bei Frauen um die Fünfzig einsetzt, führt in Verbindung mit anderen Faktoren (Vererblichkeit, schlechte Ernährung, Bewegungsmangel usw.) zu einer Verminderung der Knochensubstanz.

Diesen Prozeß nennt man Osteoporose. Osteoporöse Knochen werden schwach und brüchig. Die Folge sind häufige Knochenbrüche, die zum Teil nur schwer heilbar sind. Besonders problematisch sind Beckenbrüche.

Behandlung

• Tonisieren Sie die folgenden Punkte:

– N 6, N 2, N 1 und B 60 an den Füßen;

– P 6, Lu 7, P 5 und Dü 3 an den Handgelenken;

– RM 12 und RM 6 am Bauch;

– DM 4 und B 23 am Rücken.

• Klopfen Sie mit den Fingerspitzen sämtliche Knochenpartien des Körpers ab. Dieses Klopfen trägt zur Kräftigung der Knochen bei.

• Zur Stimulierung der Schilddrüse, die für die Kalziumverwertung zuständig ist, gehen Sie folgendermaßen vor:

– Klopfen Sie am Hals den Bereich des Adamsapfels sanft ab, und atmen Sie langsam und tief durch den Mund. Mund und Rachen sollten dabei weit geöffnet sein.

– Tonisieren Sie die Punkte RM 22 und RM 23.

– Massieren Sie die Punkte G 20 und G 21 sowie die Halswirbelsäule und die dazugehörigen Muskeln.

Sonstige Maßnahmen

• Wenn Sie nach der Menopause kein Östrogen einnehmen, sollten Sie täglich 1500 mg Kalzium zu sich nehmen. Zur Vorbeugung ist es allerdings empfehlenswert, bereits ab dem 30. Lebensjahr auf eine ausreichende Kalziumversorgung zu achten (1000 mg pro Tag). In späteren Jahren kann der Organismus dieses wertvolle Mineral nicht mehr so leicht aufnehmen.

• Treiben Sie täglich Ausgleichssport. Leichte körperliche Bewegung erhält Ihre Knochen gesund. Vor der Menopause ist regelmäßige körperliche Aktivität in Verbindung mit einer ausreichenden Kalziumversorgung der beste Schutz gegen spätere Osteoporose.

P

PILZINFEKTION

Pilzinfektionen treten am häufigsten im Bereich der Vagina auf. Nasse Badeanzüge, Unterwäsche aus synthetischem Material, hautenge Jeans sowie sämtliche Kleidungsstücke, die eine gute Luftzirkulation im Genitalbereich behindern, schaffen den idealen Nährboden für einen Pilzbefall.

Die Hauptsymptome einer Pilzinfektion sind ein Brennen während des Geschlechtsverkehrs und beim Wasserlassen sowie übelriechender, granulöser Ausfluß.

Behandlung

• Tonisieren Sie die folgenden Punkte:
– Ma 25, RM 6, MP 12, Ma 30 und RM 2 am Bauch;
– DM 4, B 23, B 26, und DM 2 am Rücken;
– MP 6, N 6, N 2 und B 60 an den Füßen;
– P 6, Lu 7 und Dü 3 an den Händen.

Sonstige Maßnahmen

• Achten Sie bei der Wahl Ihrer Kleidung darauf, daß die Atmung Ihres Körpers nicht behindert wird. Tragen Sie nur weiße Unterwäsche aus Naturfasern.

• Meiden Sie parfümierte oder geruchshemmende Hygieneprodukte (Binden, Tampons, Vaginalsprays usw.) und gefärbtes Toilettenpapier.

POLYP

Polypen sind gutartige Tumoren, die sich auf den Schleimhäuten bilden (Nase, Mund, Darm, Rektum, Scheide, Muttermund). Je nachdem, wo sie sich befinden, können Sie sie sehen oder fühlen. Abgehendes Blut kann ebenfalls ein Hinweis für das Vorhandensein eines Polyps sein. In vielen Fällen bleiben Polypen auch unbemerkt.

Die chinesische Heilkunst geht davon aus, daß Polypen wie alle anderen Formen von Tumoren ein Zeichen dafür sind, daß die Energie an der betroffenen Stelle nicht gut fließt.

Behandlung

Um das Ausscheiden der Giftstoffe zu unterstützen, massieren Sie:

– die Punkte G 34, Ma 36, B 40, B 60, N 6, Le 3, G 41 und N 1 an den Füßen und Beinen;

– Punkt Di 4 an den Händen.

Sonstige Maßnahmen

• Legen Sie Heilerdeumschläge auf den Polyp. Dadurch kann er schneller heranreifen.

• Wenn der Polyp leicht zugänglich ist, tragen Sie Vitamin E auf. Ist er von außen nicht erreichbar, schlucken Sie das Vitaminpräparat.

PRELLUNGEN, VERRENKUNGEN, ZERRUNGEN

Bei allen drei Erscheinungsformen liegt eine Einwirkung physikalischer Kräfte vor, durch die Knochen aus ihrer eigentlichen Lage geschoben oder gezerrt werden.

Verrenkungen sind häufig die Folge eines Unfalls oder ergeben sich aus teilweise angeborenen falschen Bewegungsabläufen, die zu Abnutzungserscheinungen führen.

Auftretende Symptome sind Schmerzen, Gelenkdeformierungen sowie Bewegungseinschränkungen. In allen Fällen sollten Sie einen Arzt aufsuchen, der anhand einer Röntgenaufnahme eine sichere Diagnose stellt.

Behandlung

Mit Hilfe der Akupressur können Sie die Schmerzen lindern und den Heilungsprozeß beschleunigen. Unter Umständen können Sie die Genesungszeit um die Hälfte verkürzen. Es liegt deshalb in Ihrem Interesse, neben einer ärztlichen Behandlung folgende Massagen durchzuführen:

• Behandeln Sie die unter Verbrennungen aufgeführten Punkte. Massieren Sie zusätzlich den Punkt G 34.

• Sedieren Sie die schmerzhaften Stellen unter mittlerem Druck dreimal täglich während zwei bis drei Minuten, bis die Schmerzen verschwunden sind.

• Ist ein Gelenk verletzt, massieren Sie das jeweilige Nachbargelenk. Wenn Sie sich also den Ellenbogen verstaucht haben, massieren Sie die Schulter und das Handgelenk. Wenn das Handgelenk betroffen ist, massieren Sie den Ellenbogen.

Sonstige Maßnahmen

• Legen Sie sofort nach einer Prellung, Verrenkung oder Zerrung Eis auf die betroffene Stelle. Dadurch verhindern Sie, daß das Gewebe anschwillt.

• Legen Sie außerdem Umschläge aus Beinwurz, kalter Heilerde oder zerdrückten Kohlblättern auf. Erneuern Sie die Umschläge alle zwei bis drei Stunden.

PROSTATAENTZÜNDUNG

Eine Prostataentzündung können Sie sehr leicht an folgenden Symptomen erkennen: Schmerzen beim Wasserlassen, häufiger Harndrang, Verfärbung des Urins, Fieber, Schüttelfrost, Schmerzen im unteren Rückenbereich und am Penis. Eine akute Prostataentzündung wird durch Bakterien ausgelöst, die über das Blut in den Harnleiter gelangen.

Eine chronische Prostataentzündung tritt oft infolge einer eitrigen Entzündung der Schleimhäute auf, die nicht gänzlich ausgeheilt wurde. In diesem Zustand werden Sie gern einen Arzt aufsuchen.

Behandlung

• Massieren Sie die Punkte N 6 und N 2 an den Füßen sowie den Bereich um die Innenknöchel.

• Massieren Sie die Punkte RM 6, MP 12, Ma 30 und RM 2 am Unterleib.

• Massieren Sie die Punkte DM 4, B 23, B 26 und DM 2 am Rücken.

• Massieren Sie außerdem die Punkte DM 1, DM 27, RM 23 und RM 22.

• Wenn Sie ein Bad nehmen, massieren Sie den Damm, der hinter den Geschlechtsorganen und vor dem After liegt.

Sonstige Maßnahmen

• Trinken Sie viel, allerdings keinen Alkohol, Kaffee oder Tee. Trinken Sie Moosbeerensaft. Er ist bekannt dafür, daß er Bakterien abtötet bzw. verhindert, daß sich diese an die Blasenwand heften.

• Verzichten Sie auf stark gewürzte Speisen, solange die Entzündung nicht vollständig ausgeheilt ist.

R

RACHITIS

Rachitis ist eine Erkrankung der Knochen, die zur Skelettdeformation führt. Sie tritt meist bereits im frühen Kindesalter auf und beruht auf einer Vitamin-D-Mangel bedingten Störung des Calzium-Phosphor-Stoffwechsels. Dank unserer umfassenden Gesundheitsvorsorge gibt es diese Krankheit heute kaum mehr. Früher war sie allerdings sehr verbreitet.

Behandlung

• Stimulieren Sie die Schilddrüse und die Hirnanhangdrüse, indem Sie folgende Punkte tonisieren: DM 20, B 1, DM 27, RM 23, RM 22, DM 15, G 20 und G 21.

• Klopfen Sie sanft den Bereich um den Adamsapfel ab, und atmen Sie gleichzeitig tief und langsam durch den Mund. Entspannen Sie den Rachen.

• Massieren Sie die Halswirbelsäule und die dazugehörigen Muskeln.

• Die Hirnanhangdrüse liegt in der Mitte des Kopfs hinter den Augen und etwas höher als diese. Konzentrieren Sie sich auf diesen Punkt, während Sie den Schädel mit den Fingerspitzen abklopfen. Vergessen Sie dabei den Nacken, die Schläfen, die Augenbrauen und die Nase nicht.

• Legen Sie die Ringfinger beidseits an die äußeren Augenwinkel. Ihr Zeigefinger liegt dabei automatisch in einer Mulde, die Sie nun tonisieren.

• Massieren Sie außerdem die Punkte RM 12, Ma 25, RM 6, Ma 36, N 2, B 17, DM 4 und B 23.

Sonstige Maßnahmen

• Sorgen Sie dafür, daß Ihr Kind täglich einige Stunden dem Sonnenlicht ausgesetzt ist. Dies ist noch immer die beste Methode zur Vorbeugung und Heilung von Rachitis. Denn die Sonne ist ein wichtiger Vitamin-D-Spender.

• Ihr Kind sollte stets ausreichend mit Kalzium, Phosphor und Vitamin D versorgt werden. Fragen Sie gegebenenfalls einen Heilpraktiker um Rat.

REGELSCHMERZEN

Jede dritte Frau leidet unter Regelschmerzen. Diese Schmerzen treten in den Tagen vor oder nach Einsetzen der Regelblutung auf und konzentrieren sich auf den Unterleib und die Lendengegend. Häufig werden sie von Kopfschmerzen, Depressionen, Übelkeit, Schlaflosigkeit usw. begleitet.

In manchen Fällen werden diese Symptome allerdings durch eine Endometriose (Wucherungen der Gebärmutterschleimhaut außerhalb der Gebärmutter), eine Zyste, einen Eierstocktumor, eine Eileiterentzündung oder aber durch Krebs hervorgerufen. Wenn Sie unter sehr heftigen Regelschmerzen leiden, sollten Sie Ihren Arzt davon unterrichten.

Behandlung

• Eine Massage im Bereich des Kreuzbeins bringt oft sofortige Linderung. Massieren Sie auch den Unterleibsbereich, insbesondere die Punkte RM 6, MP 12, Ma 30 und RM 2.

• Massieren Sie auf Höhe der Taille die Punkte DM 4 und B 23.

• Massieren Sie die Punkte B 60, MP 6, N 6 und N 2 an den Fußknöcheln.

• Tonisieren Sie den Punkt G 15, um einen zu starken Blutverlust zu verhindern.

• Zur Behandlung der mit der Menstruation einhergehenden Beschwerden (Nervosität, Kopfschmerzen usw.) massieren Sie die unter den entsprechenden Einträgen aufgeführten Punkte.

Sonstige Maßnahmen

• Bei schmerzhaften Krämpfen wirkt Wärme sehr wohltuend.

Halten Sie die Füße warm, legen Sie heiße Kompressen auf den Unterleib, und trinken Sie Salbei-, Himbeerblüten- oder Schafgarbentee. Diesen drei Pflanzen sagt man eine sehr heilsame Wirkung bei Erkrankungen der weiblichen Geschlechtsorgane nach.

REISEKRANKHEIT

Reisen verschafft nicht nur neue Eindrücke, es kann auch unangenehme Begleit- und Folgeerscheinungen mit sich bringen.

Gegen manche Reiseübel (gestohlenes Portmonnaie, verlorenes Gepäck, verpaßtes Flugzeug) gibt es leider keinen Akupressur-Punkt, der Abhilfe verschaffen könnte! Linderung und Hilfe bringt die Akupressur dagegen bei Reisübelkeit, Jetlag oder sogar Tropenkrankheiten.

Behandlung

• Wenn Ihnen auf langen Auto-, Schiffs- oder Flugreisen übel wird, sedieren Sie den Punkt RM 12. Wenn die Behandlung dieses Punkts nicht ausreicht, sedieren Sie zusätzlich die Punkte P 6 und RM 15 und massieren die Punkte DM 20 und B 17.

• Um den Wechsel von einer Zeitzone in eine andere besser zu bewältigen, massieren Sie die Punkte Le 3 und Di 4. Wenn Sie sich massieren lassen, bitten Sie die betreffende Person, diese beiden Punkte möglichst gleichzeitig zu massieren. Dadurch erhöhen Sie die positive Wirkung.

• Zum besseren Schutz gegen Tropenkrankheiten kräftigen Sie die Verdauungsorgane. Dazu massieren Sie:

– die Punkte RM 23, RM 22, RM 12, Ma 25, RM 6, MP 6 und Ma 30 auf der Körpervorderseite ;

– die Punkte DM 4, B 23 und B 26 am Rücken;

– die Punkte Le 3, G 41, Di 11 und Di 4 an den Füßen, Armen und Händen. Führen Sie diese Massage ein- bis zweimal täglich durch.

• Zur Belebung müder Beine nach einer langer Wanderung oder einem langen Stehen in einer Wartehalle tonisieren Sie die Punkte G 34, Ma 36 und B 60.

Sonstige Maßnahmen

• Trinken Sie vor Reiseantritt Pfefferminztee. Sie beugen dadurch einer Übelkeit vor. Sie können ebenso einen Löffel Ingwerpulver und etwas Honig in einem Glas heißen Wassers auflösen. Damit erreichen Sie dieselbe Wirkung.

• Zur Vermeidung von Jetlag sollten Sie ein bis zwei Tage vor Abreise Ihre Schlafzeiten bereits der neuen Zeit anpassen.

• Vergessen Sie nicht, sich impfen zu lassen, wenn Sie in tropische Länder reisen. Essen Sie in Risikoländern nur gekochte Speisen, und trinken Sie nur Getränke aus steril verschlossenen Flaschen.

RHEUMA

Siehe unter *Arthritis*.

RÜCKENSCHMERZEN

Rückenschmerzen können die unterschiedlichsten Ursachen haben. Ob eine krankhafte Verkrümmung der Wirbelsäule, ein Bandscheibenvorfall oder ähnliches vorliegt, die Schmerzen sind meist groß. Und leider muß die Schulmedizin hier nicht selten kapitulieren.

Es ist gewiß nicht leicht, den genauen Ursachen von Rückenschmerzen auf die Spur zu kommen, jedoch scheinen Streß, Überarbeitung und eine einseitige Körperhaltung während langer Arbeitsstunden dem Übel oft Vorschub zu leisten.

Behandlung

• Bitten Sie eine Ihnen nahestehende Person, Ihren Rücken zu massieren, insbesondere die schmerzhaften Stellen.

• Massieren Sie an den Füßen die Punkte B 60, N 1, N 6, N 2 und G 41.

• Massieren Sie an den Handgelenken die Punkte P 6, P 5, Lu 7 und Dü 3.

• Beenden Sie die Massage mit dem Punkt DM 15 an der Schädelbasis.

• Wenn Ihre Rückenschmerzen eindeutig diagnostiziert sind, lesen Sie unter dem entsprechenden Eintrag nach (z. B. *Ischias*).

• Wenn Sie über keine Diagnose verfügen, massieren Sie ausgiebig den Rist Ihrer Füße, insbesondere die schmerzhaften Stellen.

Sonstige Maßnahmen

- Tun Sie täglich etwas für Ihren Körper (Aerobic, Yoga, Tai-chi usw.), aber gehen Sie nicht über Ihre Grenzen hinaus. In vielen Fällen ist dies die beste Lösung.
- Achten Sie darauf, daß Sie sich nicht zuviel »auf den Rücken laden« Ein Übermaß an Pflichten und Verantwortungen geht zu Lasten Ihrer Gesundheit.
- Achten Sie auf Ihre Körperhaltung. Lesen Sie unter dem Abschnitt »Do-In aufrecht« in *Kapitel 3* nach.

S

SCHARLACH

Siehe unter *Masern*, *Grippe* und *Fieber*.

SCHIEFHALS

Das Syndrom eines Schiefhalses tritt nicht nur auf, wenn Sie in einer kühlen Nacht vergessen haben, Ihr Schlafzimmerfenster zu schließen. Es kann auch durch exzessive Verspannungen hervorgerufen werden.

Ein Schiefhals ist zwar sehr lästig und unangenehm, dafür aber harmlos. In den meisten Fällen verschwindet er noch am selben Tag oder tags darauf.

Behandlung

• Massieren Sie sanft und ausgiebig die folgenden Punkte:

– DM 15, G 20, G 21, DM 14 und Dü 13 an den Schultern;

– RM 23, RM 22 und Lu 2 am Hals;

– MP 6, N 6, B 60, H 7, P 6, Lu 7, P 5 und Dü 3 an den Händen und Füßen.

Sonstige Maßnahmen

• Tauchen Sie ein Handtuch in heißes Wasser, und drücken Sie es aus. Legen Sie es anschließend eine halbe Stunde auf die Schultern. Wiederholen Sie den Vorgang bei Bedarf. Sie können auch eine Wärmflasche verwenden, allerdings ist die direkte Feuchtigkeit besser.

• Schlafen Sie auf dem Rücken und auf einem Kopfkissen, das dem Hals eine gute Stütze bietet.

• Meiden Sie Zugluft.

• Gewöhnen Sie sich an, in Zeiten hoher Belastung regelmäßig Entspannungsübungen durchzuführen. Machen Sie auch Halslockerungübungen, sobald Sie Anzeichen einer Verspannung spüren.

SCHLAFLOSIGKEIT

Ein erholsamer Schlaf ist für die Gesundheit von Körper und Geist gleichermaßen wichtig. Wenn Sie über einen längeren Zeitraum an Schlaflosigkeit leiden, sind ernsthafte gesundheitliche Folgeschäden unvermeidbar.

Die altchinesische Medizin führt Schlaflosigkeit auf ein gestörtes Gleichgewicht des Herzens, der Leber oder der Gallenblase oder auf eine unzureichende Nierenfunktion zurück.

Behandlung

Sedieren Sie:

• die Punkte P 7 und P 6 an den Handgelenken;

• den Punkt Le 2 an den Füßen.

Sonstige Maßnahmen

• Baldrian ist ein bewährtes Mittel zur Bekämpfung von Schlafstörungen und hat im Gegensatz zu den pharmazeutischen Produkten keine Nebenwirkungen. Schwangere Frauen sollten allerdings keinen Baldrian nehmen.

• Dank der beruhigenden Wirkung kann Ihnen auch ein Lindenblüten-, Kamillen- oder Orangenblütentee ins Reich der Träume verhelfen.

SCHLUCKAUF

Ein Schluckauf entsteht durch unwillkürliche Kontraktionen des Zwerchfells und der Zwischenrippenmuskeln. Bei chronischem Schluckauf sollten Sie den Ursachen nachgehen. Er kann auf eine

Überdehnung des Magens, Herz- oder Niereninsuffizienz, eine Brustfellentzündung usw. zurückzuführen sein.

Behandlung

• Sedieren Sie die Punkte am Rücken, die links und rechts des siebten Brustwirbels auf Höhe der unteren Spitze des Schulterblatts liegen.

• Sedieren Sie die Punkte RM 12, RM 15, RM 21 und RM 22.

• Schließen Sie die Behandlung ab, indem Sie den Punkt Di 4 sedieren.

Sonstige Maßnahmen

• Kauen Sie Ihre Speisen gut, und verzichten Sie auf kohlensäurehaltige Getränke.

• Schlucken Sie einen Teelöffel Zucker (ohne Flüssigkeit). Diese Methode wird übrigens auch von der renommierten Fachzeitschrift *New England Journal of Medicine* empfohlen.

SCHMERZENDE BRÜSTE

Abgesehen von der Milchproduktion in der Stillzeit können Hormonausschüttungen vor der Menstruation, Zysten, Geschwülste und sonstige Erkrankungen der Brust Schmerzen in diesem Bereich verursachen.

Behandlung

• Massieren Sie die Punkte Ma 14 und RM 17 auf der Brust. Tasten Sie die Rippenzwischenräume auf einer senkrechten Linie ab, die über die Brustwarzen verläuft, und sedieren Sie die empfindlichen Punkte.

• Massieren Sie die Punkte H 7, P 6 und Lu 7 an den Handgelenken und die Punkte Le 3 und G 41 an den Füßen.

• Bitten Sie eine Ihnen nahestehende Person, den Punkt in der Mitte des Schulterblatts zu sedieren. Dieser Punkt müßte besonders empfindlich sein.

Sonstige Maßnahmen

• Tasten Sie einmal im Monat, zwischen dem fünften und zehnten

Tag nach Einsetzen der Monatsblutung sorgfältig die gesamte Oberfläche der Brüste nach Unebenheiten oder Verhärtungen ab. Wenn Ihnen etwas auffällig erscheint, sollten Sie unverzüglich Ihren Arzt aufsuchen.

• Tragen Sie einen BH, der die Brüste gut stützt. Er sollte Sie jedoch nicht einengen oder auf den Brustkorb drücken.

• Meiden Sie Kaffee, Tee, Schokolade und Coca-Cola. Diese Nahrungsmittel enthalten Methylxanthin, eine Substanz, die die Zystenbildung fördert.

SCHNITT- UND SCHÜRFWUNDEN

Schnitt- und Schürfwunden sind im allgemeinen harmlos, können aber an ungünstigen Stellen äußerst unangenehm sein. Wenn Sie mehrere bzw. tiefe und blutende Schnittwunden erlitten haben, sollten Sie sich unverzüglich ins Krankenhaus begeben.

Behandlung

Die Akupressur begünstigt die Wundheilung und lindert die Schmerzen. Behandeln Sie die unter *Verbrennungen* aufgeführten Punkte.

Sonstige Maßnahmen

• Reinigen Sie die Wunde mit klarem Wasser, und tragen Sie mindestens drei- bis viermal täglich eine Beinwurzsalbe oder Aloe-vera-Gel auf.

SCHNUPFEN

Nicht weniger als zweihundert verschiedene Viren können Ihnen einen Schnupfen bescheren. Kinder sind besonders anfällig dafür, da ihr Immunsystem noch nicht vollständig entwickelt ist. Doch auch Erwachsene bekommen im Durchschnitt drei- bis viermal im Jahr Schnupfen.

Schnupfen vergeht in der Regel, wie er gekommen ist, d. h. von selbst. Komplikationen sind jedoch möglich. Sie sollten ihn deshalb nicht unbehandelt lassen.

Lesen Sie auch unter *Erkältung* und *Grippe* nach.

Behandlung

• Um die Nase frei zu bekommen, massieren Sie die Mittellinie von der Stirn bis zu dem Punkt, der ein Daumenbreit hinter dem Haaransatz liegt.

• Massieren Sie die Punkte B 1 und DM 27 im Bereich der Nase.

• Tonisieren Sie die Punkte DM 15 und G 27 im Nacken. Bitten Sie eine Ihnen nahestehende Person, den Punkt B 13 sowie die Furchen entlang der Wirbelsäule zu massieren.

• Massieren Sie die Punkte P 5, Di 4 und Ma 36 zur Verbesserung der Widerstandsfähigkeit des Körpers.

Sonstige Maßnahmen

• Um Schnupfen vorzubeugen, sollten Sie täglich mit Salzwasser gurgeln. Verwenden Sie dazu unraffiniertes Meersalz. Atmen Sie die zubereitete Salzlösung auch durch die Nase ein, und spucken Sie die salzige Flüssigkeit durch den Mund wieder aus. Damit verhindern Sie, daß sich Schwärme von Mikroben in Ihren Nasenhöhlen ansiedeln. Sterile isotone Meerwasserpräparate sind in gut sortierten Drogerien und in der Apotheke erhältlich. Sie werden sehen, ihre Wirkung ist erstaunlich.

SCHOCK

Ein Schock wird durch ein traumatisierendes Ereignis physischer Natur (starke Blutung, Unfall, starke Dehydratation usw.) oder psychischer Natur (Verlust eines Menschen usw.) ausgelöst. Er äußert sich in einem kompletten Kreislaufversagen. Der Organismus wird vorübergehend nicht genügend mit Sauerstoff versorgt. Ein schwerer Schockzustand kann zum Tod führen.

Behandlung

• Drücken Sie mit dem Nagel des Daumens kräftig auf den Punkt DM 26 direkt unterhalb der Nase sowie auf die Punkte N 1 an der Fußsohle und H 9 im inneren Winkel des Fingernagels des kleinen Fingers.

• Massieren Sie zur Stabilisierung des Herzschlags die Punkte H 7 und P 6.

Sonstige Maßnahmen

• Rufen Sie sofort den Notarzt, oder bringen Sie den Patienten in das nächste Krankenhaus. Zweifellos geht es um Leben oder Tod.

SCHUPPEN

Rieselt Ihnen bei jedem Kämmen ein weißer, winziger Konfettiregen auf die Schultern? Das ist zweifellos unangenehm. Aber nicht nur das. Wenn Sie unter starker Schuppenbildung neigen, könnte dies ein Hinweis auf Schuppenflechte oder eine Stoffwechselerkrankung, insbesondere der Verdauungsorgane und/oder der Leber sein.

Lesen Sie auch unter *Haarausfall* nach.

Behandlung

• Massieren Sie Ihre Kopfhaut, wie es in Übung 5 *(Kapitel 5)* beschrieben ist. Befeuchten Sie jetzt allerdings Ihre Fingerspitzen mit etwas Olivenöl.

• Massieren Sie die innere Handgelenksfalte auf ihrer gesamten Länge.

• Massieren Sie die Punkte DM 20, DM 15 und G 20 an der Schädelbasis und den Punkt B 13 am Rücken.

Sonstige Maßnahmen

• Verwenden Sie Haarsprays, Gels und Haarschaum nur sparsam.

• Benutzen Sie für die Haarwäsche ein Anti-Schuppen-Schampoo, und spülen Sie die Haare nach dem Waschen gut aus.

SCHUPPENFLECHTE

Bei Schuppenflechte, einer in vielen Fällen genetisch bedingten Krankheit, bildet die Haut rötliche Verkrustungen, die zunächst meist an Knien und Ellenbogen auftreten, sich aber auf den gesamten Körper ausbreiten können.

Schuppenflechte verursacht im allgemeinen keinen starken Juckreiz. Wenn sie allerdings Hände oder Füße befällt, ist sie sehr unangenehm.

Behandlung

• Massieren Sie die Punkte Dü 3, Di 11, B 13, B 40 und B 60.

• Behandeln Sie bei Schuppenflechte auch die unter *Verbrennungen* aufgeführten Punkte.

Sonstige Maßnahmen

• Sonnenbäder wirken bei Schuppenflechte sehr wohltuend. Übertreiben Sie aber nicht. Verlängern Sie die Zeiträume nach und nach, in denen Sie sich den Sonnenstrahlen aussetzen.

• Legen Sie Heilerdeumschläge auf die betroffenen Stellen.

• Meiden Sie gewisse Nahrungsmittel (stets dieselben!): raffinierten Zucker, Kaffee und Fett.

SCHWANGERSCHAFT

Schwangerschaft ist natürlich keine Krankheit. Dennoch treten in dieser Zeit oft kleinere gesundheitliche Problemen auf, wie zum Beispiel Rückenschmerzen, Verstopfung, niedriger Blutdruck, Überlastung der Leber, Müdigkeit usw. Alle diese Übel können leicht behoben werden, wenn Sie regelmäßig Ihre Do-In-Übungen durchführen und zwei zentrale Punkte massieren.

Lesen Sie die Einträge zu den gesundheitlichen Störungen nach, an denen Sie leiden, zum Beispiel *Übelkeit, Verstopfung, Rückenschmerzen* usw.

Behandlung

• Für einen problemlosen Schwangerschaftsverlauf und die gesunde Entwicklung des Kindes sedieren Sie die Punkte H 3 und P 6.

• Stimulieren Sie die Punkte Di 4 und B 67 nicht während der Schwangerschaft. Im Moment der Geburt dagegen bewirkt die Stimulierung dieser Punkte einen guten Wehenverlauf.

Sonstige Maßnahmen

• Eine ausgewogene Ernährung ist für die Gesundheit der werdenden Mutter sowie des Kindes besonders wichtig. Achten Sie vor allem darauf, daß Sie genügend Kalzium, Eisen, Zink und Vitamine des B-Komplexes zu sich nehmen.

• Führen Sie häufig Entspannungs- und Atemübungen durch, und achten Sie auf tägliche körperliche Bewegung.

SCHWITZEN

Schwitzen ist eine notwendige Funktion des Körpers, um die ideale Körpertemperatur aufrechtzuerhalten und Giftstoffe ausscheiden zu können. Eine übermäßige Schweißbildung mit großen Schweißperlen auf der Stirn und am ganzen Körper bei der geringsten Anstrengung ist allerdings nicht normal.

Übelriechender Schweiß tritt vor allem dann besonders stark auf, wenn Nieren und Leber den Körper nicht vollständig entgiften.

Behandlung

• Bei übermäßigem Nachtschweiß massieren Sie die Punkte H 7, P 5, B 13, Lu 2, N 6 und B 60.

• Bei starkem Schwitzen untertags massieren Sie die Punkte Di 4, Dü 3, H 7, DM 15, DM 14 und B 60.

• Zur Aktivierung der Leber- und Nierenfunktion massieren Sie die Punkte Le 3, Ni 1, N 6, B 60, Ma 36, B 40, DM 4, B 23 und B 26.

Sonstige Maßnahmen

• Trinken Sie Salbeitee. Diese Pflanze hat eine schweiß- und geruchshemmende Wirkung.

• Verzichten Sie auf Alkohol, Kaffee und andere Stimulanzien.

SEHSTÖRUNGEN

Wenn die Augen der Spiegel der Seele sind, müßte die Sehkraft der Spiegel des Körpers sein. Denn das Sehvermögen hängt von der körperlichen Gesamtverfassung ab, insbesondere aber von der Leber, aus der die Augen ihre Energie beziehen. Sehstörungen sind deshalb häufig ein Hinweis auf eine Fehlfunktion der Leber.

Behandlung

• Reiben Sie sanft mit einem Finger direkt über den Augapfel. Klopfen Sie den Augapfel mit Daumen und Zeigefinger ab, drücken

Sie das Auge von allen Seiten. Drücken Sie mit dem Zeigefinger langsam zwischen den Knochen der Augenhöhle und den Augapfel. Wiederholen Sie diesen Vorgang um das ganz Auge herum. Das entspannt sämtliche Muskeln, die das Auge bewegen. Erwärmen Sie zum Schluß Ihre Hände, indem Sie sie kräftig gegeneinanderreiben. Wölben Sie die Hände, und legen Sie sie über die Augen. Der Zeigefinger liegt dabei auf der Stirn und das Handgelenk auf der Wange.

• Drücken Sie den Knochen der Augenhöhlen fest und ausgiebig, insbesondere an den äußeren und inneren Augenwinkeln, entlang der Augenbrauen sowie die Stelle des Knochens, die exakt unterhalb der Pupille liegt, wenn Sie geradeaus schauen.

• Halten Sie den Kopf gerade, und suchen Sie auf einer waagrecht zu den Augen verlaufenden Linie die den Augen entsprechenden Punkte am Hinterkopf. Wenn Sie eine Brille tragen, finden Sie diese Punkte auf der Verlängerung der Bügel hinter dem Ohr. Massieren Sie diese Punkte ausgiebig. Diese Massage ist bei überanstrengten Augen besonders wohltuend (z. B. nach stundenlanger Bildschirmarbeit oder bei Nachtfahrten).

• Massieren Sie die Punkte G 20, B 60, Le 3 und Di 4.

Sonstige Maßnahmen

• Wegen der immer dünner werdenden Ozonschicht empfehlen Augenärzte und Optiker, zum Schutz der Augen Brillen mit getönten Gläsern und breitrandige Sonnenhüte zu tragen.

• Eine ausreichende Versorgung mit Vitamin C und E sowie mit Zink und Selen stabilisiert den pH-Wert im Blut. Dadurch vermindert sich das Risiko des grauen Stars.

SEXUALSTÖRUNGEN

Für sexuelle Störungen gibt es zwei wichtige auslösende Faktoren: ein Mangel an Lebensenergie oder – die oft unbewußte – Weigerung, die eigenen sexuellen Bedürfnisse anzunehmen.

Sexuelle Störungen äußern sich in unterschiedlicher Weise. Bei Männern sind es häufig Potenz- und/oder Ejakulationsprobleme (z. B. ein vorzeitiger Samenerguß), bei Frauen kann es eine mangelnde Feuchtigkeit der Scheide während des Verkehrs, Frigidität oder Vaginismus sein.

Begleiterscheinungen sexueller Fehlfunktionen können bei beiden Geschlechtern eine verminderte Libido, im Extremfall sogar Sterilität sein.

Behandlung

In der altchinesischen Tradition spielte Sexualität eine große Rolle. Es ist deshalb nicht erstaunlich, daß die Akupressur viele Möglichkeiten der Unterstützung Ihres Sexuallebens bietet.

• **Zur Wiederbelebung der Libido**

– Tonisieren Sie die Punkte DM 4, B 23 und DM 2.

– Massieren Sie außerdem den gesamten unteren Bereich der Wirbelsäule, das Kreuzbein, das Steißbein, den After sowie den Damm, der direkt hinter den Geschlechtsorganen liegt.

• **Zur Behebung einer Impotenz**

– Tonisieren Sie die Punkte MP 6, N 3, Ma 30 und RM 6.

– Finden Sie den Punkt, der auf halber Strecke zwischen dem Nabel und den Schambein liegt. Ein Fingerbreit unterhalb dieses Punkts liegt ein weiterer Punkt, den die alten Chinesen »Ozean« nannten. Wenn Sie diesen Punkt stimulieren, nehmen Sie Kontakt mit Ihrer männlichen Energie auf. Falls Sie unter nächtlichem Samenerguß leiden, sollten Sie ebenfalls diesen Punkt massieren.

• **Zur Vermeidung von vorzeitigem Samenerguß**

– Massieren Sie die Punkte MP 6 und N 3.

– Massieren Sie zusätzlich den Punkt Ma 34, um sexuelle Ängste abzubauen.

– Während der Behandlung der genannten Punkte atmen Sie tief ein und so lange wie möglich wieder aus.

• **Zur Bekämpfung von Frigidität und Vaginismus**

– Tonisieren Sie die Punkte MP 6 und Le 8. Mit Punkt MP 6 korrigieren Sie eine übermäßige Vaginalsekretion außerhalb des Geschlechtsverkehrs.

– Massieren Sie den oberen Rand und die seitlichen Ränder des Schambeins. Entspannen Sie alle schmerzhaften Punkte, auf die Sie dabei stoßen, insbesondere den Punkt Ma 30.

– Zur Bekämpfung von nervöser Anspannung sedieren Sie den Punkt B 23. Massieren Sie den gesamten Unterleibsbereich. Sie entspannen ihn dadurch. Massieren Sie auch den Bereich des Damms (zwischen den Geschlechtsorganen und dem After). Verwenden Sie hierzu ein Öl. Atmen Sie während der Massage tief durch.

Sonstige Maßnahmen

• Bei länger anhaltender Impotenz oder Frigidität sollten Sie mit Hilfe eines Psychotherapeuten die Ursachen erforschen.

• Die aus der chinesischen Tradition überlieferte »Hirschübung« sollte unbedingt in die Behandlung sexueller Probleme integriert werden. Indem sie die Genitalmuskulatur stärkt, weckt diese Übung nich nur Ihre sexuelle Energie, sonder ermöglicht es Ihnen auch, diese besser zu steuern.

Bei der »Hirschübung« spannen Sie die Muskulatur des Damms an, und entspannen diese anschließend wieder. Atmen Sie dabei langsam und tief durch. Führen Sie die Übung zweimal täglich fünf Minuten lang durch.

SODBRENNEN

Sodbrennen äußert sich in einem brennenden Gefühl entlang der Speiseröhre und ist auf ein Ungleichgewicht des Säurehaushalts im Körper zurückzuführen. Sodbrennen kann erblich bedingt sein, aber auch durch äußere Faktoren ausgelöst werden. So können zum Beispiel Streß, schlechte Ernährung und hormonale Veränderungen während der Schwangerschaft oder der Regelblutung den Säurehaushalt ungünstig beeinflussen.

Behandlung

• Massieren Sie die Punkte RM 12, N 2, Lu 7.

• Massieren Sie den unteren Rand der Rippen links und rechts am unteren Ende des Brustbeins. Sie spüren dort einige besonders empfindliche Punkte:

– zwei Punkte ca. eineinhalb Zentimeter neben der Mittellinie in unmittelbarer Nähe des Brustbeins;

– zwei weitere Punkte drei Fingerbreit neben derselben Linie.

• Bei saurem Aufstoßen massieren Sie den Punkt G 34.

Sonstige Maßnahmen

• Zur Wiederherstellung Ihres Säuregleichgewichts sollten Sie Kost mit möglichst hohem Basenanteil zu sich nehmen. Essen Sie vor allem Mandeln, Kartoffeln und Kohl.

• Verzichten Sie dagegen auf Obst, Zucker, rotes Fleisch, Alkohol und koffeinhaltige Getränke.

• Meiden Sie ebenfalls üppige Mahlzeiten. Nehmen Sie lieber mehrere kleine Mahlzeiten pro Tag zu sich.

SONNENEMPFINDLICHKEIT

Seit wissenschaftlich belegt ist, daß die Ozonschicht um die Erde immer dünner wird, wissen wir, wie gefährlich die Einwirkung von Sonnenstrahlen auf unsere Haut ist. In Anbetracht des stark erhöhten Hautkrebsrisikos sollte es uns bereits zur Selbstverständlichkeit geworden sein, uns nie ohne angemessenen Sonnenschutz (Cremes, Sonnenhut) in der Sonne aufzuhalten und die heißesten Stunden des Tages im Schatten zu verbringen.

Folgende Empfehlungen sollten Sie unbedingt beachten, wenn:

– Sie rothaarig oder blond sind, grüne oder graue Augen haben und Ihre Haut leicht zu Sonnenbrand neigt;

– Mitglieder Ihrer Familie bereits an Krebs erkrankt sind;

– Sie vor Ihrem 20. Lebensjahr bereits mehr als zweimal einen starken Sonnenbrand hatten;

– Sie viele Sommersprossen und Leberflecken haben;

– Sie bereits ein Melanom hatten.

Behandlung

Die folgenden Punkte sind besonders empfehlenswert, wenn Sie neben der Sonnenempfindlichkeit auch hitzeempfindlich sind:

• Tonisieren Sie die Punkte RM 6, MP 6, N 2, P 6 und Lu 7.

• Sedieren Sie die Punkte Ma 36, B 60, Di 4 und Dü 3.

Sonstige Maßnahmen

• Essen Sie fettarm. Eine kürzlich am *Baylor College of Medicine* in Houston in den Vereinigten Staaten durchgeführte Untersuchung hat gezeigt, daß eine fettarme Diät das Hautkrebsrisiko um 70 % reduzieren kann.

• Wenn Sie einen Sonnenbrand haben, tragen Sie Aloe-vera-Gel auf die verbrannten Stellen auf. Das lindert nicht nur den Schmerz, sondern regeneriert auch hervorragend die Haut.

STAUUNGSLEBER

Bei einer Stauungsleber ist die Leber vergrößert. Sie verursacht ein Gefühl der Schwere und reagiert bei Druck auf den unteren Rand der freien Rippen rechts äußerst empfindlich. Ursache einer Stauungsleber ist häufig übermäßiges Essen, insbesondere der Verzehr fetter Nahrungsmittel, sowie Alkoholmißbrauch. Allerdings kann eine Stauungsleber auch die Folge einer Herzinsuffizienz sein.

Behandlung

• Massieren Sie den unteren Rand der freien Rippen, wobei Sie die schmerzhaften Punkte etwas intensiver behandeln. Bearbeiten Sie auch die Punkte zwischen den Rippen auf einer senkrechten Linie, die über die Brustwarzen verläuft.

• Massieren Sie die Punkte DM 4, G 41 und Le 3.

Sonstige Maßnahmen

• Entschließen Sie sich zu einer Entgiftungskur, wenn die Stauungsleber ernährungsbedingt ist. Essen Sie vor allem grünes Gemüse. Artischocken sind besonders angezeigt.

• Rettichsaft eignet sich ebenfalls hervorragend, um Ihre Leber wieder abzuschwellen. Bevor Sie eine Kur beginnen, sollten Sie allerdings einen Heilpraktiker aufsuchen. Eine zu drastische Reinigung der Leber könnte sich schädlich auf die Nieren auswirken.

STAUUNGSLUNGE

Eine Stauungslunge erkennt man an den seltsamen Geräuschen, die aus der Brust kommen, sowie an den Hustenanfällen mit blutigem Auswurf.

Eine Stauungslunge kann auf eine Erkrankung des Herzens oder der Lunge hinweisen. Sie sollten deshalb unbedingt einen Arzt aufsuchen.

Behandlung

• Massieren Sie den Punkt Lu 1 zur Stabilisierung der Lunge.

• Sedieren Sie die Punkte Ma 14, P 6 und Lu 7.

Sonstige Maßnahmen

• Legen Sie Umschläge aus Leinsamen und Senf auf die Brust und den oberen Rückenbereich auf.

• Nehmen Sie warme Fußbäder mit Senf (150 g auf 4 Liter Wasser).

STILLEN

In der Stillzeit können verschiedene Probleme auftauchen. Die Milchproduktion kann zu stark sein, und die Brüste werden hart und empfindlich. Oder es wird nicht genügend Milch produziert, so daß das Baby nicht ausreichend ernährt werden kann. Erschöpfung, eine falsche Ernährung, Streß usw. sind Faktoren, die die Produktion der Muttermilch ungünstig beeinflussen können.

Behandlung

• Wenn Sie abstillen wollen oder zuviel Milch produzieren, massieren Sie den Punkt N 6.

• Bei zu geringer Milchproduktion:

– massieren Sie ausgiebig die Region zwischen der Mitte des inneren Schulterblattrands und der Wirbelsäule sowie den Punkt in der Mitte des Schulterblatts;

– massieren Sie sanft den Punkt RM 17 in der Mitte des Brustbeins auf Höhe der Brustwarzen;

– tonisieren Sie den Punkt Ma 36;

– massieren Sie kreisförmig die gesamte Oberfläche der Brüste, damit die Milchkanäle frei werden und sich leeren.

Sonstige Maßnahmen

• In einer amerikanischen Studie[5] wurde nachgewiesen, daß ein Baby länger trinkt und somit mehr Milch zu sich nimmt, wenn Sie zwei Stunden vor dem Stillen eineinhalb Gramm Knoblauchextrakt essen. Babies scheinen den Geschmack dieser Milch nicht nur zu lieben, sie bekommt ihnen auch besser.

---

[5] Diese Studie wurde vom *Monell Chemical Senses Center* in Philadelphia durchgeführt und in Sid Kirchheimers *The Doctors Book of Home Remedies* (Rodale, USA, 1993, S. 57) veröffentlicht.

• Von Haferflocken sagt man, daß sie die Produktion der Muttermilch anregen. Dasselbe gilt für Hopfen. Sie sollten also von Zeit zu Zeit ein Bier trinken – aber ein alkoholfreies.

STIMMLOSIGKEIT

Sie öffnen den Mund, um etwas zu sagen, aber Sie bringen keinen Ton heraus. Sie haben die Stimme verloren. Ursache für Stimmlosigkeit oder »Aphonie« ist häufig eine Halsentzündung, allerdings kann sie auch durch Alkoholmißbrauch, übermäßiges Rauchen oder ganz einfach durch zu lautes und zu langes Sprechen ausgelöst werden.

Behandlung

• Legen Sie den Zeigefinger der rechten Hand auf den Punkt RM 23 und den Zeigefinger der linken Hand auf den Punkt DM 15. Verweilen Sie so ein paar Minuten. Gehen Sie anschließend mit der rechten Hand zu Punkt RM 22, und warten Sie nochmals einige Minuten.

• Massieren Sie den Punkt in der Mitte der inneren Handgelenksfalte sowie den Punkt H 7.

Sonstige Maßnahmen

• Trinken Sie Tee aus Kantor-Kraut (oder Welar-Kraut). Diese Pflanze, die ihren Namen zu Recht trägt, wirkt sehr wohltuend auf die Stimmbänder.

• Vermeiden Sie jegliche Anstrengung der Stimme, wenn Sie Ihren Zustand nicht verschlechtern wollen.

T

TUBERKULOSE

Tuberkulose ist eine sehr ansteckende Krankheit. Zu Beginn des Jahrhunderts hat sie verheerend unter den Menschen gewütet, und heute tritt sie vereinzelt wieder auf. Wer im Kindesalter an Tuberkulose erkrankt oder Träger des HIV-Virus, des Aids-Erregers, ist, ist aufgrund eines geschwächten Immunsystems besonders gefährdet.

Die Übertragung des von Robert Koch entdeckten Tuberkelbazillus erfolgt über die Atemwege. Wenn Sie also im Umkreis einer erkrankten Person leben, ist die Gefahr einer Ansteckung besonders groß.

Obwohl Tuberkulose hauptsächlich die Lunge betrifft, können die Knochen, das Hirn und das Rückenmark in Mitleidenschaft gezogen werden.

Behandlung

Die im folgenden aufgeführten Punkte eignen sich insbesondere zur unterstützenden Behandlung von Lungentuberkulose, sind aber auch bei anderen Tuberkuloseformen angezeigt.

- Massieren Sie die Punkte RM 22, Lu 2, Ma 14 und RM 17 auf der Brust.
- Bitten Sie jemanden, die Punkte B 13 und B 17 am Rücken zu massieren.
- Massieren Sie die Punkte P 6, Lu 7, MP 6, N 6, N 2 und N 1 an den Handgelenken und Fußknöcheln.

Sonstige Maßnahmen

• Wenn Sie über ein gesundes Immunsystem verfügen, ist die Gefahr einer Ansteckung mit Tuberkulose weitaus geringer. Sie wollen wissen, wie Sie Ihr Immunsystem stärken können? Viel frische Luft, Entspannung, eine gesunde und ausgewogene Ernährung, positives Denken usw.

• Bei einer Infektion sollten Sie die frischen Blätter oder den Extrakt der Aloe vera inhalieren. Sie werden sich besser fühlen.

U

ÜBELKEIT

Jedermann kennt das unangenehme Gefühl eines starken Brechreizes. Schwangerschaft, starke emotionale Belastung oder eine überlastete Leber sind die Hauptursachen von Übelkeit.

Wenn Ihr Magen relativ stabil ist, dürfte Übelkeit für Sie eine eher seltene Erfahrung sein. Ansonsten kann sie Ihnen die Freude an so manchen Stunden des Lebens trüben.

Behandlung

• Sedieren Sie die Punkte P 6 und RM 15.

• Massieren Sie bei nervösem Erbrechen die Punkte DM 20, B 17 und RM 12.

• Wenn Ihre Übelkeit länger anhält, können Sie sich ein »Armband gegen Übelkeit« basteln. Sie gehen dabei folgendermaßen vor:

Nehmen Sie ein Band aus leicht elastischem Stoff. Die Länge des Bands sollte den Umfang Ihres Handgelenks plus zwei Zentimeter betragen. Befestigen Sie an den beiden Enden des Bands einen Klettverschluß und in der Mitte einen leicht gewölbten Knopf. Dieser Knopf muß so angebracht werden, daß er einen Druck auf den Punkt P 6 ausübt, wenn Sie das Band tragen. Dieser Punkt steht direkt mit dem Brechzentrum im Hirn in Verbindung.

Sonstige Maßnahmen

• Die altchinesische Heilkunst empfichlt bei Übelkeit den Verzehr von Ingwer.

• Geben Sie Hefe an Ihre Salate. Das darin enthaltene Vitamin B6 wirkt gegen Übelkeit.

ÜBERGEWICHT

Übergewicht gilt in erster Linie als ästhetisches Problem, birgt aber auch nicht zu unterschätzende gesundheitliche Risiken in sich. Die Gefahr einer Herz-, Leber-, Gefäß- oder Nierenerkrankung ist für Übergewichtige weitaus höher als für Normalgewichtige.

Bei Übergewicht liegt wie bei Untergewicht eine Organstörung vor. Neuere Untersuchungen haben gezeigt, daß eine Unterfunktion der Hirnanhangdrüse, der Schilddrüse, der Hoden oder der Eierstöcke für eine starke Gewichtszunahme mitverantwortlich ist, wogegen eine Überfunktion dieser Organe das Gegenteil bewirkt.

Behandlung

- Sedieren Sie die Punkte B 65, Le 3 und N 7.

Sonstige Maßnahmen

- Setzen Sie Bohnen auf Ihren Speiseplan. Sie sind nicht nur sättigend, sondern gleichzeitig auch kalorien- und fettarm. Außerdem sind sie ein vollwertiger Ersatz für Fleisch.
- Machen Sie täglich nach dem Essen ein paar leichte Aerobic-Übungen. Die überschüssigen Kalorien werden dadurch schneller verbrannt.
- Überlisten Sie Ihren Hunger, indem Sie viel Wasser trinken.

V

VAGINALJUCKEN

Da die Scheide während der Menopause zum Austrocknen tendiert, leiden vor allem Frauen in den Wechseljahren unter einem vaginalen Juckreiz. Allerdings können auch jüngere Frauen von diesem Leiden betroffen sein, insbesondere wenn sie zu Allergien neigen.

Behandlung

Tonisieren Sie die folgenden Punkte:

- DM 20 und DM 27 am Kopf und im Gesicht;
- RM 6, MP 12, Ma 30 und RM 2 am Unterleib;
- DM 4, B 23 und DM 2 im unteren Rückenbereich.

Sonstige Maßnahmen

- Verwenden Sie statt Tampons unparfümierte Binden.
- Verwenden Sie keine Seife im Genitalbereich, und tragen Sie Wäsche aus reiner Baumwolle. Verwenden Sie keine aggressiven Waschmittel.
- Führen Sie mit den Vaginalmuskeln Kontraktionsübungen durch (Kegel-Übung). Sie reduzieren damit die Gefahr des Austrocknens der Vagina.

VENENENTZÜNDUNG

Venenentzündungen treten meist an den Beinen auf und können sehr schmerzhaft sein. Ihre Ursache ist häufig ein Gerinnsel, das sich in einer Vene gebildet hat.

Wenn die Schmerzen über einen längeren Zeitraum anhalten, sollten Sie unbedingt Ihren Arzt aufsuchen, denn ein Gerinnsel in einer tiefen Beinvene kann im schlimmsten Fall zu einer Lungenembolie führen.

Behandlung

- Vermeiden Sie es, die betroffene Stelle direkt zu massieren. Ein eventuell vorhandenes Blutgerinnsel könnte sich lösen, in das Herz gelangen und eine Embolie verursachen.
- Gehen Sie ähnlich wie bei Verbrennungen vor. Massieren Sie die betroffene Stelle am gegenüberliegenden Bein. Massieren Sie auch die entsprechende Stelle am Arm.
- Massieren Sie die Punkte B 17 und B 23 am Rücken sowie die Punkte N 6 und G 38 an den Beinen.

Sonstige Maßnahmen

- Achten Sie auf regelmäßige körperliche Bewegung, damit Ihre Beine gut durchblutet sind. Überkreuzen Sie die Beine nicht, wenn Sie bei Ihrer Arbeit viel sitzen. Kreisen Sie häufig die Zehen. Auch das regt die Durchblutung an.
- Nach Abklingen einer Venenentzündung sollten Sie beim Lesen, Fernsehen usw. die Beine stets hochlagern.

VERBRENNUNGEN

Die Schwere von Verbrennungen kann sehr unterschiedlich sein, unabhängig davon, ob sie durch Hitze, Strom, chemische Substanzen oder Strahlen verursacht werden. Man unterscheidet Verbrennungen in ihrer Intensität nach drei Graden.

Bei Verbrennungen zweiten Grads ist die Haut gerötet, und es bilden sich nässende Brandblasen.

Bei Verbrennungen dritten Grads wird die Haut weißlich oder braun, je nach Art der Verbrennung, und ist schmerzunempfindlich.

Verbrennungen zweiten und dritten Grads müssen ärztlich behandelt werden.

Bei Verbrennungen dritten Grads ist eine Hauttransplantation unerläßlich, denn die verbrannte Haut muß vollständig ersetzt werden. Nicht selten treten auch Komplikationen auf, z. B. Infektionen, Ödeme, Schock oder Atemnot.

Behandlung

• Die folgenden Punkte erfüllen eine doppelte Funktion: Sie lindern die Schmerzen und fördern die Wundheilung.

• Bei Verbrennungen an den Gliedmaßen massieren Sie die anatomisch entsprechende Stelle auf der gegenüberliegenden Körperhälfte sowie das andere Körperglied auf der gleichen Körperhälfte. Wenn Sie sich zum Beispiel die Oberseite des rechten Oberschenkels verbrannt haben, massieren Sie:

– die Oberseite des linken Oberschenkels,

– die Oberseite des rechten Oberarms.

• Wenn Sie Verbrennungen am Rumpf erlitten haben, massieren Sie die entsprechende Stelle auf der gegenüberliegenden Körperseite sowie die entsprechende Stelle auf der Vorder- bzw. Rückseite der gleichen Körperseite. Bei einer Verbrennung unterhalb der linken Brust zum Beispiel massieren Sie den Bereich unterhalb der rechten Brust und am Rücken den unteren Bereich des linken Schulterblatts.

Sonstige Maßnahmen

Tragen Sie Aloe-vera-Gel auf die Wunden auf. Das Gel ist in der Apotheke oder im Reformhaus erhältlich. Noch besser ist es, wenn Sie diese Pflanze zu Hause besitzen. Schneiden Sie das Ende eines Asts ab, extrahieren Sie den Saft, und tragen Sie ihn so schnell wie möglich auf die verbrannte Hautpartie auf. (Diese Pflanze erscheint übrigens nicht zu Unrecht in einigen amerikanischen Studien als »Brandwundenpflanze«).

VERDAUUNGSSTÖRUNGEN

Wenn eine gut funktionierende Verdauung vom Körper bereits viel Energie erfordert, zwingt eine langsame Verdauung Sie regelrecht dazu, Ihre Aktivitäten zurückzuschrauben. Denn Störungen der Verdauungsvorgänge können zu Übelkeit, Kopfschmerzen, kaltem Schweiß, Unterleibskrämpfen, Blähungen usw. führen.

Ausgelöst werden Verdauungsprobleme durch übermäßiges Essen, starken Streß, Müdigkeit oder eine Lebensmittelvergiftung.

Behandlung

• Stimulieren Sie die Punkte Di 4, Ma 36, Ma 44, DM 22 und MP 12.

• Massieren Sie mit einem kräftigen Druck der Daumen die Furchen links und rechts der Wirbelsäule von oben nach unten. Tonisieren Sie den Punkt, der auf der Verbindungsstelle zwischen Hüftknochen und Wirbelsäule liegt. Es handelt sich um Punkt B 26.

• Lesen Sie unter *Angstzuständen* und *Nervosität* sowie unter *Gallensteine, Sodbrennen, Stauungsleber, Verstopfung* und *Durchfall* nach.

Sonstige Maßnahmen

• Setzen Sie sich entspannt zu Tisch, und kauen Sie die Speisen gut.

• Beenden Sie die Mahlzeiten mit einem verdauungsfördernden Tee (Minze, Kamille oder Lindenblüten).

VERSTOPFUNG

Eine vorübergehende Verstopfung ist harmlos. Ganz anders verhält es sich dagegen bei der chronischen Verstopfung. Langfristig kann diese zu ernsthaften gesundheitlichen Schäden führen. Bleibt der Stuhl länger im Dickdarm, verhärtet er sich und gibt Giftstoffe an den Körper ab. Zudem führt chronische Verstopfung oft zur Bildung von Hämorrhoiden.

Die Ursachen einer Verstopfung sind unterschiedlich: eine schwache Bauchmuskulatur (ein ungenügender Muskeltonus im Unterleibsbereich vermindert die Darmtätigkeit), Krebs, Tumoren, eine schlechte Ernährung, Streß, Schwangerschaft, Bewegungsmangel usw.

Behandlung

Je nach Ursache der Verstopfung müssen Sie die unten aufgeführten Punkte unterschiedlich behandeln:

– Ist sie auf Nervosität oder Streß zurückzuführen, müssen Sie die Energie an den entsprechenden Punkten verteilen, indem Sie die Punkte sedieren.

– Ist sie dagegen auf eine schwache Darmmuskulatur zurückzuführen, müssen Sie die entsprechenden Punkte tonisieren.

– Wenn Sie nicht wissen, wodurch die Verstopfung ausgelöst wurde, massieren Sie die Punkte ausgiebig unter einem stetigen Druck.

• Zwei senkrechte Linien führen eine Handbreit links und rechts der Mittellinie von unten nach oben über den Bauch. Suchen Sie diese beiden Energiemeridiane, und behandeln Sie die empfindlichen Punkte auf diesen Linien.

• Massieren Sie die Linie, die waagrecht über den Nabel verläuft. Massieren Sie den Punkt Ma 14 besonders ausgiebig.

• Massieren Sie die Punkte Di 4, 3E 5 und B 26, der die Funktion des gesamten Dickdarms steuert.

Sonstige Maßnahmen

• Essen Sie viel Obst und Gemüse, insbesondere Pflaumen, Rüben und Rhabarber. Popkorn hat ebenfalls eine abführende Wirkung.

• Bei Babies und Kleinkindern massieren Sie den Bauch unter leichtem Druck im Uhrzeigersinn.

VIRUSHEPATITIS TYP A

An Virushepatitis vom Typ A, im Volksmund als Gelbsucht bekannt, erkranken vor allem Kinder. Für gewöhnlich verläuft sie harmlos, allerdings dauert sie meist ungefähr fünf Wochen. Begleiterscheinungen sind Müdigkeit, Übelkeit, Durchfall, Unterleibsschmerzen und leichtes Fieber.

Behandlung

• Massieren Sie die Punkte B 17, DM 4 und B 23 am Rücken.

• Massieren Sie den großen Zeh, insbesondere das Nagelbett, sowie den Punkt Le 3.

• Tonisieren Sie den Punkt Le 14 auf der Brust. Massieren Sie außerdem den unteren Rand des Brustkorbs.

Sonstige Maßnahmen

• Verzichten Sie auf Nahrungsmittel, die die Leber belasten, d. h. Zucker, Gebratenes usw. Essen Sie vor allem Artischocken, Spargel, Sellerie, Kohl, Kopfsalat, Chicoree, Äpfel, Pflaumen und Trauben.

• Trinken Sie den Wurzel- und Blättersud des Löwenzahns. Diese Pflanze wirkt bekanntermaßen wohltuend auf die Leber.

VORZEITIGER SAMENERGUSS

Siehe unter *Sexualstörungen*.

W

WARZEN

Siehe unter *Verbrennungen*.

WASSERGESCHWULST

Eine Wassergeschwulst ist eine Flüssigkeitsansammlung unter der Haut, die hauptsächlich an den Gelenken oder an Druck- und Scheuerstellen auftritt. Sie kann haselnuß- bis walnußgroß werden.

Behandlung

• Lesen Sie unter *Verbrennungen, Prellungen, Verrenkungen, Zerrungen* sowie unter *Arthritis* nach.

• Massieren Sie außerdem die Punkte B 60, N 6 und P 6.

Sonstige Maßnahmen

• Legen Sie Umschläge aus Beinwurz, Kohl oder Heilerde auf die betroffenen Stellen auf.

WINDPOCKEN

Siehe unter *Masern*.

WUNDSTARRKRAMPF

Wundstarrkrampf oder Tetanus ist eine schwere Infektion, die infolge einer Verletzung auftritt. Da der Tetanus-Bazillus hauptsächlich im Erdreich vorkommt, sind tiefe Wunden, die Ihnen ein Gegenstand zugefügt hat, der mit Erde in Berührung war, besonders gefährlich – ein Nagel zum Beispiel, ob rostig oder nicht.

Wenn Sie nicht absolut sicher sind, daß Sie im Verlauf der vergangenen fünf Jahre gegen Wundstarrkrampf geimpft wurden, sollten Sie bei einer derartigen Verletzung innerhalb von 24 Stunden einen Arzt aufsuchen.

Behandlung

Zum besseren Schutz Ihres Nervensystems:

- massieren Sie die Punkte DM 20, DM 15, B 13, DM 4 und DM 2.
- tonisieren Sie den Punkt N 6, und sedieren Sie den Punkt B 60.
- drücken Sie gleichzeitig auf die Punkte Le 3 und Di 4.

Sonstige Maßnahmen

• Desinfizieren Sie die Wunde mit einem Desinfektionsmittel, das Sie in der Apotheke erhalten.

WURMBEFALL

Der Darm bietet einer Vielzahl von Mikroorganismen Zuflucht. Neben zahlreichen Pilzen können sich in den Darmhöhlen verschiedene Arten von Würmern ausbreiten. Die bekanntesten sind Maden-, Band- und Spulwürmer.

Diese Parasiten verursachen eine Reihe von Beschwerden: Afterjucken, Gewichtsverlust, Übelkeit, Unterleibsschmerzen, träge Verdauung, Müdigkeit, Gereiztheit usw.

Behandlung

Die folgenden Punkte sollten bei jeder Art von Wurmbefall, einschließlich Bandwurm, aber auch bei Pilzinfektionen (Darm, Vagina, Haut) behandelt werden:

• Tonisieren Sie die Punkte B 67, MP 6 und die unmittelbar darunterliegende Region bis zum Innenknöchel.

• Massieren Sie die Punkte RM 17, RM 12, Ma 25, RM 6 und MP 12.

Sonstige Maßnahmen

• Essen Sie viel Knoblauch. Knoblauch ist ein hervorragendes wurmtreibendes Mittel. Lassen Sie eine halbe zerdrückte Knoblauchzehe etwa eine Viertelstunde in einem halben Glas Milch köcheln. Trinken Sie das Gemisch auf nüchternen Magen.

• Da Kinder alles in den Mund stecken, laufen sie eher Gefahr, sich mit Maden- oder Spulwürmern zu infizieren. Schneiden Sie ihnen deshalb die Fingernägel ganz kurz, damit sich kein Schmutz darunter ansammeln kann.

• Zum Schutz gegen einen Bandwurmbefall sollten Sie Fleisch stets gut durchbraten.

Z

ZAHNPROBLEME

Karies, Zahnfleischentzündung und Zahnfleischschwund sind leicht vermeidbare Probleme, wenn Sie sich täglich ein wenig Zeit für Ihre Zahnpflege nehmen. Sicherlich wissen Sie das ebensogut wie Ihr Zahnarzt. Wußten Sie aber, daß neben der regelmäßigen Zahnpflege mit Bürste und Zahnseide auch die Akupressur zur Gesunderhaltung Ihrer Zähne beitragen kann?

Behandlung

- Um Ihre Zähne gesund zu erhalten oder rasende Zahnschmerzen zu lindern, massieren Sie die Punkte DM 27 und Ma 6. Massieren Sie auch den Punkt, der in der Mulde unterhalb des Unterkieferknochens ca. ein Daumenbreit vor dem Ohrloch liegt, sowie den Punkt in der Mitte des Kinns.
- Massieren Sie die Ohrläppchen. Verwenden Sie dazu die abgerundete Spitze eines Minenstifts. Massieren Sie die schmerzhaften Stellen etwas intensiver. Wenn Sie bereits auf dem Zahnarztstuhl sitzen, massieren Sie das Ohrläppchen mit dem Daumen und dem Zeigefinger.
- Wenn der Gedanke an den Zahnarzt Sie bereits in Angst und Schrecken versetzt, massieren Sie die Punkte Ma 14 und H 7. Diese Massage wird Sie entspannen.
- Sedieren Sie die Punkte Di 4, N 3 und Ma 44, um die Schmerzen zu lindern, nachdem ein Zahn gezogen wurde.
- Bei Zahnfleischschwund sedieren Sie die Punkte Ma 6, Di 4 und Ma 44.

Sonstige Maßnahmen

• Putzen Sie sich die Zähne, wenn Sie Süßigkeiten gegessen haben. Zucker ist der Hauptverursacher von Karies.

• Wenn Sie gern Coca-Cola und gesüßte Säfte trinken, sollten Sie dies mit einem Strohhalm tun. Dadurch vermindern Sie den Kontakt zwischen den Zähnen und dem kariesfördernden Getränk.

• Wenn Sie keine Gelegenheit haben, sich nach dem Essen die Zähne zu putzen, spülen Sie am besten den Mund mit Wasser aus oder schließen die Mahlzeit mit einem Stück Käse ab.

ZELLULITIS

Von Zellulitis sind hauptsächlich Frauen betroffen, denn Frauen haben mehr Fettgewebe als Männer. Die Fettzellen, die sich vor allem am Gesäß und an den Oberschenkeln anlagern, neigen dazu, Wasser aufzunehmen, und es entsteht eine buckelige Hautoberfläche.

Zellulitis ist zwar nicht gefährlich, kann aber dennoch sehr belastend sein, insbesondere für das weibliche Selbstbewußtsein.

Behandlung

• Mit regelmäßigen Do-In-Übungen können Sie Zellulitis vorbeugen. Die Übungen wirken regulierend auf die Funktion der Drüsen, die das Gewebe gesund erhalten.

• Wenn Sie bereits an Zellulitis leiden, massieren Sie unter mäßigem, aber anhaltendem Druck den Magen-, Gallenblasen-, Milz-, Leber- und Blasenmeridian. Den Verlauf dieser Meridiane entnehmen Sie den nachstehenden Abbildungen. Die Pfeile geben die Richtung an, in die Sie massieren müssen. Führen Sie die Massagen täglich 15 Minuten lang durch.

Sonstige Maßnahmen

• Einige Zellulitisarten verschwinden im Verlauf einer Schlankheitskur. Wenn Sie Ihre Reserven auf sportliche Art dahinschmelzen lassen wollen – was übrigens sehr empfehlenswert ist –, müssen Sie sich jeweils mindestens 20 Minuten lang körperlich betätigen. Erst nach dieser Zeit holt der Körper die Energie, die er benötigt, aus dem Fettgewebe.

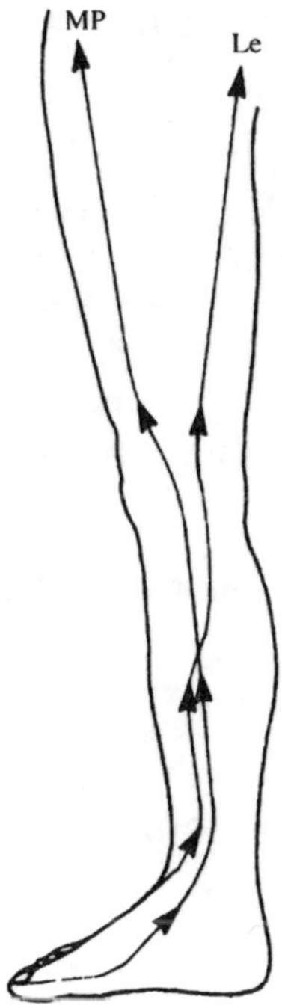

Rechtes Bein
Innenseite

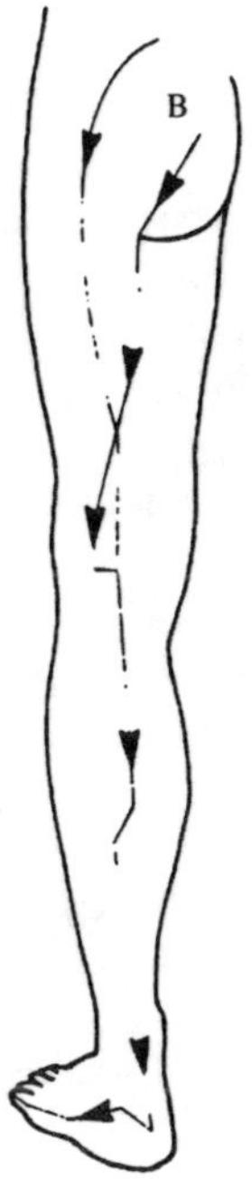

Linkes Bein
Rückseite

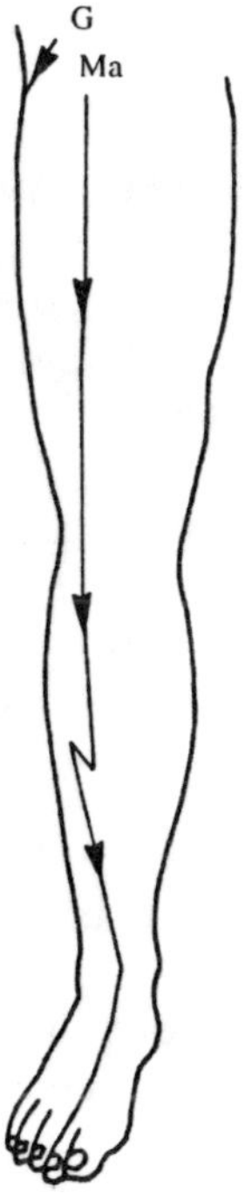

Rechtes Bein
Vorderseite

• Stellen Sie auf eine gesunde, natürliche Ernährung ohne chemische Zusätze um. Essen Sie vor allem fettarm, und verzichten Sie auf raffinierten Zucker.

ZUCKUNGEN

Zuckungen treten häufig im Rahmen eines epileptischen Anfalls auf. Es können ihnen aber auch andere Ursachen zugrunde liegen. Bei Kindern ist die sogenannte Spasmophilie häufig ein auslösendes Moment. Bei Erwachsenen wie bei Kindern können jedoch ein Schlag auf den Kopf, ein Sonnenstich, ein Stromschlag, eine Infektionskrankheit, ein giftiger Insektenstich, ein Biß usw. Zuckungen hervorrufen.

Behandlung

Behandeln Sie bis zur Ankunft des Notarzts die im folgenden genannten Punkte. In vielen Fällen lassen die Zuckungen sofort nach.

• Drücken Sie mit dem Fingernagel fest auf alle zehn Fingerspitzen sowie auf den Punkt DM 26, der unterhalb der knorpeligen Wand liegt, die die Nasenlöcher trennt. Dies ist sehr wirksam, insbesondere wenn die betroffene Person nicht mehr richtig atmet und ein Herzstillstand droht.

• Massieren Sie den Punkt am unteren Ende des Brustbeins.

• Massieren Sie bei Kindern die Punkte Le 3, Di 4 und N 1, wenn die Zuckungen mit einem Fieberschub einhergehen.

Sonstige Maßnahmen

• Lassen Sie die betroffene Person bei Auftreten von Zuckungen in lauwarmem Wasser baden, dem Sie 200 Gramm Minze, Melisse oder Lindenblüten beifügen.

Legen Sie Senfkompressen auf Füße und Beine.

ZYSTEN

Siehe unter *Polyp*.

TEIL IV

ERSTE HILFE MIT DO-IN

NOTFALL-LEXIKON

Im Notfall sollten Sie sofort wissen, welche wichtigen Akupressurpunkte Sie behandeln müssen. Dieses Wissen könnte lebensrettend sein. Zumindest kann es Ihnen Komplikationen ersparen und erleichtert Ihnen die schrecklichen Augenblicke, die das Leben manchmal bereithält.

In diesem Notfall-Lexikon sind die Punkte aufgeführt, die Sie in bestimmten Notfallsituationen behandeln müssen. Damit Sie sofort richtig informiert sind, finden Sie zu jedem Punkt eine Abbildung. Somit sind Sie in der Lage, unverzüglich zu handeln, was in einem Notfall entscheidend ist.

Weitere Ratschläge für eine spätere Behandlung können Sie in *Teil III* nachlesen.

ATEMNOT

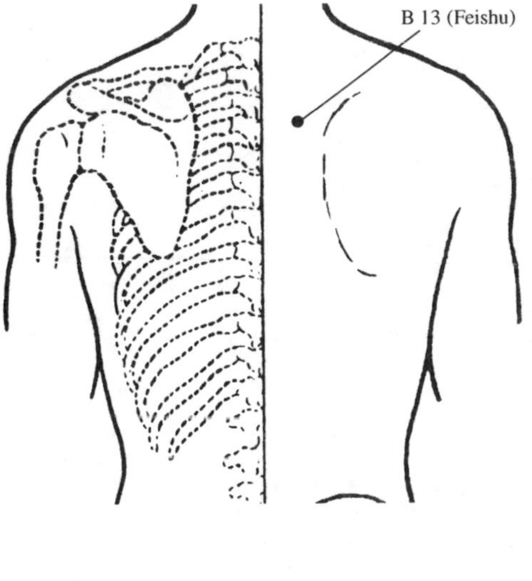

• Massieren Sie fest und ausgiebig den Punkt B 13 im oberen Rückenbereich sowie den gesamten umliegenden Bereich.

• Massieren Sie die folgenden Punkte:

– DM 27 unterhalb der Nase;

– RM 23 und RM 22 am Hals;

– Lu 2, Ma 14, RM 17 und RM 12 auf der Vorderseite des Körpers;
– H 7, P 6 und Lu 7 am Handgelenk.

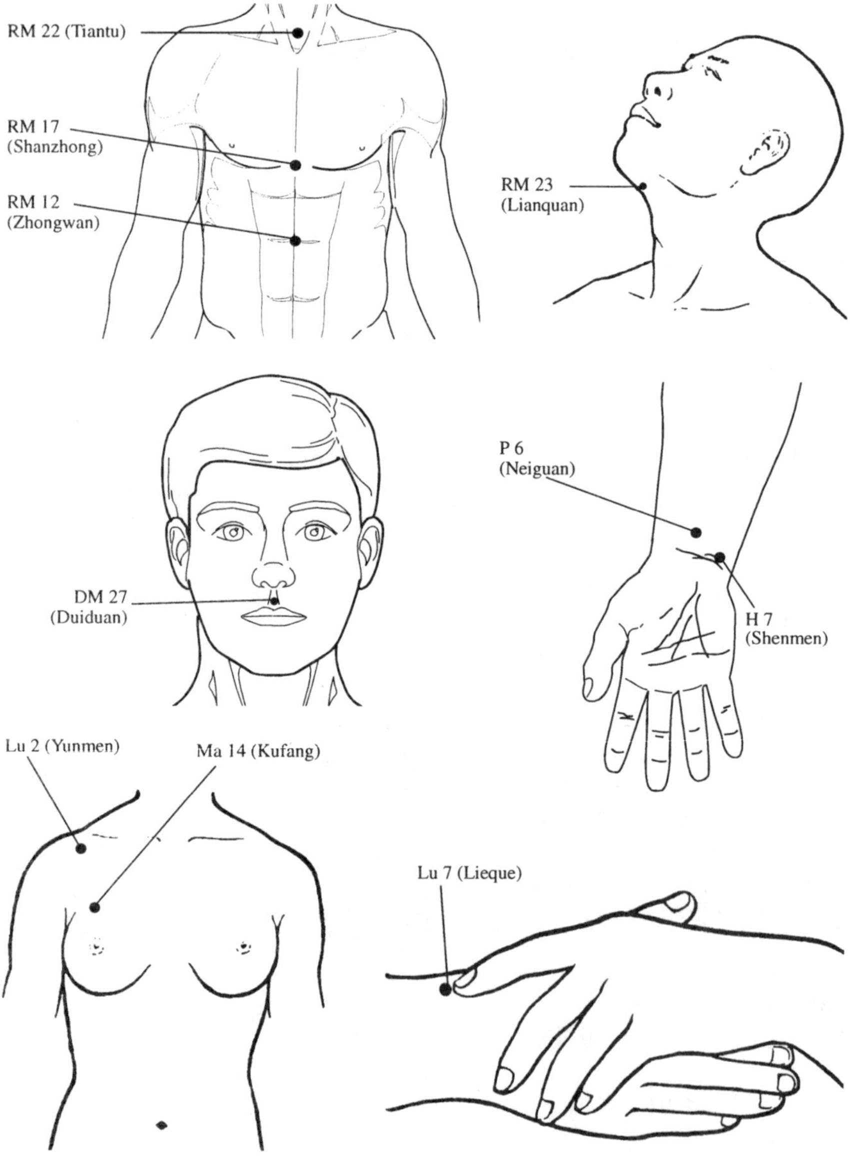

AUGENENTZÜNDUNG

• Massieren Sie kräftig die Punkte, die am Hinterkopf auf Höhe der Augen liegen. Massieren Sie unterhalb dieser Punkte die Punkte DM 15 und G 20.

• Massieren Sie kräftig die Punkte, die am Hinterkopf auf Höhe der Augen liegen. Massieren Sie unterhalb dieser Punkte die Punkte DM 15 und G 20.

• Massieren Sie zusätzlich die folgenden Punkte:
– Di 4 an der Hand;
– Lu 2 und Ma 14 auf der Brust;
– Le 3 und G 41 am Fuß.

• Massieren Sie auch die empfindlichen Punkte auf dem Knochen der Augenhöhlen.

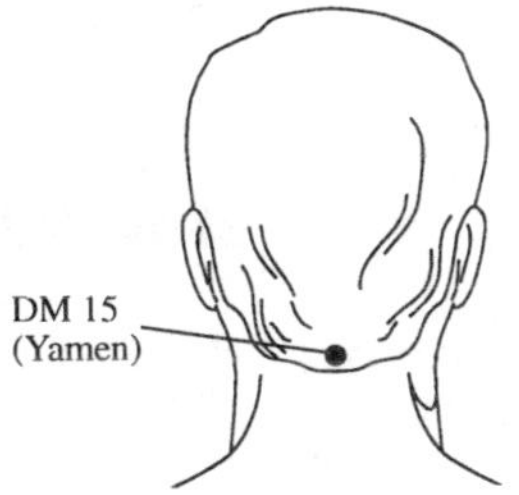

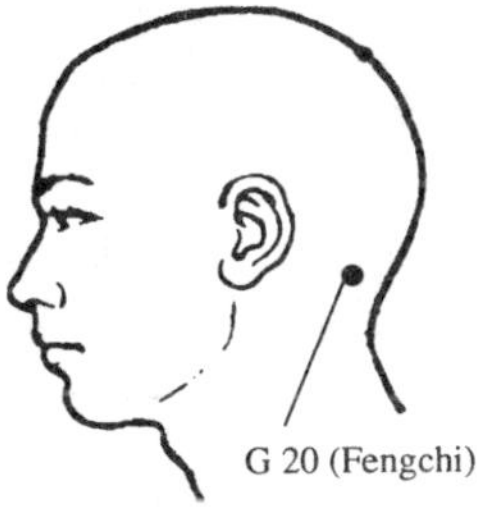

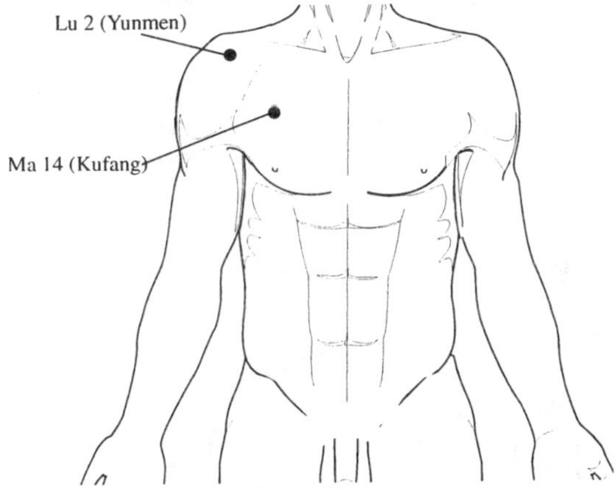

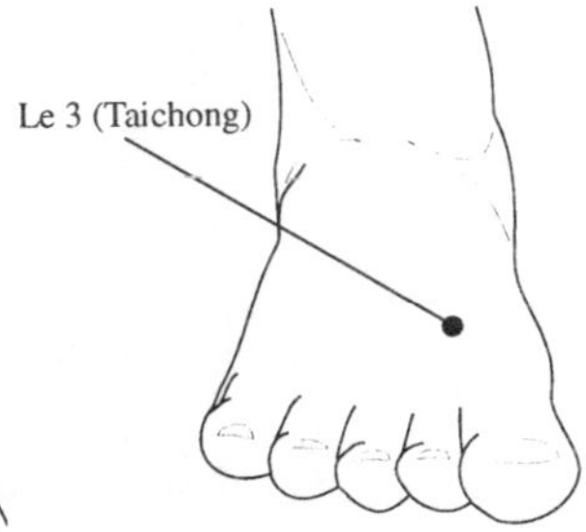

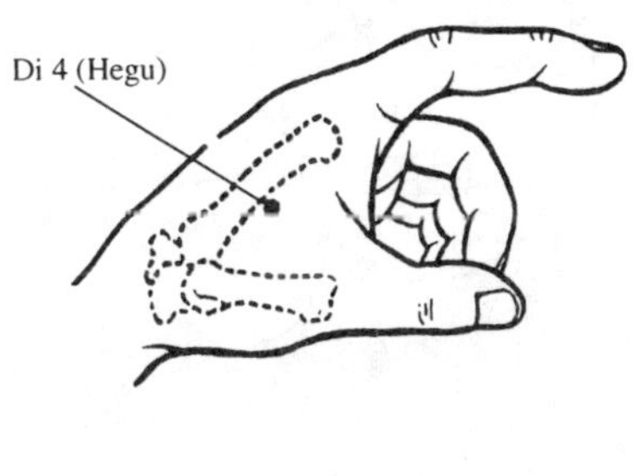

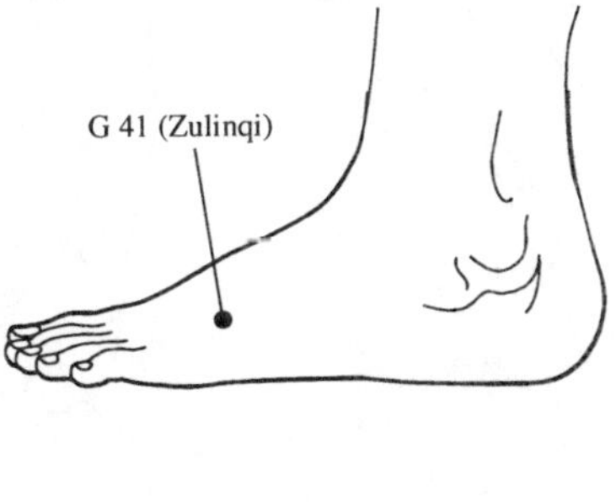

BLUTSPUCKEN

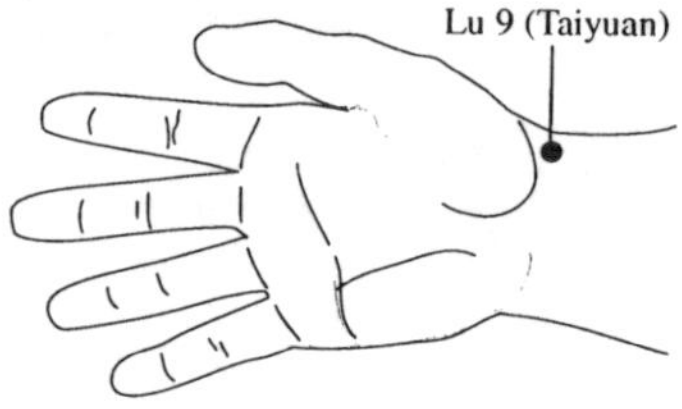

• Massieren Sie die innere Handgelenksfalte am Daumenansatz.

EPILEPTISCHER ANFALL

• Sedieren Sie die folgenden Punkte:
– DM 20 an der Schädeldecke;
– DM 15, G 20, DM 14 im Nacken;
– P 6 am Handgelenk;
– B 60 am äußeren Fußknöchel.
• Tonisieren Sie den Punkt N 1 an der Fußsohle.
• Drücken Sie kräftig auf den Punkt DM 27.

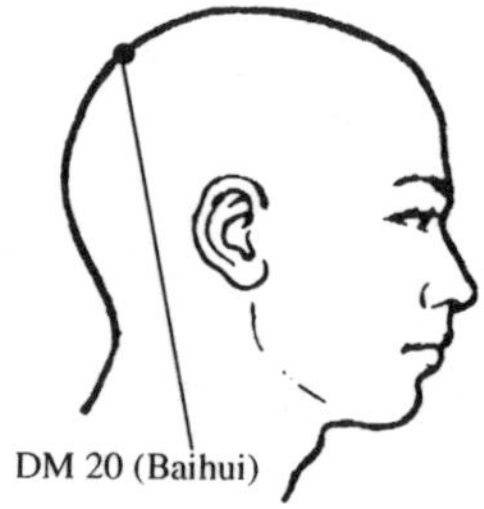

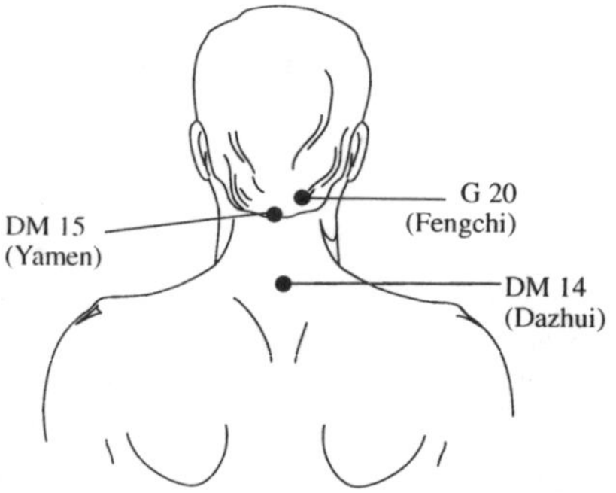

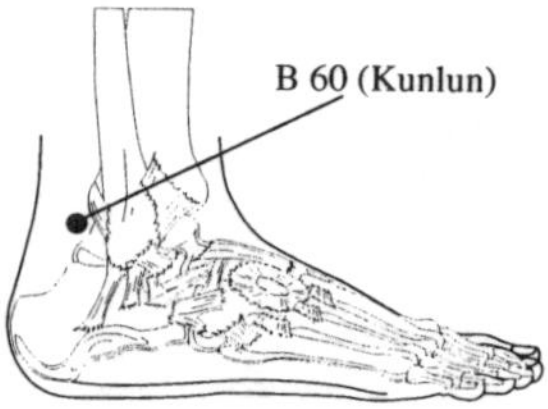

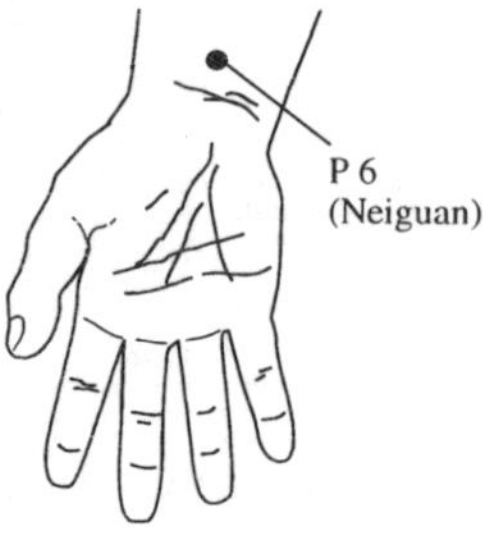

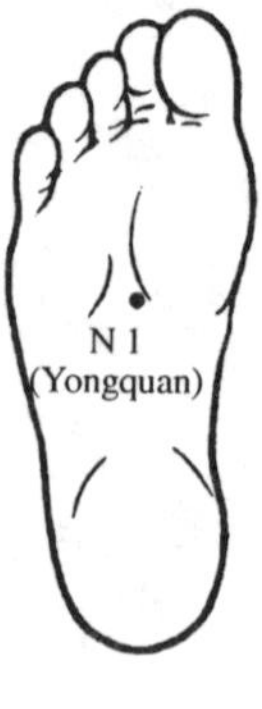

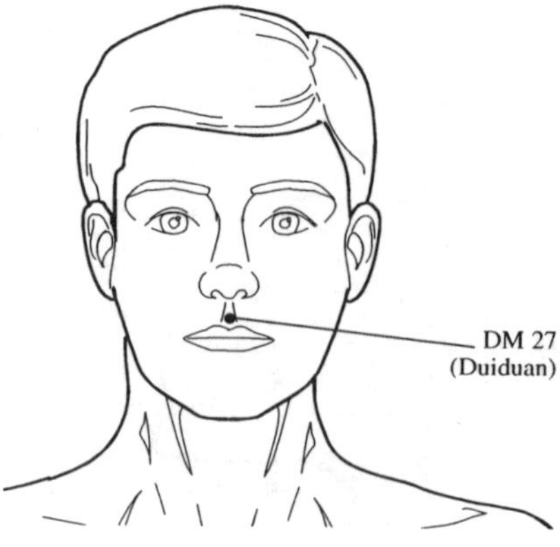

ERSTICKUNGSANFALL

• Nachdem Sie den Gegenstand beseitigt haben, der den Erstickungsanfall verursacht hat, massieren Sie die Punkte, die in diesem Notfall-Lexikon unter *Atemnot* beschrieben sind.

• Massieren Sie auch die folgenden Punkte:

– P 5, P 6 und Lu 7 am Handgelenk;

– RM 23, RM 22, Lu 2, Ma 14 und RM 17 am Hals und auf der Brust.

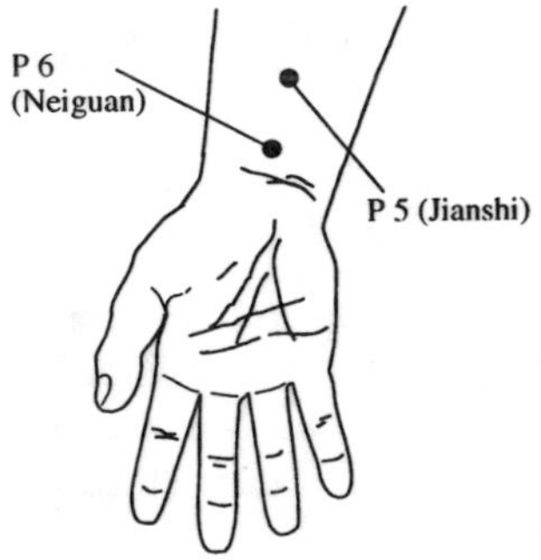

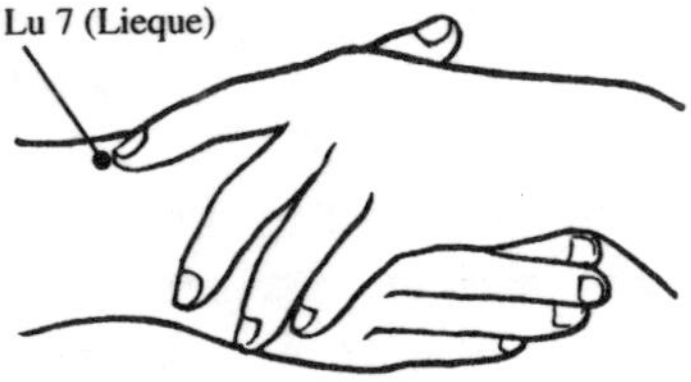

• Sedieren Sie die folgenden Punkte:

– DM 15, DM 14 und B 13 am Rücken.

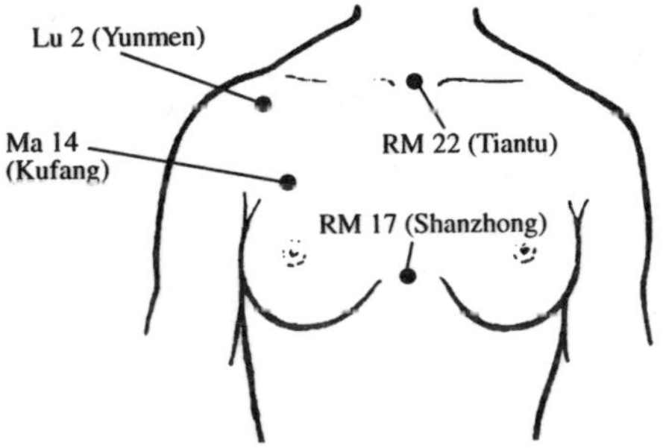

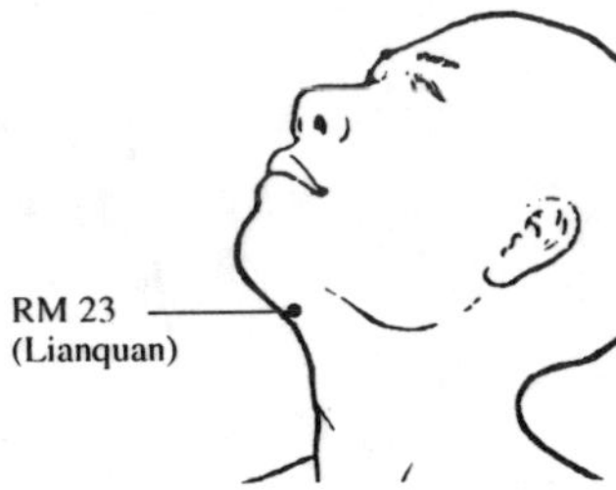

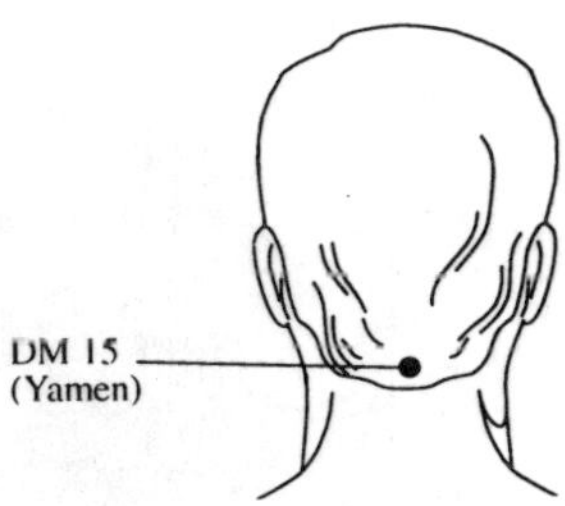

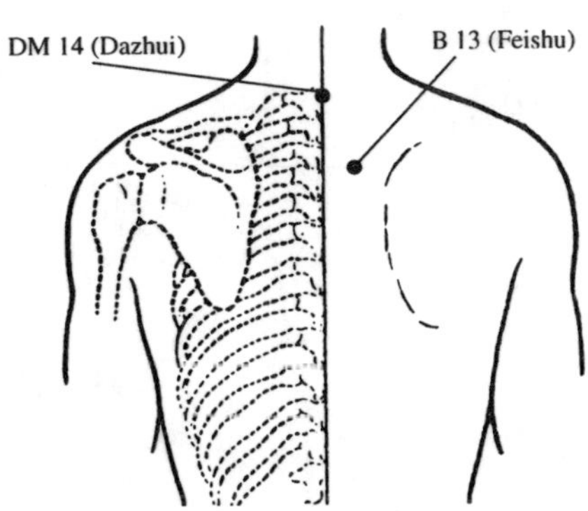

ERTRINKEN

Nachdem Sie die notwendigen Wiederbelebungsmaßnahmen durchgeführt haben, behandeln Sie die Punkte, die in diesem Notfall-Lexikon unter *Schwächeanfall* und *Ohnmacht* sowie unter *Atemnot* beschrieben sind.

Bei Bedarf massieren Sie zusätzlich die Punkte, die unter *Erfrierungen* beschrieben sind.

FROSTBEULEN

• Behandeln Sie die Punkte, die in diesem Notfall-Lexikon unter *Verbrennungen* beschrieben sind.

• Bei einer starken Unterkühlung müssen die entsprechenden Punkte erwärmt werden. Halten Sie dazu eine brennende Zigarette dicht an diese Punkte. Achten Sie jedoch darauf, daß Sie die Haut nicht verbrennen. Stimulieren Sie auf diese Weise die folgenden Punkte:

– DM 4 und B 23 im Bereich der Lendenwirbel;

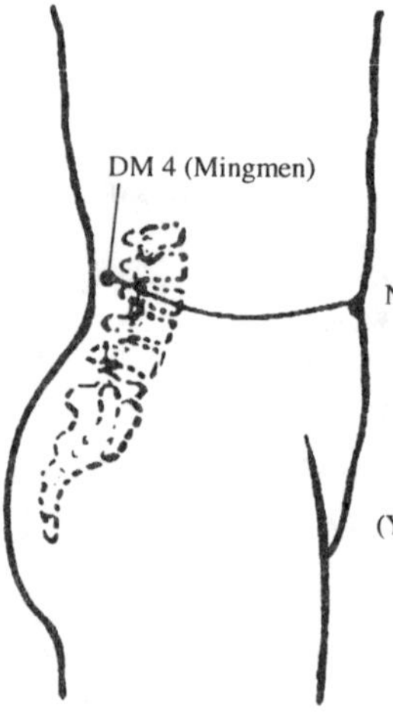

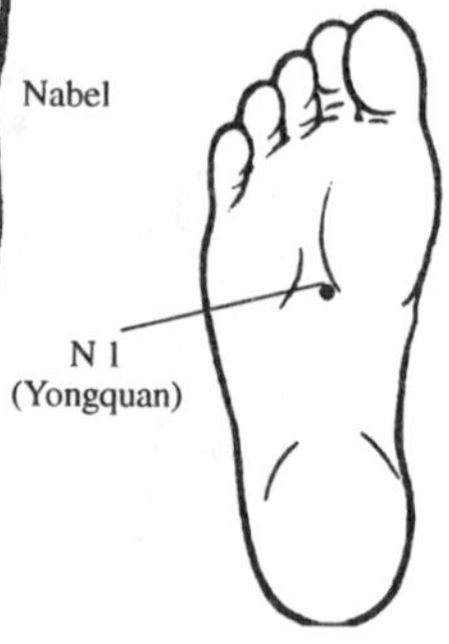

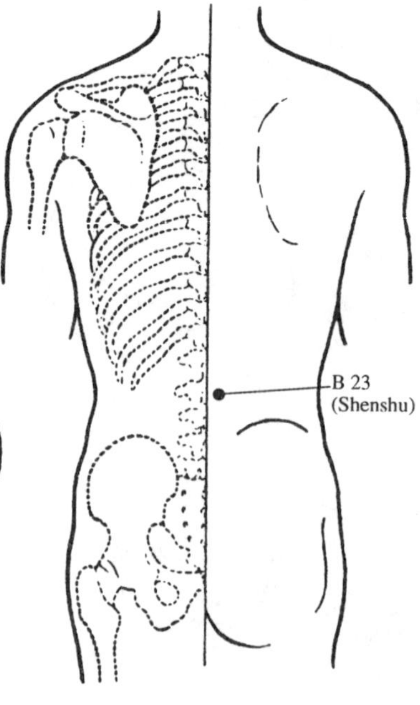

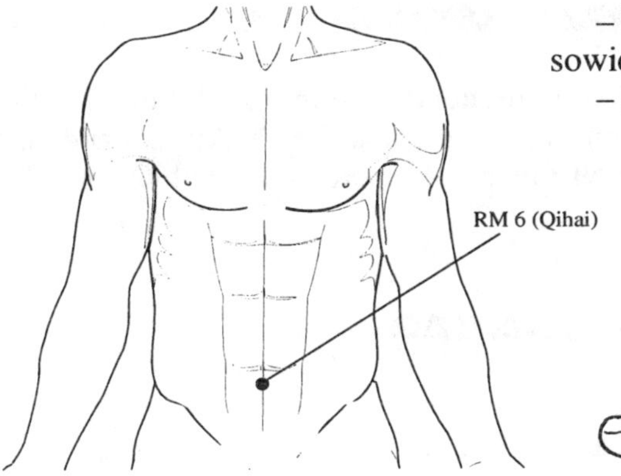

– RM 6 unterhalb des Nabels sowie den Nabel;
– N 2 und N 1 am Fuß.

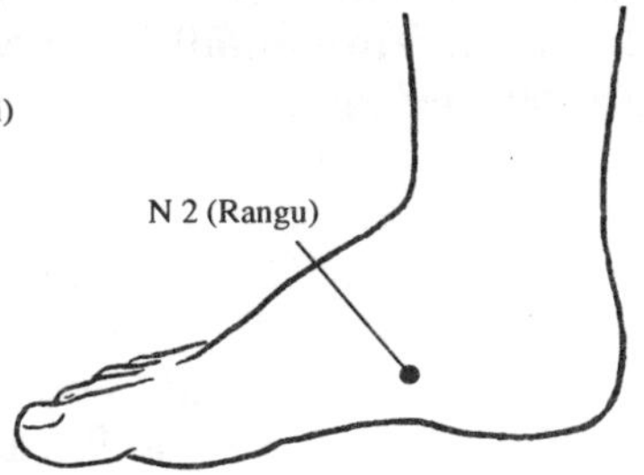

HERZINFARKT

• Kneifen Sie fest den kleinen Finger direkt am Nagelansatz.
• Massieren Sie die folgenden Punkte:
– H 7 am Handgelenk;
– N 1 an der Fußsohle;
– DM 27 unterhalb der Nase.

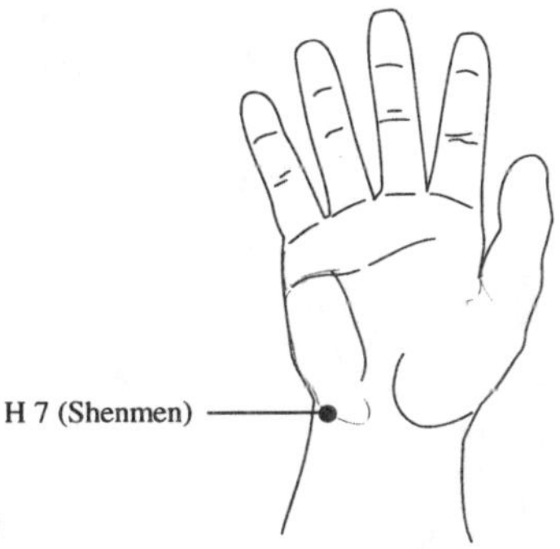

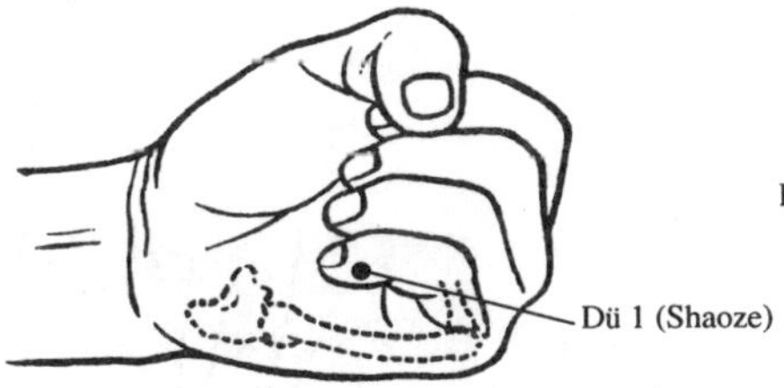

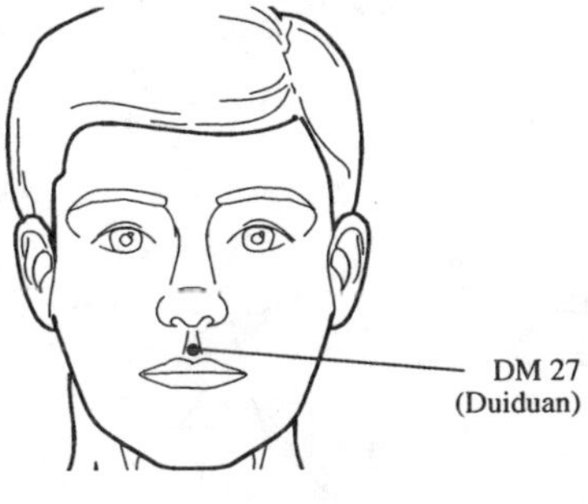

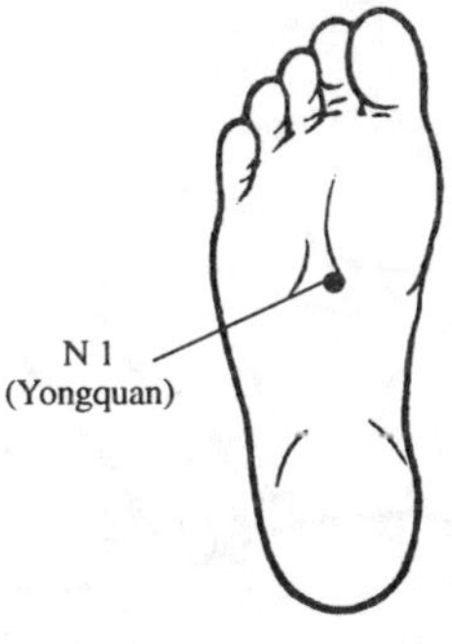

HERZSTILLSTAND

Während eine Person die entsprechenden Wiederbelebungsmaßnahmen durchführt, sollte eine zweite Person die Punkte behandeln, die in diesem Notfall-Lexikon unter *Schwächeanfall* und *Ohnmacht* beschrieben sind.

HITZSCHLAG

• Massieren Sie die folgenden Punkte:
– P 5, Di 4, Lu 7 und P 6 an der Hand;

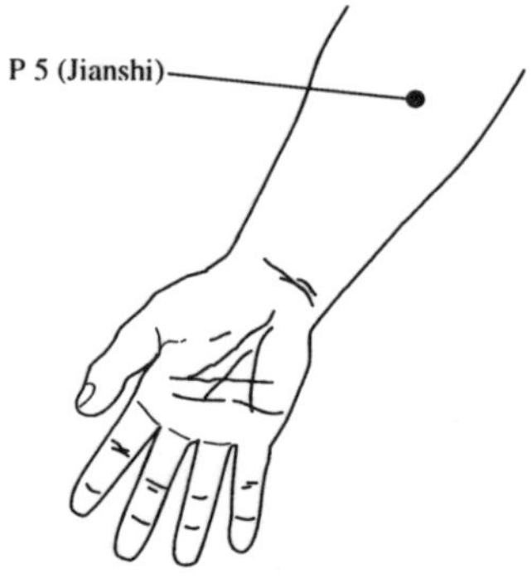

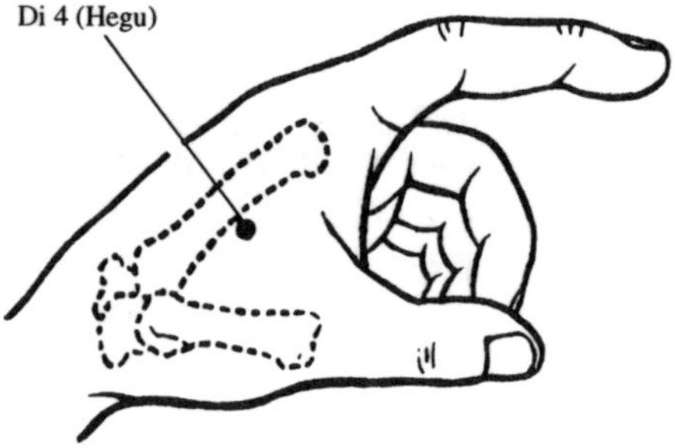

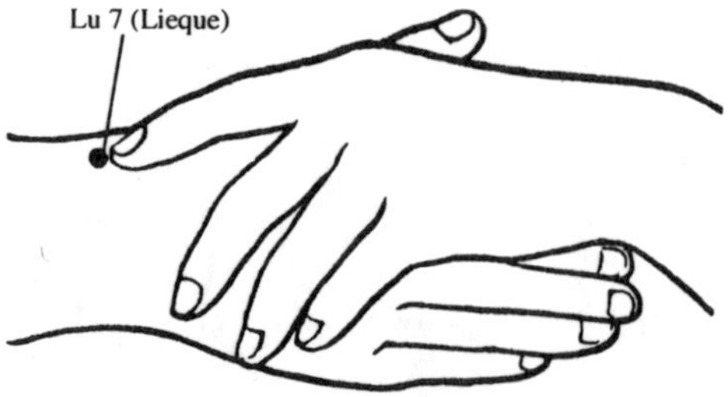

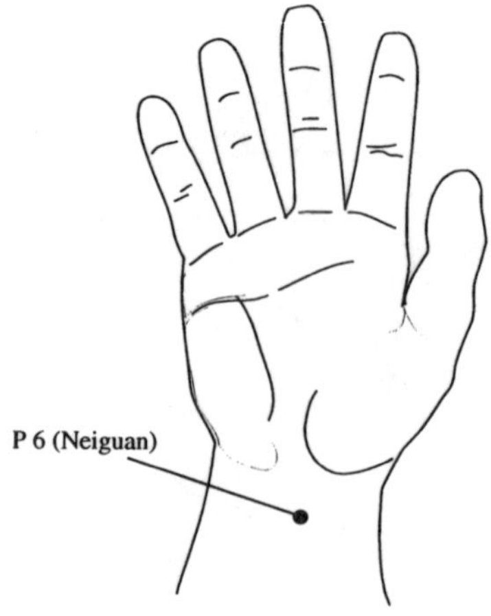

– Ma 36 am Knie;
– DM 14 im oberen Rückenbereich.

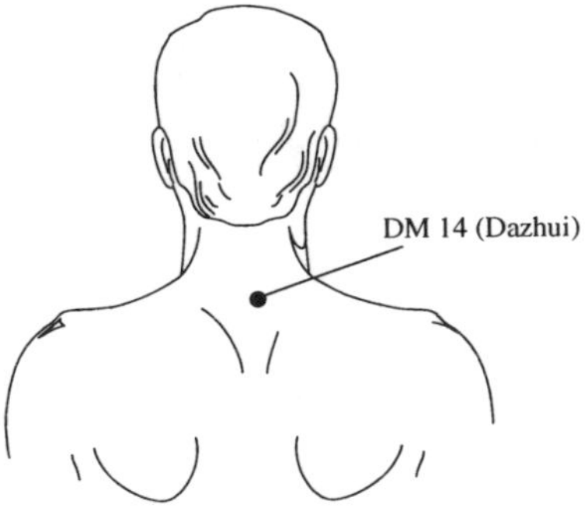

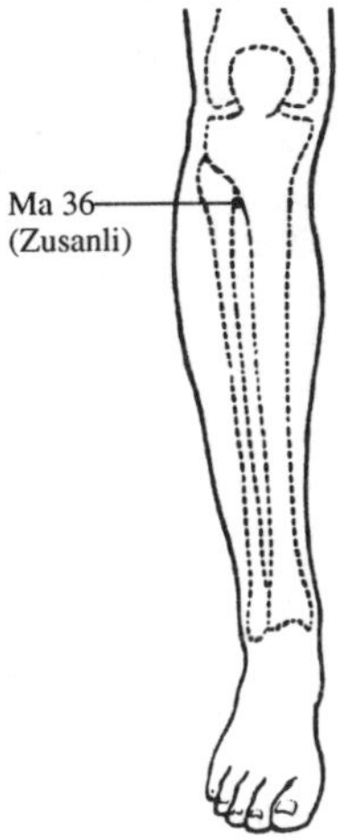

HYPOGLYKÄMISCHER SCHOCK (DIABETES)

• Massieren Sie die Punkte, die eineinhalb Daumenbreit links und rechts des elften Brustwirbels liegen. Diesen Wirbel finden Sie am schnellsten, wenn Sie den Kopf nach vorne beugen und von dem ersten großen hervorspringenden Wirbel zwölf Wirbel nach unten zählen.

• Massieren Sie auf dieser Höhe auch die Wirbelsäule.

• Massieren Sie das äußerste Ende der vorletzten Rippe, die mit dem Brustbein verbunden ist.

• Massieren Sie die folgenden Punkte:

– RM 12, Ma 25, MP 12 auf der Vorderseite des Körpers;
– N 2 am Fuß;
– B 40 in der Kniekehle.

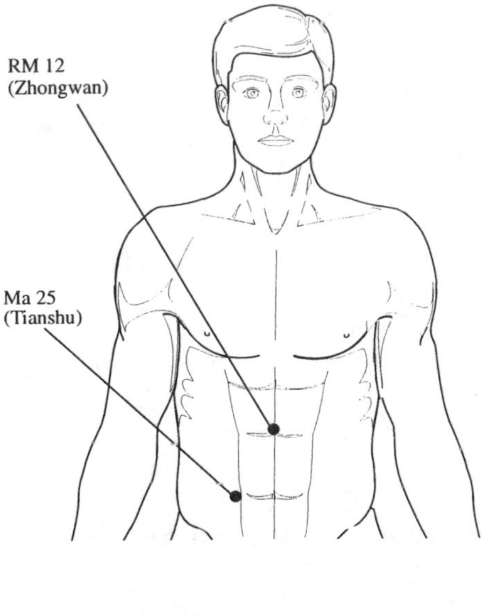

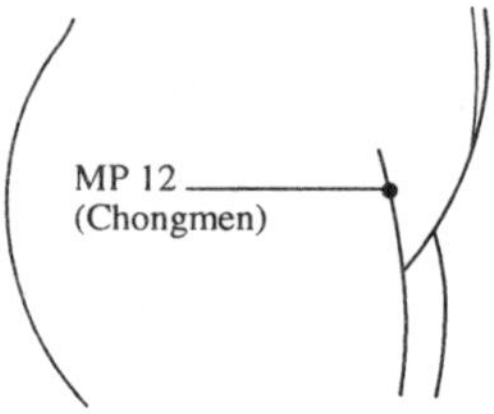

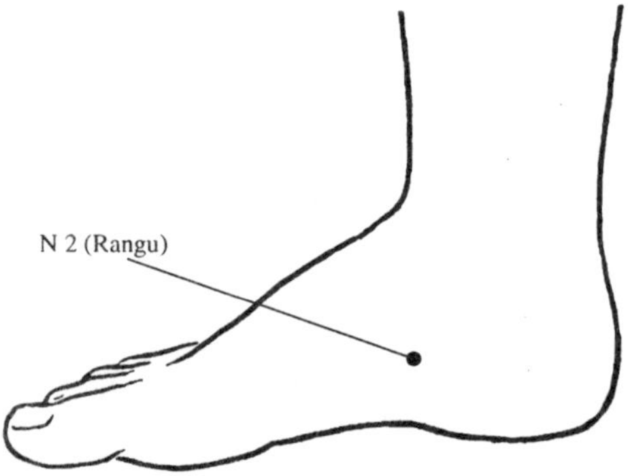

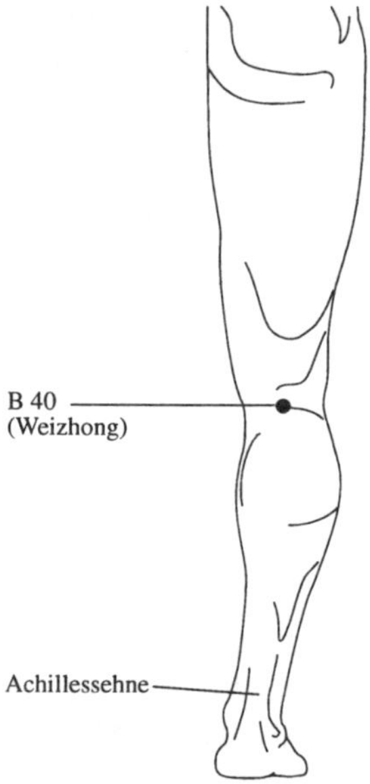

INSEKTENSTICH

• Behandeln Sie die Punkte, die in diesem Notfall-Lexikon unter *Schlangenbiß* und *Vergiftungen* beschrieben sind.

KNOCHENBRUCH

• Behandeln Sie zuerst die Punkte, die in diesem Notfall-Lexikon unter *Psychischer Schock* beschrieben sind.

• Massieren Sie dann die Stelle des Bruchs am anderen Glied auf der gleichen Körperseite. Wenn Sie sich zum Beispiel das linke Knie gebrochen haben, massieren Sie den linken Ellenbogen. Massieren Sie die Stelle zweimal täglich während mindestens zwanzig Minuten, und zwar so kräftig, daß Sie die Schmerzgrenze erreichen.

PSYCHISCHER SCHOCK

- Massieren Sie kräftig die folgenden Punkte:
- Ma 14 auf der Brust;
- DM 27 unterhalb der Nase;
- N 1 an der Fußsohle;
- H 7 in der Mitte der inneren Handgelenksfalte;
- Drücken Sie ebenfalls fest auf die Nasenspitze.

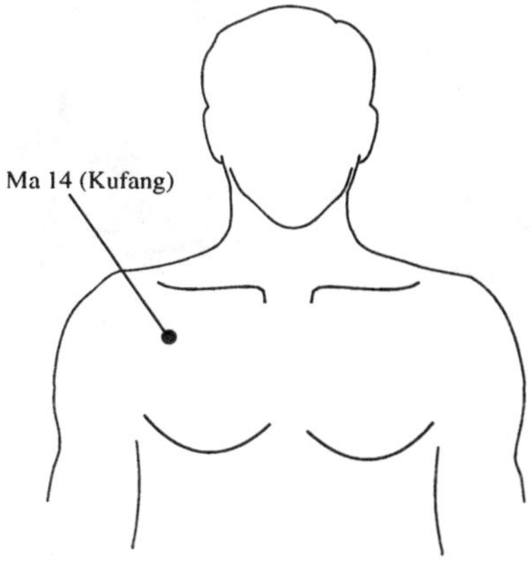

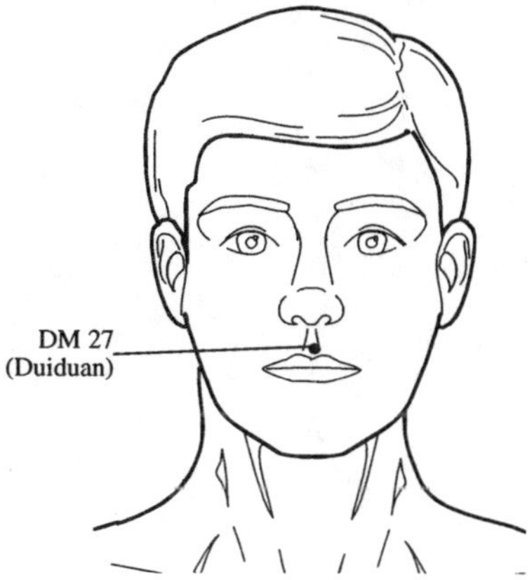

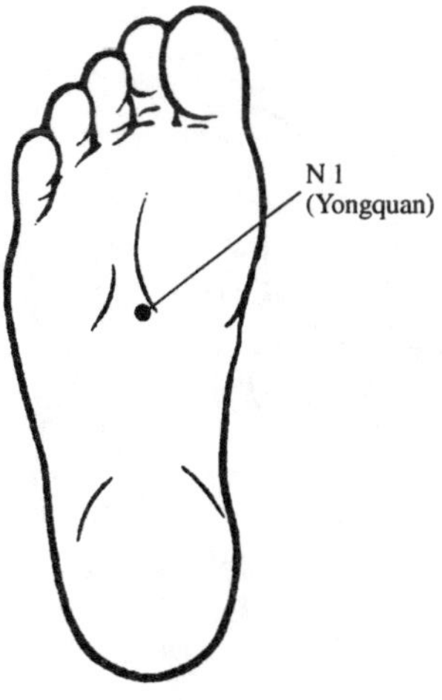

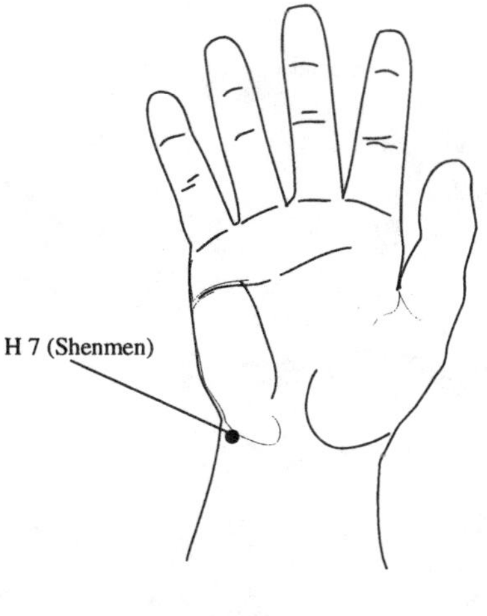

SCHLAGANFALL

- Massieren Sie kräftig die Füße, insbesondere die Zehen.
- Massieren Sie die folgenden Punkte:

– N 1 an der Fußsohle;
– N 6 und B 60 am Innen- und Außenknöchel.

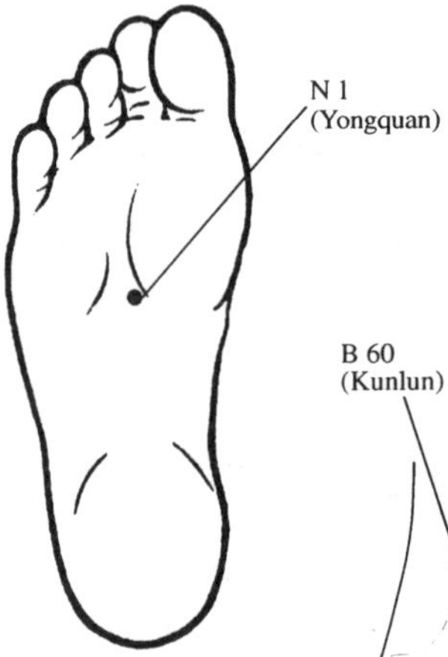

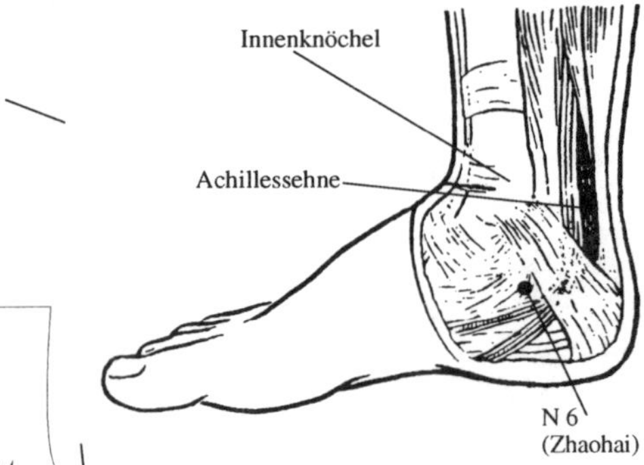

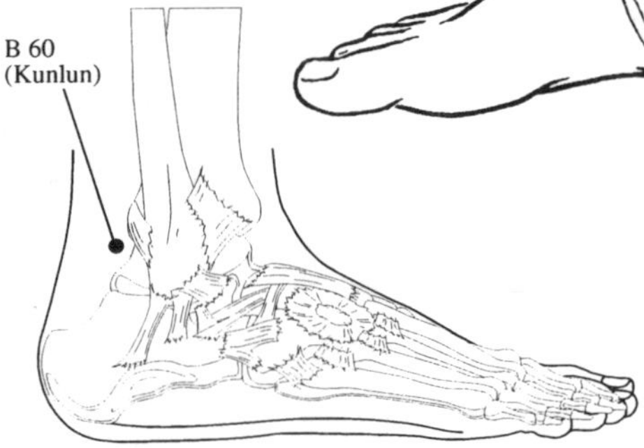

- Stimulieren Sie die folgenden Punkte:

– Di 4 an der Hand;
– Ma 30 am Schambein;
– N 2 am Fuß.

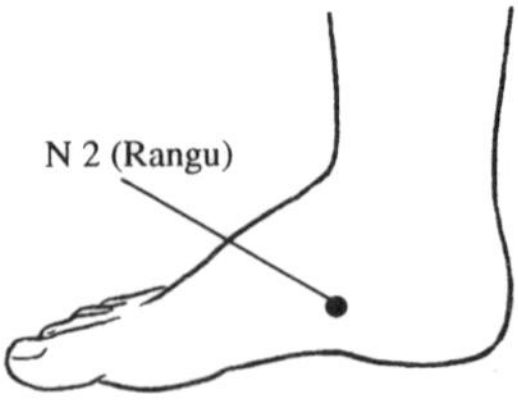

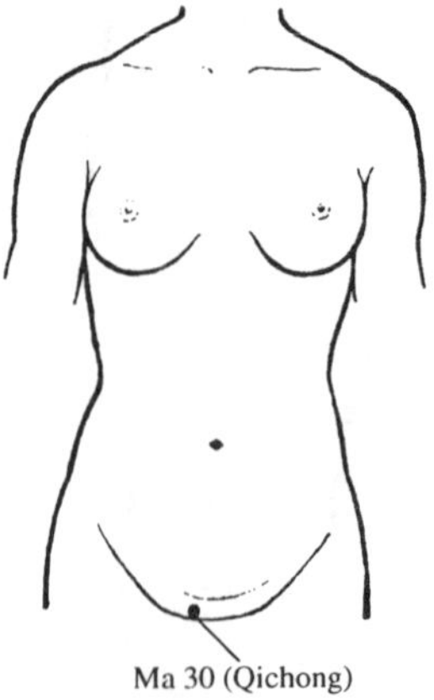

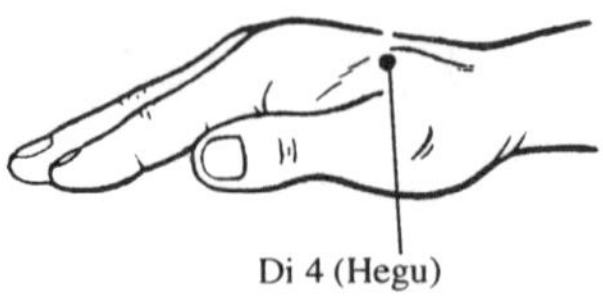

SCHLANGENBISS

• Tonisieren Sie die folgenden Punkte:
– H 7 und P 6 an der Hand;
– Ma 14 und RM 17 auf der Brust;

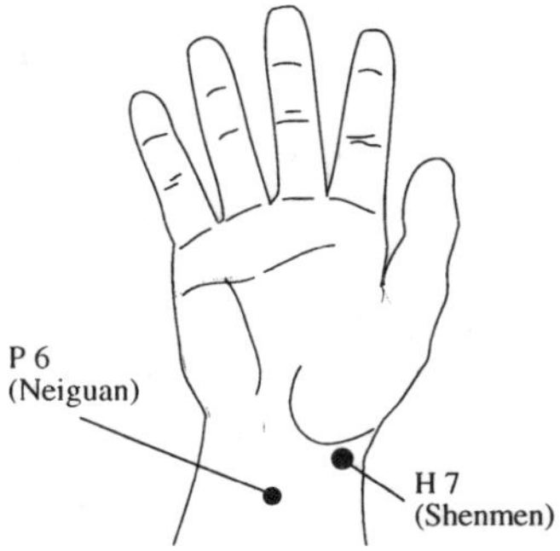

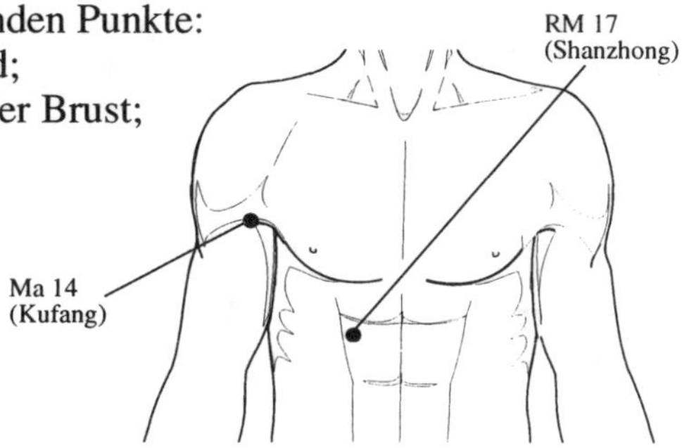

– DM 27 unterhalb der Nase;
– N 1 an der Fußsohle.

• Behandeln Sie die Punkte, die in diesem Notfall-Lexikon unter *Vergiftungen* beschrieben sind.

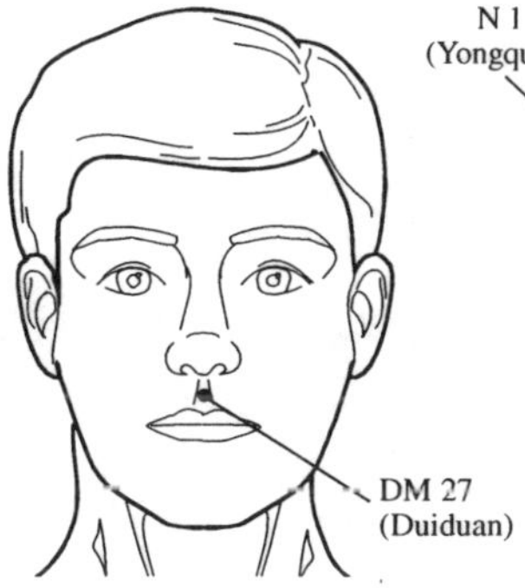

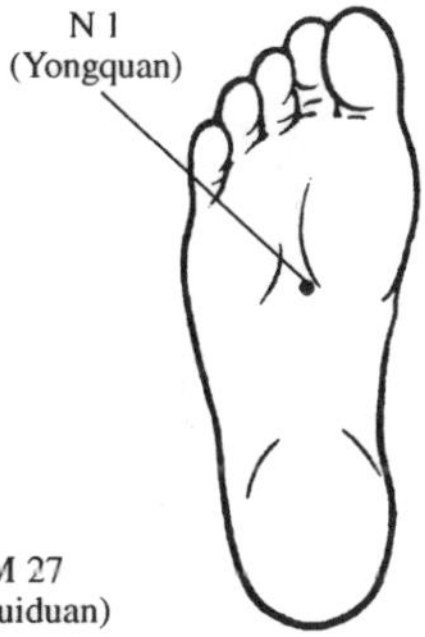

SCHLUCKAUF

• Sedieren Sie den Punkt B 17 in der Mitte des Rückens.

• Wenn diese Behandlung nicht ausreicht, massieren Sie zusätzlich die folgenden Punkte:

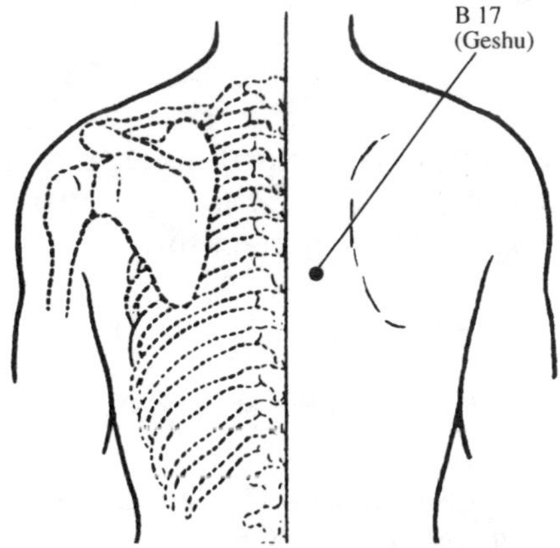

- RM 22, RM 17 und RM 12 auf der Vorderseite des Körpers;
- P 6 am Handgelenk.

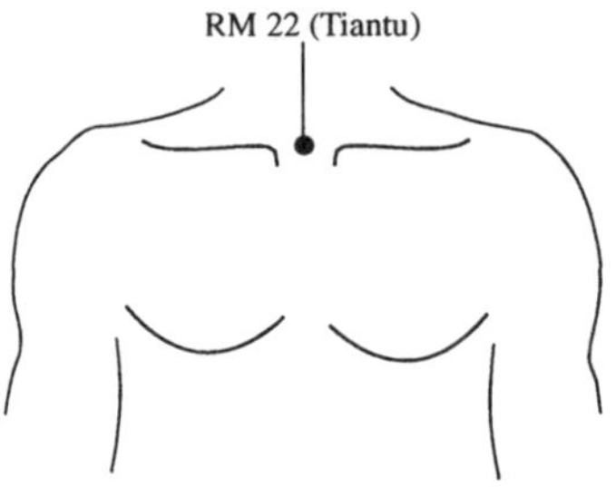

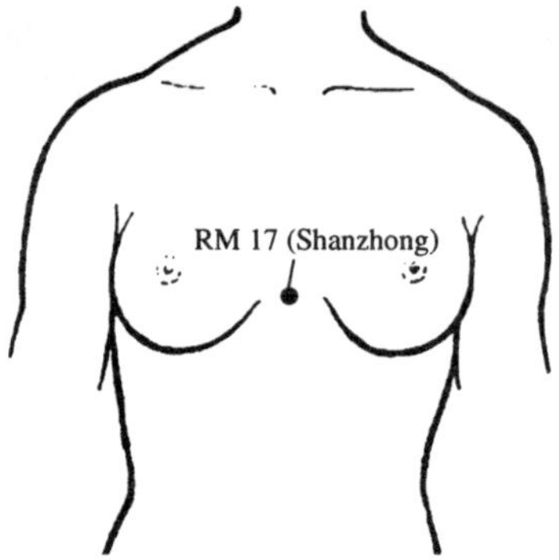

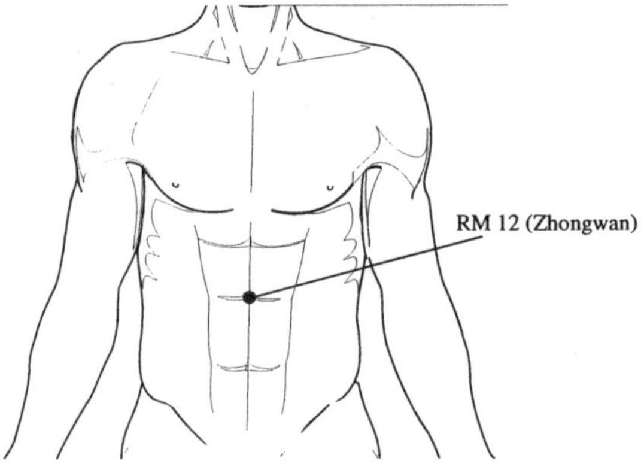

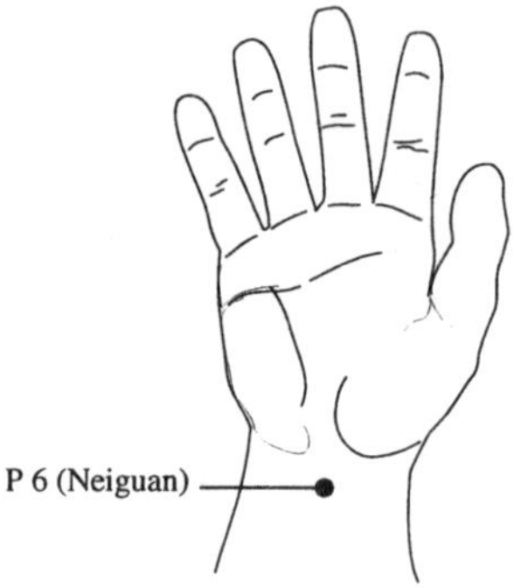

SCHOCK

Behandeln Sie die Punkte, die in diesem Notfall-Lexikon unter *Psychischer Schock* und gegebenenfalls unter *Schwächeanfall* und *Ohnmacht* beschrieben sind.

SCHOCK NACH EINER VERLETZUNG

Behandeln Sie die Punkte, die unter in diesem Notfall-Lexikon unter *Psychischer Schock* beschrieben sind.

SCHWÄCHEANFALL UND OHNMACHT

• Kneifen Sie das Nagelbett sämtlicher Finger und Zehen, insbesondere des Daumens und des kleinen Fingers.

• Drücken Sie mit dem Fingernagel oder der Spitze einen Kugelschreibers kurz und kräftig in die Fingerkuppen. Wiederholen Sie diesen Vorgang mehrmals.

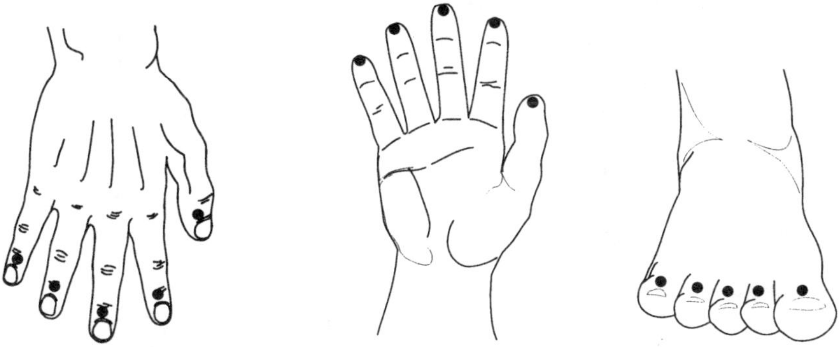

• Stimulieren Sie die folgenden Punkte:
– DM 27 in der Mulde unterhalb der Nase;
– N 1 an der Fußsohle.

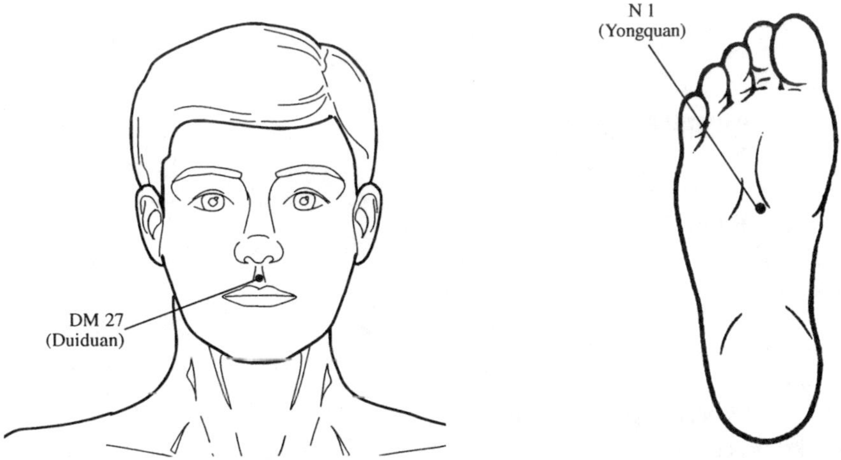

SCHWINDEL

• Stimulieren Sie die Punkte N 1, N 2 und Le 3 am Fuß.

• Massieren Sie den Punkt Ma 14 oberhalb der Brustwarzen, insbesondere auf der rechten Seite.

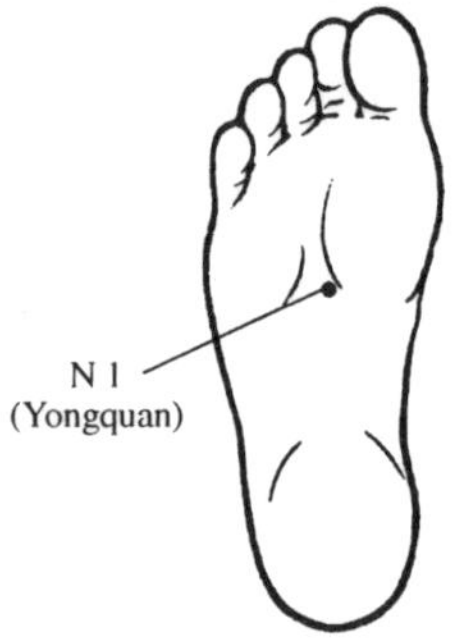

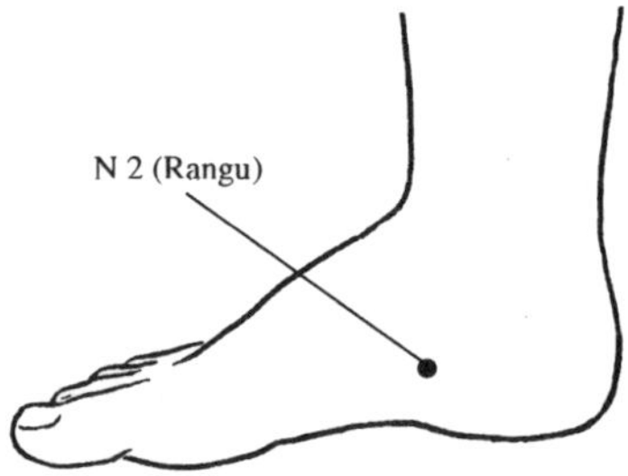

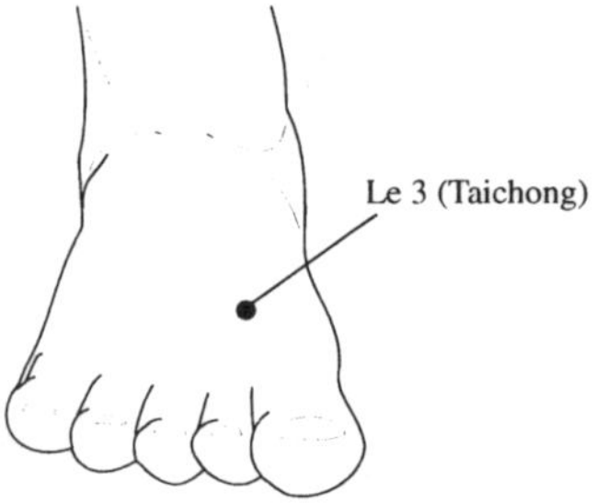

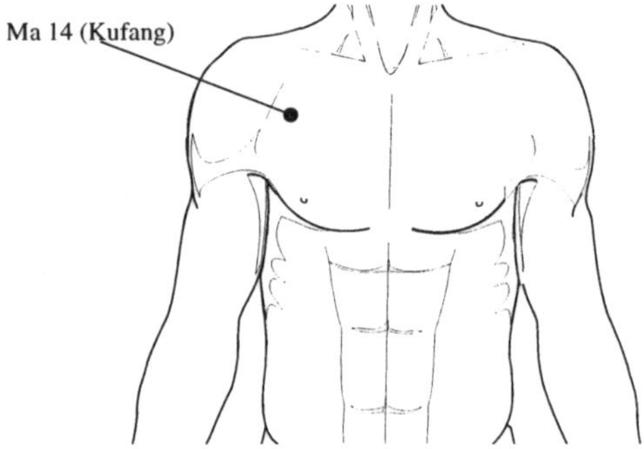

SONNENBRAND

• Behandeln Sie die Punkte, die in diesem Notfall-Lexikon unter *Verbrennungen* beschrieben sind.

• Massieren Sie bei einem Sonnenstich die folgenden Punkte:

– DM 14 im oberen Rückenbereich;

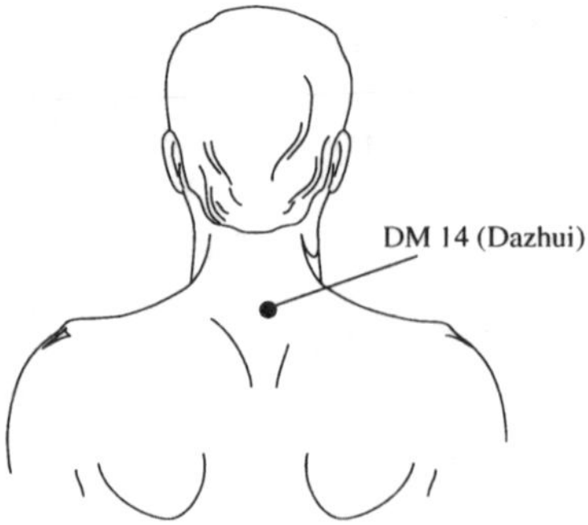

– DM 27 unterhalb der Nase;
– B 40 in der Mitte der Kniekehle.

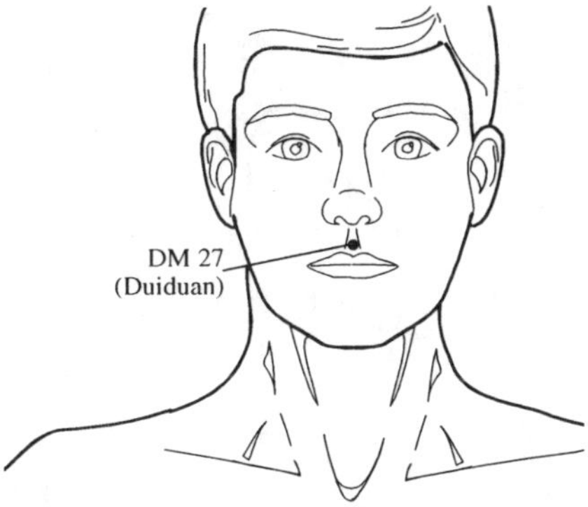

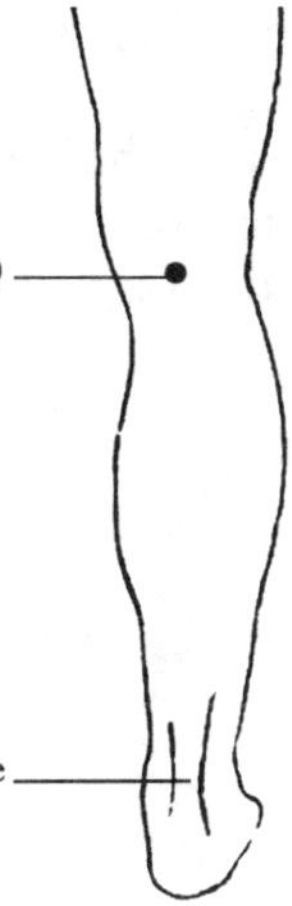

STROMSCHLAG

• Bei Verbrennungen durch Stromschlag gehen Sie wie in diesem Notfall-Lexikon unter *Verbrennungen* beschrieben vor.

• Wenn das Opfer bewußtlos ist:

– kneifen Sie kräftig das Nagelbett des Daumens und des kleinen Fingers;

– drücken Sie mit dem Fingernagel oder der Spitze eines Kugelschreibers kurz und kräftig in die Fingerkuppen. Wiederholen Sie diesen Vorgang mehrmals.

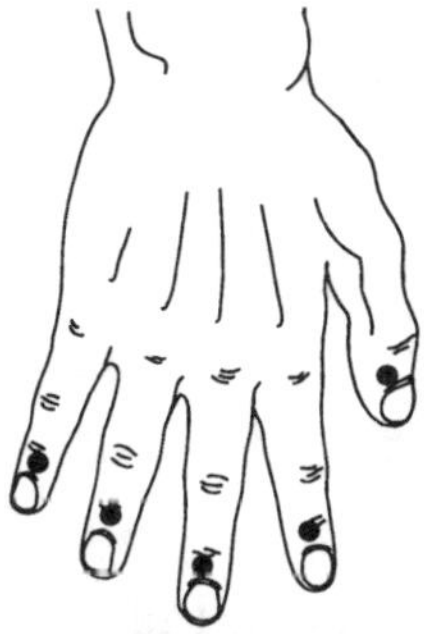

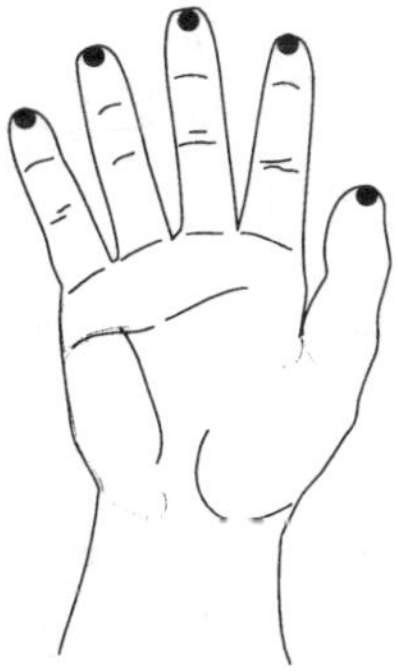

• Tonisieren Sie die folgenden Punkte:
– DM 20 an der Schädeldecke;
– DM 27 unterhalb der Nase;
– Ma 36 am Knie;
– N 1 an der Fußsohle.

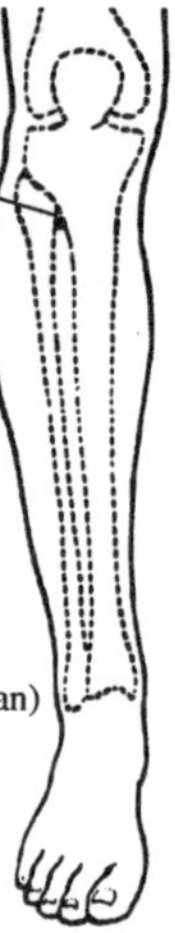

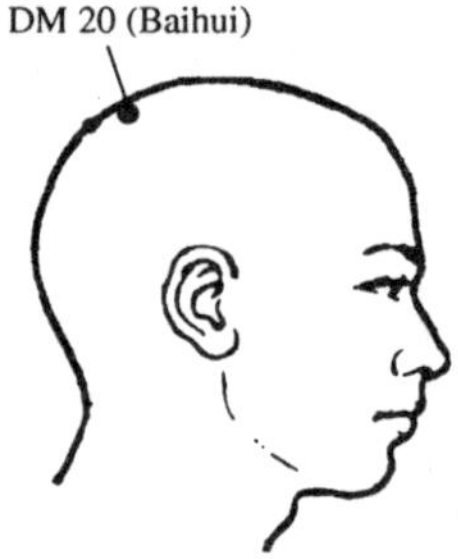

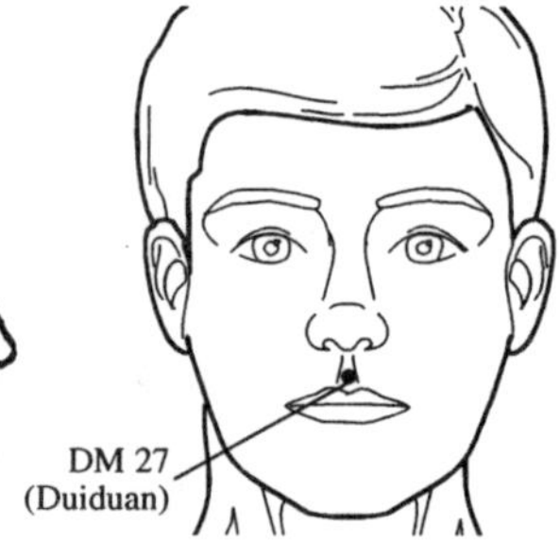

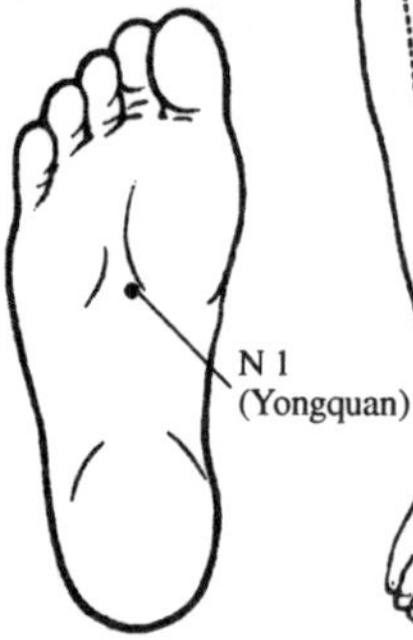

VERBRENNUNGEN

• Sedieren Sie den Punkt Lu 7 sowie den Punkt, der in der Mitte der inneren Handgelenksfalte liegt.

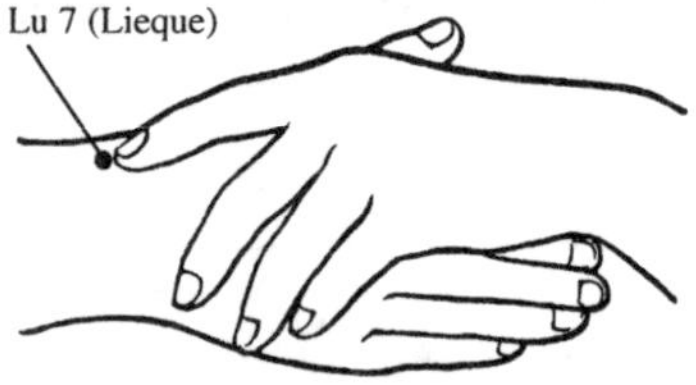

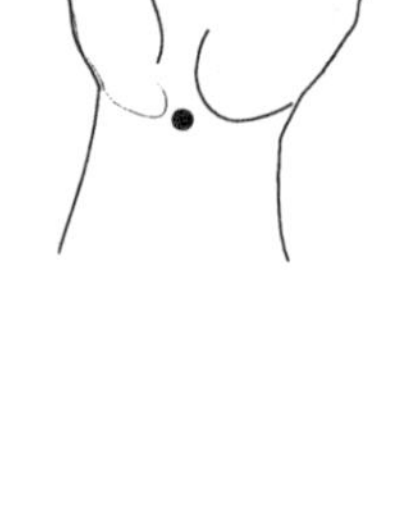

VERGIFTUNG

• Wenn das Opfer bewußtlos ist:
– kneifen Sie das Nagelbett sämtlicher Finger und Zehen, insbesondere des Daumens und des kleinen Fingers;

– drücken Sie mit dem Fingernagel oder der Spitze eines Kugelschreibers kurz und kräftig in die Fingerkuppen. Wiederholen Sie diesen Vorgang mehrmals.

• Um die Leber bei der Entgiftung zu unterstützen, tonisieren Sie:

– die Punkte Le 3 und G 41 am Fuß;

– die Enden der beiden freien Rippen;

– die gesamte Region zwischen den Brustwarzen und dem unteren Rand der letzten Rippen.

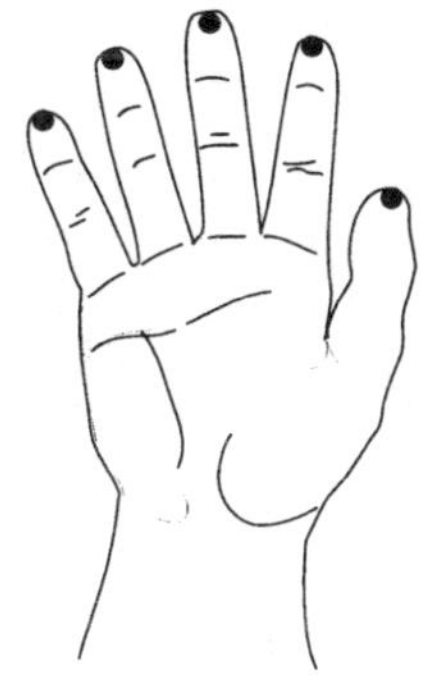

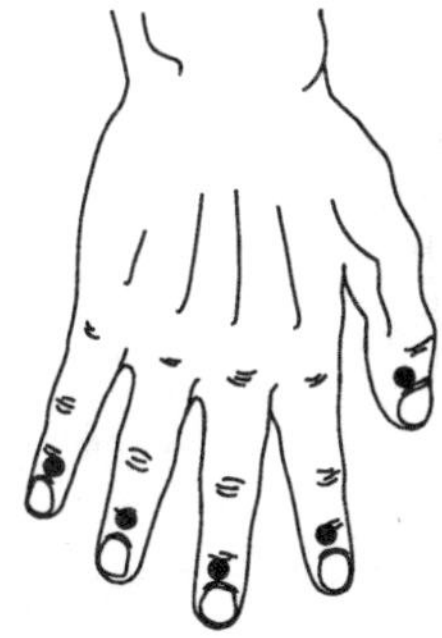

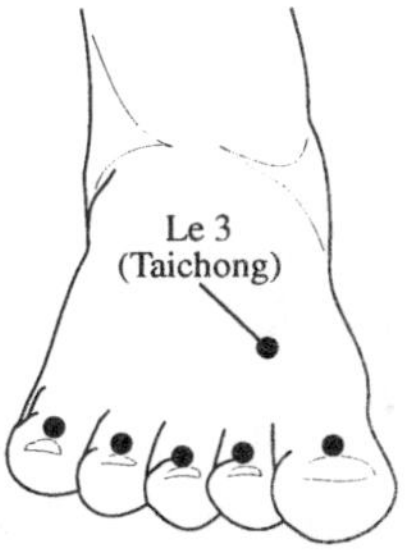

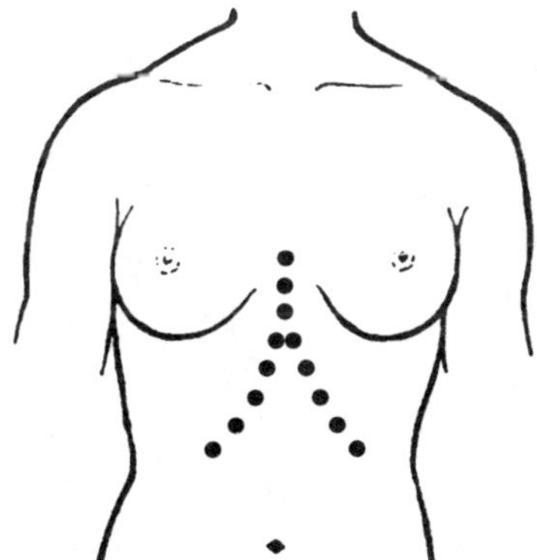

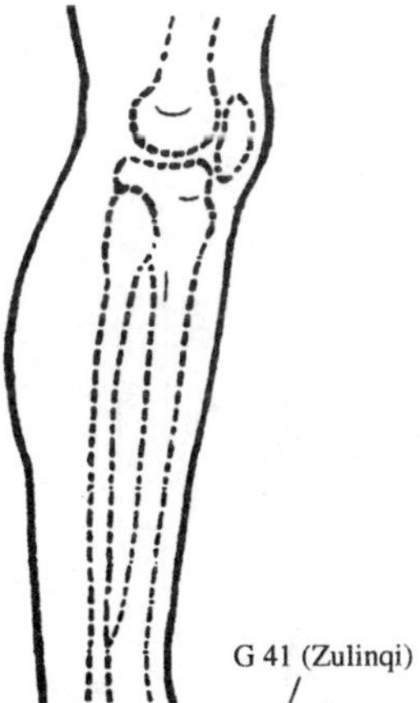

VERSTRAHLUNG

• Behandeln Sie die Punkte, die in diesem Notfall-Lexikon unter *Verbrennungen* beschrieben sind.

• Massieren Sie die folgenden Punkte:

– RM 6 und Ma 30 am Unterleib;

– DM 4 und B 23 im unteren Rückenbereich;

– N 2 und N 1 am Fuß.

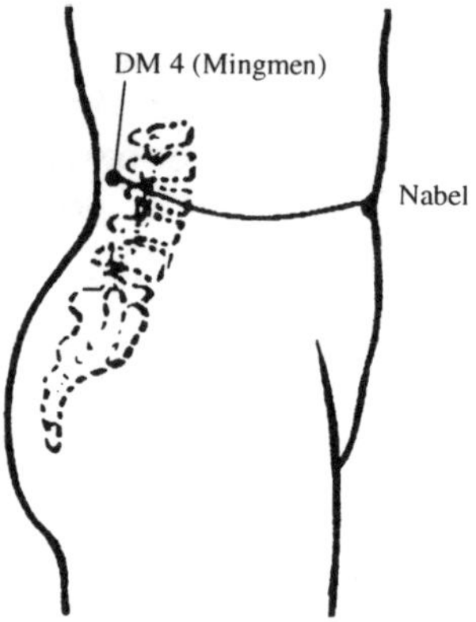

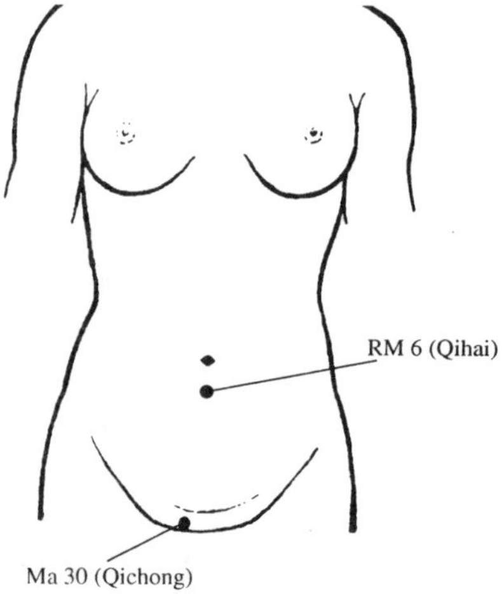

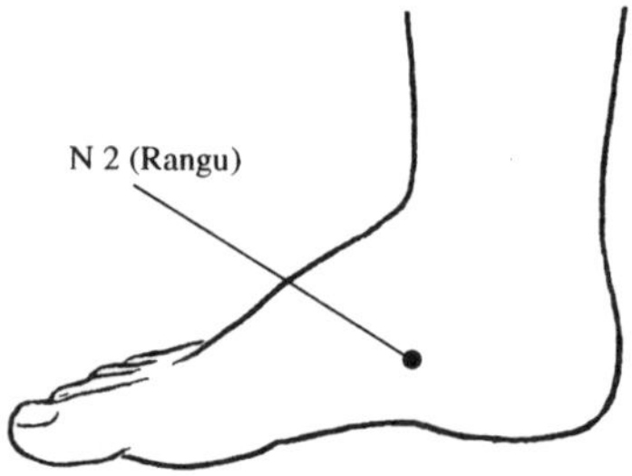

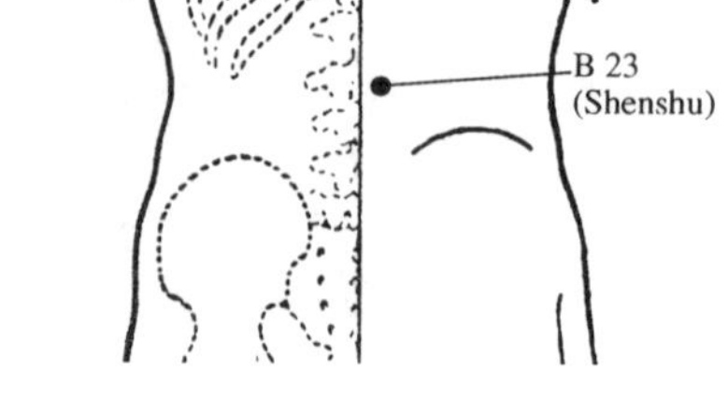

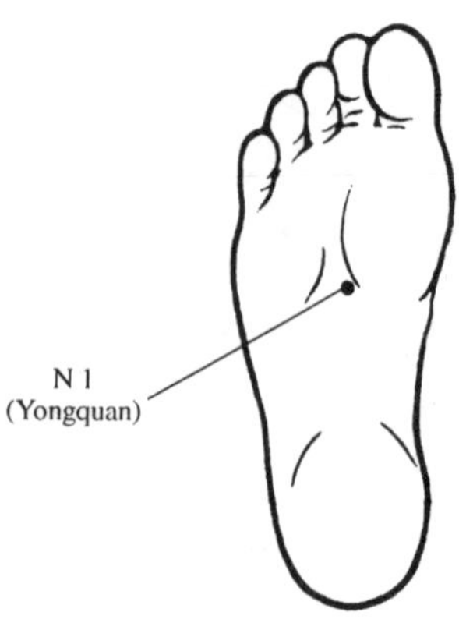

SCHLUSSWORT

WARUM IST DO-IN SO WICHTIG FÜR SIE?

Wie wir in diesem Buch gesehen haben, ist Do-In in erster Linie eine präventive Behandlungsmethode. Durch eine regelmäßige Anwendung der Selbstmassage kräftigen und harmonisieren Sie Ihre Lebensenergie. Dies spüren Sie in Ihrer körperlichen, geistigen und emotionalen Existenz.

Sie werden feststellen, daß Sie innerhalb kürzester Zeit weniger krankheitsanfällig sind, ob es sich nun um schwere Leiden oder leichte Beschwerden handelt. Außerdem werden Sie sich ausgeglichener fühlen und ein positiveres Denken entwickeln. Und nicht zuletzt wird Ihr Verstand besser arbeiten: Ihre Gedanken werden klarer, Ihr Gedächtnis läßt Sie nicht mehr so häufig im Stich.

BEGINNEN SIE SOFORT MIT DO-IN

Ein unbestrittener Vorteil von Do-In ist die sofortige Anwendbarkeit der Techniken.

1. Do-In erfordert keine speziellen Hilfsmittel.
2. Sie können die Übungen allein durchführen.
3. Do-in ist leicht erlernbar. Ein paar wenige Sitzungen genügen, um sich mit den Techniken vertraut zu machen.
4. Natürlich erhöhen Sie die Wirkung von Do-In, wenn die Umgebungsbedingungen ideal sind (ruhiger, gut gelüfteter Raum usw.). Im Prinzip können Sie die Übungen jedoch überall durchführen – am Arbeitsplatz, im Zug, im Bus, auf der Straße usw. Vielleicht

müssen Sie den Umständen entsprechend Teile der Übungen weglassen.

5. Wenn Sie unter Zeitdruck sind, können Sie die Übungen problemlos verkürzen. Im schlimmsten Fall beschränken Sie sich auf die Massage der Punkte, die für Sie besonders wohltuend sind. Sie werden dabei dennoch Nutzen aus Do-In ziehen.

In diesem Zusammenhang möchte ich Ihnen ein paar praktische Ratschläge geben :

• Wenn Sie mehrere Stunden am Bildschirm arbeiten, legen Sie alle zwanzig Minuten eine Pause ein und massieren die Punkte, die um die Augen liegen.

• Bei stundenlangen Autofahrten halten Sie alle zwei Stunden an. Dehnen Sie die Muskeln, und führen Sie eine kurze Do-In-Sitzung durch. Konzentrieren Sie sich dabei hauptsächlich auf die Augen, den Nacken, die Schultern, den Rücken und die Gesäßmuskeln.

• Wenn Sie in einer Warteschlange oder vor einer Ampel stehen oder im Wartezimmer Ihres Zahnartzs sitzen, können Sie die Zeit nutzen, um einige Punkte zu massieren.

• Ist Ihre Verdauung nach dem Essen etwas träge, reiben Sie ein paarmal beide Seiten der Nase und drücken auf den Punkt, der in der Mitte zwischen Nabel und Brustbeinspitze liegt. Nach einer Minute werden Sie sich bereits besser fühlen.

• Wenn Sie am Telefon sind, können Sie die Zeit nutzen und mit der freien Hand einige Punkte massieren. Auch wenn Sie im Durchschnitt nur zehn Minuten täglich telefonieren, werden Sie feststellen, daß diese kurzen Massagen sich positiv auf Ihre Gesundheit – oder zumindest auf Ihre Streßanfälligkeit – auswirken.

6. Ein weiterer – und sicherlich kein geringer – Vorteil von Do-In ist, daß Sie Ihrer Gesundheit auf keinen Fall schaden können, auch wenn Sie die Technik nicht perfekt beherrschen.

Da Do-In eine Behandlungsmethode ist, die den ganzen Körper betrifft, wird sich Ihr gesundheitlicher Gesamtzustand verbessern.

In diesem Sinn ist eine regelmäßige Durchführung der Do-In-Übungen, als würde man lernen, besser zu atmen. Sie können nichts falsch machen. Sie tun sich nur Gutes ....

GLOSSAR

Cun: Maßeinheit. 1 Cun = 3 Fingerbreit, d. h. Zeigefinger, Mittelfinger und Ringfinger. Wenn Sie einen Punkt Ihres Körpers mit der Maßeinheit Cun lokalisieren wollen, nehmen Sie die Breite Ihrer eigenen Finger. Wenn Sie bei einer anderen Person einen Punkt suchen, gehen Sie von deren Fingerbreite aus. In manchen Fällen sind die Unterschiede beträchtlich.

Elemente: Die chinesische Tradition kennt fünf Elemente: Feuer, Erde, Metall, Wasser, Holz.

Meridiane: Die Meridiane sind die Energieleitbahnen, die den Körper durchziehen. Es gibt zwölf achsensymmetrische Meridiane und zwei Meridiane, die direkt auf der Symmetricachse verlaufen.

Qi: Die Lebensenergie, die in den Meridianen fließt. Ohne Qi gibt es kein Leben.

Tao: Das Tao ist Alles, das oberste Prinzip, das universelle Gesetz.

Yi King: Ein chinesisches Buch über Weisheit und Göttlichkeit.

Yin-Yang: Die beiden elementaren Kräfte des Universums. Diese dynamischen, sich entgegengesetzten und gleichzeitig ergänzenden Kräfte sind in allen Lebensformen des Universums vorhanden.

BIBLIOGRAPHIE

Blate, Michael, *Manuel pratique de Ji-Jo*, Editions Godefroy, 1977.

Blate, Michael, *Pratique du Ji-Jo avancé*, Editions Godefroy, 1982.

De Smedt, Evelyn, *Techniques du bien-être*, Editions Robert Laffont, 1975.

De Langre, Jacques, *Do-In 2*, Editions Happiness, Californie, 1981.

De Langre, Jacques, *The Ancient Tradition of Do-In 1*, Editions Happiness, Californie, 1983-1984.

Dictionnaire des secrets et meilleurs trucs de santé, Editions Godefroy, 1991.

Dr Jolin, Françoise, Dr Petit, Michel, *Guide des urgences à domicile*, Editions Québécor, Montréal, 1981.

Dr Soleil, *Guide des régimes*, Editions Soleil, 1987.

Dr Schatz, Jean, Dr Larre Claude, Dr Rochat de la Vallée, Elisabeth, *Les séminaires de l'école européenne d'acupuncture*, Editions So-Wen S.A.S., Italie, 1979.

Dr Soleil, *Graines germées, jeunes pousses*, Editions Soleil, 1986.

Emergency First Aid, Rodale Press, Etats-Unis, 1993.

Fulder, Stephen, *Le Tao de la médecine*, Editions Presses de la Renaissance, Paris, 1983.

Gendlin, Eugene T., *Focusing*, Bantam Books, Etats-Unis, 1978.

Kushi, Michio, *Le livre du Do-In*, Editions de la Maisnie, Paris, 1982.

L'abc des soins d'urgence, Editions Godefroy, 1991.

Lorini, Laure, *Le Do-In, guide pratique de l'automassage chinois*, Editions de Veechi, 1985, Paris.

Namikoski, Toru, *The Complete Book of Shiatsu Therapy*, Editions Japan Publications, Inc., New York, 1981.

Rishi, J.B., *Sagesse de la Chine traditionnelle/Do-In/L'art du massage*, Editions Quadra, Boulogne, 1975.

Rofidal, Jean, *Do-In*, Paris, 1978.

Schoneck, Annelies, *Des crudités toute l'année*, Editions Terre Vivante, Paris, 1988.

T. Top, *Dictionnaire pratique d'automassage*, Editions Québec/Amérique, Montréal, 1986.

Truchot, Clara, *Trouver le bien-être/Do-In/Shiatsu/Techniques de revitalisation*, Editions Le Courrier du Livre, Paris, 1980.

Yamamoto, Shiziko, *Le Shiatsu aux pieds nus*, Editions de la Maisnie, Paris, 1981.

Imprimé en France

Achevé d'imprimer en juillet 1996 sur système Variquik
par l'imprimerie Sagim à Courtry

N° d'impression : 1768